Wassergeburtshilfe

Cornelia Enning

40 Abbildungen, 3 Tabellen,
16 Kopiervorlagen

Hippokrates Verlag · Stuttgart

Bibliografische Information
Der Deutschen Bibliothek

Die Deutsche Bibliothek verzeichnet diese Publikation in der Deutschen Nationalbibliografie; detaillierte bibliografische Daten sind im Internet über http://dnb.ddb.de abrufbar

Anschrift der Autorin:

Cornelia Enning
Keplerstraße 16
75417 Mühlacker

Printed in Germany 2003
Lektorat: Renate Reutter
Zeichnungen: Christine Lackner-Hawighorst, Ittlingen
Abbildungsnachweise: s. S. 141
Umschlaggestaltung: Thieme Verlagsgruppe
Titelfotos: Vordergrundmotive C. Enning
          Hintergrundmotiv Getty Images Tony Stone
Satz und Druck: Druckerei Sommer, Feuchtwangen

ISBN 3-8304-5249-7   1 2 3 4 5 6

Wichtiger Hinweis: Wie jede Wissenschaft ist die Medizin ständigen Entwicklungen unterworfen. Forschung und klinische Erfahrung erweitern unsere Erkenntnisse, insbesondere was Behandlung und medikamentöse Therapie anbelangt. Soweit in diesem Werk eine Dosierung oder eine Applikation erwähnt wird, darf der Leser zwar darauf vertrauen, dass Autoren, Herausgeber und Verlag große Sorgfalt darauf verwandt haben, dass diese Angabe **dem Wissensstand bei Fertigstellung des Werkes** entspricht.

Für Angaben über Dosierungsanweisungen und Applikationsformen kann vom Verlag jedoch keine Gewähr übernommen werden. **Jeder Benutzer ist angehalten,** durch sorgfältige Prüfung der Beipackzettel der verwendeten Präparate und gegebenenfalls nach Konsultation eines Spezialisten festzustellen, ob die dort gegebene Empfehlung für Dosierungen oder die Beachtung von Kontraindikationen gegenüber der Angabe in diesem Buch abweicht. Eine solche Prüfung ist besonders wichtig bei selten verwendeten Präparaten oder solchen, die neu auf den Markt gebracht worden sind. **Jede Dosierung oder Applikation erfolgt auf eigene Gefahr des Benutzers.** Autoren und Verlag appellieren an jeden Benutzer, ihm etwa auffallende Ungenauigkeiten dem Verlag mitzuteilen.

Vorwort

Mit der ihm eigenen Macht tritt das Wasser gerade zu Beginn dieses Jahrhunderts durch Überschwemmungen gewaltig auf und spült mit den Fluten vieles Überkommene weg. Muss man dies als „Geburtswehen" deuten? Hängt die klimatische Erwärmung der Erde mit der Wasserbewegung zusammen?

Wahrscheinlich hat mich nicht der Zufall, sondern eher das Schicksal zur Wassergeburtshilfe geführt. Schon als Kind habe ich gegenüber des Klinikum Steglitz, welches einst die erste Poliklinik für Naturheilverfahren von Prof. Schweninger in Berlin-Lichterfelde beherbergte, gewohnt. Auf dem Grundstück meiner Großeltern befindet sich heute ein Wohnhaus für Ärzte und Schwestern des Klinikums der FU Berlin, bis 1924 war dort die „Universitätsanstalt für Wasserheilverfahren" untergebracht. Damals wurden die „Schweningerkuren" sowohl in Berlin als auch in Baden-Baden angeboten (das Schweninger-Sanatorium in Baden-Baden ist heute ein denkmalgeschütztes Hotel) und viele bekannte Persönlichkeiten der Hauptstadt „kurten" damals bei Prof. Schweninger und seinem Assistenten Dr. Groddeck.

Die Geschichte hat die Wassergeburt sicher auch nicht zufällig im Bundesland Baden-Württemberg mit seinen vielen Quellen und Heilbädern aufkeimen lassen. Diese Achse quer durch Deutschland spannt heute wie damals den Bogen vom Humboldt'schen Forschergeist zum Innovationsdrang der Schwaben.

In der Geschichte der Wassergeburtshilfe kreuzten sich die Schicksalswege der Hebammen und Naturärzte schon einmal: Während Ernst Schweninger in Berlin und Wilhelm Winternitz in Wien die physiologischen Grundlagen der Wasserheilverfahren erforschten, instrumentalisierten die Nationalsozialisten ihre Ergebnisse für faschistische Ziele. Sowohl die Heilpraktiker als auch die Hebammen sollten für politische Ziele umfunktioniert und später dann als Verbände kollektiv liquidiert werden. Mit dieser Erfahrung fällt es den Älteren heute immer noch schwer, die Naturheilverfahren wertfrei als Teil der Medizin zu betrachten. Die neue Generation dagegen hat die Chance, die Hebammenkunde ebenso wie die Hydrotherapie als junge Wissenschaften wieder neu zu entdecken. Anknüpfend an die Gründerjahre muss sie jetzt einerseits die handwerkliche Kunst der Altvorderen und andererseits die naturwissenschaftlichen Gesetzmäßigkeiten erkunden und zusammenführen.

Der Zeitgeist unserer Tage scheint allzu oft mit theoretischen Methoden ohne Evidenzprüfung auszukommen. Doch die Sicherheit medizinischer Methoden muss auf beiden Beinen – der theoretischen Kausalität und der Beobachtung des Casus (Fall) – stehen. Das Herzstück der Naturheilverfahren, die „Umstimmung", ist ein therapeutisches Mittel, das Flexibilität und Adaptationsfähigkeit voraussetzt. Der Mensch besitzt diese Fähigkeiten am ausgeprägtesten in den ersten fünf Monaten nach seiner Geburt. Die Wasseranwendungen passen also schon vom Grundansatz her zu dieser Lebensphase, Wasser und Geburt gehören offensichtlich zusammen.

Die Wassergeburtshilfe wirft auch in der aufgeklärten Postmoderne noch immer alte Fragen auf: Schon im Mittelalter fragte man nach dem Körperbild des in der Schwerelosigkeit lebenden Menschen in der Zukunft (Maître Michel). Dies ist auch heute noch eine hochaktuelle Frage, die z.B. exakter nach dem Knochenstoffwechsel in der Schwerelosigkeit des Wassers forscht. Wie sieht die Schnittstelle der Wassergeburtshilfe zur Traumaforschung aus? Löst die milde Hypothermie einen Schutzmechanismus beim verletzten Menschen aus? Wie vererben sich Stresserkrankungen und wie alt kann der Mensch werden? Wohin man im weiten Meer der Wassergeburten auch blickt, immer entstehen neue spannende Fragen – viele

Doktorarbeiten können und müssen noch geschrieben werden.

Am Anfang jeder Wissenschaft steht die Beobachtung. Dieses Fachbuch möchte dazu beitragen, diese zu ordnen und zu dokumentieren. Erst aus der Fülle der Beobachtungen entstehen die zum wissenschaftlichen Forschen geeigneten Fragen. Jede Hebamme, jede Geburtshelferin und jeder Geburtshelfer wird bei der Begleitung von Wassergeburten auf neue spezifische Fragen stoßen. Es wäre schade, wenn wir diese nicht mit dem Ziel einer evidenzbasierten Geburtshilfe zusammentragen würden.

Der persönliche wie der ideelle Austausch könnte zu Innovationen führen, die uns auch menschlich näher zusammenbringen würden. Dann hätte die Wassergeburtshilfe ihr eigentliches Ziel erreicht: Sie war einst angetreten unter dem Banner des Friedens und der Freiheit. Auch nach ihrem Einzug in die Kliniken hat die Wassergeburt noch immer das Image einer freiheitlichen Geburtsform für die Frau und den „Wasserbabys" wird eine besondere Friedfertigkeit bescheinigt. – Mögen sich diese Hoffnungen auch in der Zukunft bewahrheiten!

Cornelia Enning

Inhalt

Grundlagen

Schwangerschaft

Geburt

Wochenbett

Das Neugeborene

Grundlagen

1 Geschichte der Wassergeburtshilfe

Die Wassergeburtshilfe reiht sich nahtlos in die **Tradition der „deutschen Wasserheiler"** ein. Schon „die Wasserhähne" (Vater und Söhne Hahn, 1664–1773) entwickelten aus dem „Canon Medicinae" des Avicenna (980–1038 n.Chr.) Naturheilverfahren, die überwiegend mit Übergießungen, Eintauchbädern und Waschungen mit kaltem Wasser arbeiteten. Nach dem ständigen Wechsel zwischen Anerkennung und Ablehnung der Wassertherapien im Laufe der Jahrhunderte trat in der Aufklärung (Rousseau, Ortel, Prießnitz und Tooke) vor allem die empirische Erforschung der Wasserheilkunde in den Vordergrund. In der Biedermeier-Zeit entstanden daraufhin die meisten Wasserheilanstalten (Schreber-Jugend, Theodor Hahn, Sebastian Kneipp), die immer noch ganz empirisch arbeiteten (Zoczek 1836). Im Zentralblatt für Gynäkologie berichtete Dr. Kaschkaroff 1887, dass in Moskau Gebärwannen für geburtshilfliche Operationen im Wasser verwendet würden. Zwischen 1877 und 1911 wurden an den medizinischen Fakultäten in Russland dreißig Dissertationen über die heilenden Kräfte des „Banja" angenommen (Brezinka 2001).

Am Beginn des 20. Jahrhunderts fand die **Hydrotherapie** dann endlich auch Eingang in den Wissenschaftsbetrieb der Universitäten. Wilhelm Winternitz an der Universität Wien und Ernst Schweninger in Berlin-Lichterfelde gründeten die ersten, an ihre Professur „Naturheilverfahren" angeschlossenen Polikliniken. Leider instrumentalisierte der Faschismus neben der Hebammen- auch die Naturheilkunde, Wasser galt nun als Abhärtungsmittel. Diese Einseitigkeit der Betrachtung klammerte viele Anwendungsmöglichkeiten des Wassers aus, die heute in der Balneologie, Hydrotherapie bis hin zur Thalassotherapie wieder eingesetzt werden. Die Rückschläge, die die Naturheilverfahren nach dem Ende des Zweiten Weltkrieges zu verzeichnen hatten, sind in diesem politischen Kontext zu sehen (Kraft 1994).

Auch in der **Geburtshilfe** war die Verwendung von warmem und kaltem Wasser schon seit alters her (schriftlich seit Galenos 129–199 n.Chr.) bekannt. Siegmund Hahn führte in seinem „Unterrichte von der wunderbaren Heilkrafft des frischen Wassers" (Hahn 1770) aus, dass man Schwangere, Wöchnerinnen und lebensschwache Neugeborene mit warmen Dauerbädern, kalten Güssen und Tauchbädern therapieren kann. Auch Bäder in sehr warmem Wasser (5–8 Minuten in 37–40°C) sollen auf das Neugeborene belebend wirken, wenn sie mit einem kurzen Bad in „abgeschrecktem Wasser" (½ Minute in 12–15°C-Wasser) vollendet werden.

Schon seit dem Mittelalter streiten die Wassertherapeuten über die richtige **Temperatur des anzuwendenden** Wassers: „Die Ursache, warum die Hebammen und Geburtshelfer nichts davon hören wollen, ist die, dass sie ein kühlendes von einem erwärmenden Bad nicht zu unterscheiden wissen." (Munde 1841). Heute erlauben uns physikalische, biologische und medizinische Kenntnisse, die Temperaturbereiche und ihre Wirkungen auf die Gebärende und das Kind einzuschätzen.

Tabelle 1.**1** zeigt die Temperaturbereiche, die in der Literatur von führenden Hydrotherapeuten definiert wurden.

Das Wissen um das Medium Wasser als Temperaturträger macht heute den Hauptbestandteil der **Balneologie („Bäderheilkunde")** aus. Die Temperatur ist ein Gradmesser für die Bewegung: Wärme entsteht aus der Bewegung und Bewegung entsteht durch Erwärmung. Auch der Mensch muss durch Bewegung die Körperwärme in einem kühleren Milieu aufrecht erhalten. Aus dieser Wechselwirkung entsteht ein Kreislauf, der in der Natur immer wieder anzutreffen ist:

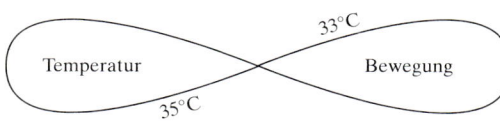

Abb. 1.**1**   Temperatur und Bewegung

Tab. 1.1 Definition der Wassertemperatur für die Hydrotherapie	
Eiskaltes Wasser	1°C–4°C
Kaltes Wasser	5°C–17°C
Abgeschrecktes Wasser	12°C–15°C
Lauwarmes Wasser	18°C–29°C
Mild-hypothermiertes Wasser	30°C–32°C
Neutral temperiertes Wasser	33°C–35°C
Warmes Wasser	36°C–39°C
Heißes Wasser	40°C–45°C

Warme und kalte Bäder als Reize (Reizgrade I–III nach Kneipp) oder als Dauertherapien zur Umstimmung in Mineral- und Heilwässern, Dampfbäder, Schwitzkuren und Güsse, Teilbäder und Wickel haben sich zu einem wichtigen Therapiezweig in Kurhäusern und Sanatorien entwickelt. Heute hat jede dritte Klinik eine „Physikalische Abteilung", oft auch eine „Bäderabteilung", die ihren Patienten Hydrotherapie anbietet.

Außerhalb Deutschlands ist die Wassergeburtshilfe gelegentlich in Wasserheilanstalten zu finden. Da die Muskelarbeit während einer Geburt die mütterliche Körperkerntemperatur erhöht, nutzt man bei der Hydrotherapie vor allem die Wärmeabgabe an das Wasser. Eine ausgeglichene Körpertemperatur macht die Geburtsarbeit für die Frau nicht nur schmerzärmer, sondern auch energiesparend. Auch das Kind profitiert von der kühleren Umgebung im Wasser, wie die Akademie der Wissenschaften Moskau in den frühen sechziger Jahren erforschte. Die Traumatologie bestätigt heute die Ergebnisse der damals jungen Wissenschaft der Verhaltensforschung.

Die **ersten Berichte von Wassergeburten** kamen 1968 nach Deutschland. Bilder von Neugeborenen, die noch nicht entbunden hinter ihrer Mutter herschwimmen, setzten damals die Leser von Eltern-Magazinen in Erstaunen (Zeitschrift „Eltern" 1970). In den 70er Jahren gingen die ersten Schwangeren selbst ins Wasser, um sich auf eine leichte Geburt vorzubereiten. Taucherinnen wagten dann auch die ersten Wassergeburten im Kinderplanschbecken, in privaten Schwimmbädern und sogar im Meer. Die sie betreuenden Hebammen waren ebenfalls Taucherinnen, die sich mit der „Ur-Angst vor dem Wasser" gut auskannten. Die begleitenden Ärzte waren von der Leichtigkeit des Gebärens im Wasser ebenso überrascht wie damals W. Tooke während seines Studiums in

St. Petersburg. Als dann das Buch „Meergeboren" von Chris Griscom (1989) eine Ozean-Geburt mit poetischen Texten und farbigen Fotos beschrieb, wanderten die meisten erfahrenen, deutschen „Wasserhebammen" in die Länder aus, in denen sie ungehindert Wassergeburtshilfe ausüben konnten. In Deutschland dagegen mussten die Aquahebammen in aller Verschwiegenheit arbeiten, da ärztliche Angriffe ihnen täglich bis zur Zerstörung ihrer Existenz zu schaffen machten.

Mutige Mediziner wie **Dr. Michel Odent** führten 1983 die Wassergeburt in die klinische Geburtshilfe ein („Chambre sauvage"). Überall auf der Welt entstanden nun Zentren, in denen ein Wasserbecken für die Gebärende zur Verfügung stand (Harper 1994). Die Vorteile der Wasseranwendung während der Geburt überzeugten in der klinischen Praxis und die Nachfrage der Frauen durfte nun auch öffentlich formuliert werden.

Gleichzeitig mit der Abkehr der Kliniken von der „Programmierten Geburt" begann die Suche nach neuen, sicheren Geburtsmethoden. Eine junge, für Innovationen offene Ärztegeneration wuchs heran, die zunehmend an den positiven Auswirkungen des Wassers auf die Geburtshilfe interessiert war. Gleichzeitig drängte der Rückgang der Geburtenrate in den 90er Jahren immer mehr Kliniken zu immer mehr Zugeständnissen an die Gebärenden und ihre

Hebammen. So wurden trotz Geldmangels in wenigen Jahren die meisten Kreißsäle in Deutschland umgebaut. Inzwischen gehört eine Gebärwanne zur Standardausstattung eines Kreißsaales.

Endlich, im **21. Jahrhundert**, also dreihundert Jahre nach den „Wasser-Hähnen", treffen die medizinischen Fächer „Geburtshilfe" und „Hydrotherapie" auch in der Klinik aufeinander. Beiden gemeinsam ist der präventive Charakter, der die Wassergeburt für die klinische Geburtshilfe interessant macht. Denn die operative Entbindungsrate kann im Schutze des Wassers nachweislich gesenkt werden (Geissbühler, 2001, Eldering 1999, Thöni 2002).

Während wir uns also mit der Frage abmühen, ob eine normale Geburt tatsächlich in ein Krankenhaus gehört und damit ihren Risiken ausgesetzt ist (Wagner 1994), können wir an der Wassergeburt beobachten, wie Frauen ihre Kinder ohne jede Hilfe gebären können. Die damit verknüpfte zurückhaltende Geburtsleitung können Hebammen und Ärzte aber nur dann ausüben, wenn sie neben der Geburtshilfe auch die hydrotherapeutischen Grundlagen beherrschen.

Die Hebammenkunde war immer eine fächerübergreifende Disziplin, deshalb ist sie auch bis heute so spannend geblieben!

Literatur

Brezinka Christoph: Geschichte der Wassergeburt, Innsbruck 2001, Script zum Geburtshilflichen Seminar der Frauenklinik Frauenfeld/CH

Eldering G: Die Wassergeburt. Die Hebamme 3/1999, S. 116–122

Geissbühler V, Eberhard J, Chiffelle Ch, Stein S: 3000 Wassergeburten im Vergleich zu 4000 Landgeburten – Prospektive Frauenfelder Studie. Geb-Fra 61/2001, S. 872–879

Griscom C, Meergeboren – Geburt als spirituelle Einweihung, Goldmann Verlag München, 1989

Hahn S: Unterricht von Krafft und Würckung des frischen Wassers in die Leiber der Menschen, 1738

Harper B: Gentle Birth Choices, Healing Arts Press, Vermont USA 1994

Kraft K: Naturheilverfahren und Homöopathie, Enke Stuttgart 1994

Munde C: Hydrotherapie, Leipzig 1841, S. 20 ff

Thöni A, Kreißbett, Hocker oder Wanne – was ist die beste Gebärmethode? Die Hebamme 2/2002, S. 95–99

Wagner M: Pursuing the Birth Machine, ACE Graphics, Australia 1994

Zoczek J: Triumph der Heilkunst mit kaltem Wasser, Leipzig 1836, S. 200–204

2 Die spezifischen Wirkungen des Wassers

2.1 Auswirkungen der Wassertemperatur

Die Effekte des Wassers auf den menschlichen Körper wurden vor allem in der Sportmedizin studiert. Sie betreffen die Normalisierung des vegetativen Tonus, die verminderte nervale Erregbarkeit bei sinkender Körperkerntemperatur, die Ausschwemmung von Ödemen, die Reduktion des Sauerstoffverbrauchs, die höhere Glukoseverwertung und die Elastizität der Gewebestrukturen (Weston, O'Hare, Evans, Corrall, 1987). Auch die Dialyseforschung und die Hämatologie lieferten Erkenntnisse zur Hämodynamik in der Hydrotherapie, die den Blutdruck, die Pulsverlangsamung und die osmotische Balance betreffen (Doniec, Ulmann 1987).

Heute gelten folgende Zusammenhänge als gesichert:

- Bei einer **kühleren Umgebungstemperatur** verliert die Haut Wärme und die Körperkerntemperatur nimmt um ein paar Grade ab.
- Ist die **Haut nass**, dann steigt der Wärmeverlust, abhängig von der Luftbewegung auf der Körper- oder Wasseroberfläche.
- Bei einem **großen Temperaturunterschied** zwischen Raumluft und Wasseroberfläche – ob auf der Haut oder in der Gebärwanne – entstehen Luftwirbel, die die Wärmeabgabe fördern. Deshalb verliert ein vom Fruchtwasser nasses **Neugeborenes** bei der Landgeburt mehr Körperwärme als ein im Wasser geborenes Baby. Da ein Neugeborenes andererseits noch nicht schwitzen kann, ist eine Regulierung der Körperwärme über die Wasserverdunstung auf der Haut schlecht möglich. Auch die kurze Aufenthaltsdauer im Wasser verhindert eine Wärmeabgabe des Neugeborenen ans kühlere Wasser.
- Dagegen ist bei der **Gebärenden** die Wärmeabgabe im kühleren Wasser erwünscht, weil die Wehenarbeit zur Überwärmung ihres Körpers, besonders im Bereich des Uterus, führen kann. Die durch die Wehenarbeit ver-

ursachte Steigerung des Stoffwechsels und des Sauerstoffverbrauches und die gesteigerte Hormonsekretion (Thyroxin, Adrenalin und Progesteron erhöhen die Körpertemperatur) können die Reserven von Mutter und Kind sehr belasten (Garland 2000). Das Wasser ist ein guter Wärmeleiter, der besonders in isotonischer Lösung den Stoffwechsel der Gebärenden stabilisieren kann (Hartmann, Bung 1999).

- Regelmäßig treten gesteigerte Effekte auf, wenn die **Herzgrenze** des Patienten vom Wasserspiegel erreicht wird.
- Mit **zunehmender Wassertiefe** treten die Wassereffekte schneller auf. Unter die 30 °C-Schwelle abfallende Temperaturen intensivieren die reflektive Antwort von Herzaktion, Hormonachse und Atemsystem (Epstein 1974, Risch 1978).
- **Nach dem Einstieg in die Wanne** treten die Effekte innerhalb von 30 Minuten auf. Sie halten für etwa 3 Stunden an, bevor sie nachlassen und nach fünf Stunden ganz ausbleiben (Cefalo 1978).
- Steigt die Gebärende innerhalb dieser Frist aus der Wanne heraus, dann halten die Effekte auch **an Land** noch zwischen 30 und 90 Minuten an.
- Die **Aufenthaltsdauer im Wasser** bestimmt die Dauer der anhaltenden Wirkung nach dem beendeten Bad (Khosla, DuBois 1981).
- Die Wärmeabgabe bei einem muskelaktiven Wasseraufenthalt (Wehen!) führt nach dem Verlassen des Wassers zu einer einheitlich langen Phase der **Kältereaktion**. In den ersten 20 Minuten nach dem Ausstieg aus der Gebärwanne frieren die Frauen. Der gesteigerte Energieverbrauch durch die Geburt erfordert nach dem Verlassen des Wassers eine Aufwärmung mit Decken, Schaffell oder Wärmflasche an den Füßen.

Tab. 2.1   Temperaturabhängige Effekte des Wassers

Wirkung auf	Hyperthermie (Überwärmung des Körpers) 36 – 45 °C	Milde Hypothermie 30 – 33 °C	Hypothermie (Unterkühlung) 18 – 30 °C
ZNS	Rötung, Schwitzen, Steigerung des Stoffwechsels	Wärmeableitung Spasmolyse Psychische Entspannung	Zittern, Wehenstillstand, vorzeitige Erschöpfung
Blut und Kreislauf	RR-Anstieg, Dehydratation, Pulsbeschleunigung, Wärmeproduktion Hypokaliämie	RR-Senkung, Wärmeabgabe, Blutplättchenaggregationshemmung durch Osmose, Kalium-Kalzium-Homöostase	Bradykardie, Sinkende Körperkerntemperatur, Zentralisierung des Kreislaufs Kalziummangel
Atemsystem	Tachypnoe, Hyperventilation, steigender O_2-Bedarf	Sinkender O_2-Bedarf, Normaler respiratorischer Quotient	Atemstillstand, Energieverlust, Azidose
Plazenta	Beschleunigter Zelltod im Plazentagewebe, Progesteronanstieg, Gefahr von retroplazentaren Blutungen, verzögerte Plazentalösung	Verbesserte Fließeigenschaften des Plazentablutes, Schutz vor Hämatomen, Plazentalösung zwischen 0–4 Minuten	Oxytozin-Synthese-Stopp Metabolische Azidose
Hormone	Dystokie, Durst, Angst, PGE_2-Anstieg, Somnolenz, herabgesetzte Stresstoleranz, Anstieg des freien Thyroxin	Regulation der Vasopressin-Oxytozin-Balance, Förderung der Endorphin-Bildung Aktivitätsteigerung an den myometrialen Oxytocin-Rezeptoren, Verbesserung der Insulin-Rezeptorbindungsfähigkeit	Glykogenverbrauch Vasopressinanstieg Flüssigkeitsverlust
Fetus	Tachykardie, erhöhter Glukose-Verbrauch, Adrenalinsekretion, Distress Somnolenz, eingeschränkte Motorik, respiratorische Alkalose	Gut auslösbare Reflexe, Förderung der motorischen Aktivität, Schutz vor fetalen oder neonatalen Hirnblutungen, Regulation der Herzfrequenz	Eingeschränkte Motorik Bradykardie Hypoglykämie p.n. Fehlender Atemreflex

2.2 Die Effekte des Wassers in der Geburtshilfe

Wenn sich der Mensch im Wasser aufhält, verändert er seine Körperfunktionen. Kreislauf, Nieren, Muskulatur und Atmung passen sich an das umgebende Milieu an. Dazu muss der Körper lediglich unter Wasser sein, Tauchen ist nicht zwingende Bedingung (Franks 2000). Unter der Dusche treten die Wirkungen des Wassers dagegen nur sehr eingeschränkt auf.

Im Wasser müssen die physiologischen Konzentrationen der Körperflüssigkeiten trotz der Osmose aufrechterhalten werden (Epstein 1974).

Tab. 2.2	Wassereffekte in der Geburtshilfe
	Effekte des Wassers
Kreislauf	• Bis zu 700 ml Blut versorgen die Uterusumgebung zusätzlich • Gesteigerte Lungendurchblutung • Senkung der Pulsfrequenz mit nachfolgender Einengung der FHR • Gesteigertes Blutvolumen in der rechten Herzkammer (um 20 %) • Vermehrte motorische Antwort des Feten auf die Wehentätigkeit • Senkung des diastolischen Blutdrucks um 20 mmHg
Osmose	• Durst • Abbau von Ödemen • Ausschwemmung von Körperflüssigkeiten zwischen 600–1000 ml innerhalb von 1–2 Stunden • Gesteigerte Zellwand-Permeabilität für O_2 / CO_2 • Dehydration in Sole ab 5 Stunden Aufenthalt
Atmung	• Intensivierte Ausatmung durch den unterstützenden physikalischen Wasserdruck • Gesteigerte Lungenkapazität um ca. 20 %
Schmerz	• Steigerung der Endorphinsekretion • Senkung des Catecholamin- und CRH-Spiegels • Erhöhte epidermale Elastizität bei zunehmender Rissgefahr im darunter liegenden Gewebe

Dazu dienen folgende Effekte, die in der Geburtshilfe genutzt werden können (Tab. 2.2):

Will man die Wassereffekte in der Geburtshilfe nutzen, dann muss man wissen, welche **zu welchem Zeitpunkt** einer Geburt sinnvoll einzusetzen sind:
• In der Eröffnungsphase nutzt man vor allem den entspannenden Effekt des Wassers.
• In der Übergangsphase steht der schmerzlindernde Effekt des Wassers im Vordergrund.
• Die Austreibungsphase profitiert vor allem durch die Verzögerung durch das Wasser.
• Die Plazentaphase wird durch die Beschleunigung sicherer.

Beim Abbruch einer Wassergeburt muss immer bedacht werden, welche Wasserwirkungen nach dem Verlassen des Wassers noch anhalten. Die anschließende Geburtshilfe sollte nicht durch Nebenwirkungen des Wasseraufenthalts beeinträchtigt werden.
• Soll eine **Saugglocke** eingesetzt werden, dann müssen die erhöhte Rissgefahr und stärkere Blutungen nach dem Wasseraufenthalt einkalkuliert werden.
• Auch bei einer anschließenden **Sectio caesarea** muss mit einem plötzlich ansteigenden Blutdruck und einer gesteigerten Blutungsbereitschaft im Bauchraum gerechnet werden.

2.3 Psychologische Effekte der Wasserarbeit

Das **entspannende** Fließgeräusch des Wassers und der **schmerzlindernde** Druck auf das Ohr können auch bei Schwangeren und Gebärenden genutzt werden. Darüber hinaus wirkt die betonte Ausatmung gegen den physikalischen Wasserdruck wie eine Bremse auf die Angst-Spannung-Schmerz-Spirale.

In der Wehenpause nutzt die Gebärende die **relative Schwerelosigkeit**, wenn sie sich im Wasser schwebend von dem Energieverbrauch der letzten Wehe erholt. „Die Ausschaltung der Schwerkraft vermindert die Impulse des zentralen Nervensystems, die tonussteigernden Zentren sind gehemmt und der Belastungsreflex des Muskelspindel-Sekundär-Endes wird blockiert." (Hassler 1974). Die daraus resultierende Schmerzlinderung ist ein Zeichen der Spasmolyse im Wasser.

Aqua-Hebammen nutzen das Wasser aber vor allem, um das **Vertrauen der Schwangeren in ihren eigenen Körper** wieder herzustellen. Denn ein gutes Körpergefühl stärkt auch das Selbstvertrauen der Frau in die eigene Gebärfähigkeit. Wasser ermöglicht eine „Aktive Geburt" (Balaskas 1993), eine Geburt ohne Eingriffe und Hilfen durch andere Personen. Wie gut Mutter und Kind kooperieren und sich auf ihre eigenen Kräfte verlassen können, muss in der individuellen Beratung zur Wassergeburt ermittelt werden. Die Hebamme hat die Aufgabe, die „Privacy" (Odent 1994) der Wassergeburt zu schützen. Eine gründliche Anamnese gibt Hebamme/Ärztin/Arzt die Sicherheit, Raum für eine aktive Geburt gewähren zu können.

Die Hebamme hat durch ihren Beruf einen besonderen Zugang zu **emotionsgeladenen Situationen**, in denen sie bei krisenhafter Entwicklung die führende Rolle übernehmen muss. Die Gefühlsebene wird durch das Element Wasser besonders angesprochen. Es eignet sich dazu, Verhaltensstrategien für die Geburtsarbeit neu zu erlernen. Deshalb sollte die **Geburtsvorbereitung im Wasser** alle Gefühlsvarianten der Teilnehmer ansprechen, die traurigen wie die heiteren, die energiegeladenen und die sensiblen, damit eine Katharsis stattfinden kann. (In jedem Kurs sollte mindestens einmal gelacht und einmal geweint werden). Wasser als katecholaminsenkendes Medium kann das Gefühl der Hilflosigkeit in Energie umwandeln (Goleman 1996).

Gleichzeitig unterstützt die Gleichgewichtsschulung in der Schwerelosigkeit des Wassers den Erwerb eines **neuen Körperbildes.** Hierbei nutzt man aus, „dass das Nervensystem unter Schwerelosigkeit empfindlicher wird, weil das Gleichgewichtsorgan nach einem Reiz sucht, mit dem es die Lage im Raum messen kann." (Horn 2002). Wie intim diese Prozesse bei den werdenden Eltern gehandhabt werden müssen, hängt mehr vom Temperament und von der Kurserfahrung der leitenden Hebamme ab als von einem festen Kursprogramm.

Literatur

Balaskas J: Aktive Geburt, Kösel Verlag München, 1993

Hartmann S, Bung P: Sport während der Schwangerschaft – ein Dilemma?, Hebamme 2/1999

Cefalo RC, Hellegers AE: The Effects of Maternal Hyperthermia on Maternal and Fetal Cardiovascular and Respiratory Function, Am J Obstet Gynecol 131/1978, S. 687-694

Doniec, Ulmann et al: Water immersion-induced endocrine alterations in women with EPH-Gestosis Clin. Nephrol. 28/1987, S. 51–55

Epstein M et al.: Depth of immersion as determinant of the natriuresis of water immersion. Proceed Soc Exp Bio Med 146/1974

Franks F: Water – A Matrix of Life, Royal Society of Chemistry, Chambridge 2000

Garland D: Waterbirth, 2. Aufl. Books for Midwives, Oxford 2002

Goleman D: Emotionale Intelligenz, München 1996

Hassler R: Neurologische und neurobiologische Wirkung der Meerwasser-Auftriebstherapie, Max-Planck-Inst. f. Hirnforschung, Frankfurt 1982

Horn ER: Frösche im freien Fall, Spektrum d. Wissenschaft, Gehirn u. Geist, 3/2002, S. 58 – 64

Kosla, DuBois: Osmoregulation and intersitial fluid pressure changes in humans during water immersion. J Appl Physiol 51/1981

Odent M: Geburt und Stillen: Über die Natur elementarer Erfahrungen, München 1994

Risch et al.: The effect of graded immersion on heart volume, central venous pressure, pulmonary blood distribution and the heart rate in man. Pflügers Arch 374/1978

Weston CFM et al.: Haemodynamic Changes in Man during Immersion in Water at Different Temperatures, Clinical Science 73/1987

3 Standards und Dokumentation in der Wassergeburtshilfe

Seit der Einführung der Wassergeburtshilfe in die klinische Geburtshilfe gibt es Bestrebungen, einheitliche Verfahrensweisen zu entwickeln. Obwohl die persönliche Qualifizierung nicht durch Standards und Managementkataloge ersetzt werden kann, können die zunehmenden Erfahrungen in der Wassergeburtshilfe, in vorläufigen Richtlinien gesammelt, hilfreich sein. Kliniken müssen zur haftungsrechtlichen Sicherheit ihrer Angestellten nach einem Notfall- und Managementplan arbeiten, der sich an den Vorgaben der Fachverbände orientiert. Für die Wassergeburtshilfe haben die Fachverbände bisher jedoch keine verbindlichen Richtlinien erstellen können, weil wissenschaftliche Untersuchungen als Grundlage dafür fehlen.

Die **Entwicklung einer Norm zur Qualitätskontrolle** der Wassergeburtshilfe wird also noch einige Zeit in Anspruch nehmen. Voreilig erstellte Normen bewirken vielleicht eine Gleichschaltung der Klinikangebote, verhindern aber die Entwicklung einer wissenschaftlich fundierten, medizinischen Leistung (Vogel 2000). Nach einer Norm zu arbeiten bedeutet allenfalls, die geforderten Mindestansprüche zu erfüllen. Jede Einrichtung muss daher auch einen hausinternen Standard, der über die Norm hinausgeht, für das Management ihrer Wassergeburtshilfe erstellen.

Oft entspringen Normen eher marktorientierten als medizinischen Absichten. Hier liefert die Geschichte der Wassergeburtshilfe in deutschen Kliniken ein Lehrstück: Die Norm für die klinische Wassergeburtshilfe ist heute eine so genannte „Entspannungswanne". Diese ist allerdings für eine Wassergeburt nicht besonders geeignet und man stellt erstaunt fest, dass die ebenfalls auf dem Markt erhältlichen Gebärwannen mit arbeitssicheren und frauenfreundlichen Formen nicht zur Norm geworden sind. Wären in den Kliniken interne Standards zur Benutzung von Gebärwannen vor deren Beschaffung erstellt worden, dann sähe die Landschaft der Wassergeburtsräume heute anders aus. Es ist abzusehen, dass mit zunehmenden wassergeburtshilflichen Erfahrungen weitere Investitionen (z.B. andere Gebärwannen) notwendig werden.

3.1 Standards

Aufgrund der wenigen veröffentlichten Daten zur Wassergeburtshilfe kann der Standard einer geburtshilflichen Abteilung nur die Daten berücksichtigen, die in der eigenen Einrichtung erhoben wurden. Wenn z.B. weder Arzt noch Hebamme gelernt haben, eine spontane Beckenendlagengeburt zu leiten, dann kann auch der Standard für die Wassergeburtshilfe kein Procedere für Beckenendlagengeburten enthalten. Qualifiziert sich aber zwischenzeitlich jemand im Kollegium für die Leitung von Beckenendlagengeburten, dann können auch diesbezügliche Regelungen im Standard verändert werden.

Ein Standard muss also flexibel genug sein und darf in keinem Falle einengend auf die Entwicklung und Erforschung der Geburtshilfe wirken. Eine **ständige Arbeitsgruppe**, bestehend aus Kreißsaalkolleginnen, Hygieniker, Verwaltung und Patientenvertreter, sollte den Standard überwachen und Hinweise auf neue Erkenntnisse geben.

In einen Standard müssen sowohl die hauseigenen Daten zur technischen Ausstattung und personeller Qualifizierung, als auch Verfahrens- und Dokumentationsformen eingehen.

Essenzielle Voraussetzungen für die Wassergeburtshilfe:
• In jeder Klinik, die Wassergeburtshilfe anbietet, müssen die **hygienischen Voraussetzungen** bezüglich der Trinkwasserzufuhr und korrekt verlegter Abwasseranschlüsse erfüllt sein.

- Die **Wassertemperatur** muss zwischen 30° und 37 °C steuerbar und in Intervallen überprüfbar sein (Deans, Steer 1995).
- Weitere essenzielle Voraussetzungen sind die ausreichende **personelle Ausstattung** und **Managementpläne**.
- Das **Fachpersonal** muss in der Wassergeburtshilfe ausgebildet sein.
- Die **Schnittstellen** zur übrigen Geburtshilfe wie Schwangerenbetreuung, Wochenbettpflege, Neugeborenenpflege, Risikogeburtshilfe und zu angrenzenden medizinischen Fächern (Allgemeinmedizin, Labormedizin) müssen definiert sein.
- **Arbeitsabläufe** und Kontrollmechanismen müssen nachvollziehbar sein.

Was von den Standards der verschieden gearteten Institutionen wie Kliniken, Geburtshäuser oder Hebammenpraxen in die Norm oder Qualitätssicherung eingeht, wird immer eine minimale Plattform, quasi die Essenz der Erkenntnisse sein.

Eine **internationale Zusammenarbeit** könnte zu neuen Qualitätsmerkmalen führen. Dazu bietet sich ein internationaler Pool an, der die für eine Studie oft zu geringen Fallzahlen einzelner geburtshilflicher Einrichtungen sammelt und vergleichbar macht. Die Globalisierung der Datensammlung würde dabei länderspezifische Eigenheiten in der Wassergeburtshilfe ausgleichen und gleichzeitig einen inhaltlichen Austausch zwischen den Hebammen fördern („Database" des WBCG Oxford, 2001).

Die zu sammelnden Daten der geburtshilflichen Einrichtungen betreffen zunächst die Anamnese wie Alter, Parität, Zustand nach Sectio, Gemini, Schädel- oder Beckenendlage. Dann folgen die Angaben zur routinemäßigen Geburtsleitung wie der Zeitpunkt des Wehenbeginnes, die Muttermundsweite, die Wassertemperatur beim Einstieg ins Wasser, spontaner oder artefizieller Blasensprung, die Anzahl der vaginalen Untersuchungen, die Wassertemperatur beim Ausstieg und die ununterbrochene Aufenthaltsdauer im Wasser.

Die **Beobachtung des individuellen Geburtsverlaufes** wird gekennzeichnet durch Merkmale wie die Dauer der Geburtsphasen oder die

Gründe für den Abbruch oder die Verlegung der Mutter ins Krankenhaus. Der Einsatz von Schmerzmitteln wie TENS, Lachgas, Periduralanästhesie, Opiaten oder anderen, natürlichen Heilmitteln vor dem Einstieg ins Wasser wird getrennt vom Schmerzmittelverbrauch nach dem Wasseraufenthalt erfragt. Fragen zu Geburts- und Dammverletzungen und zur Vitalität des Neugeborenen beenden den Fragebogen, der in digitaler oder schriftlicher Form in deutscher Sprache zur Verfügung steht.

3.2   Interner Standard

In Abhängigkeit von der personellen und technischen Ausstattung (z. B. Neonatalzentrum oder Hausgeburt) müssen folgende Punkte diskutiert und die dazugehörigen Verfahrensweisen für einen definierten Zeitraum festgelegt werden:

- Zunächst sollten die **anamnestischen Ausschlusskriterien**, nach denen die Selektion der Frauen mit Wassergeburtswunsch vorgenommen wird, beschlossen werden: z. B. Herzerkrankung, Schilddrüsenfehlfunktion, Nierenerkrankung, fieberhafter Infekt, Gemini, Beckenendlage, Frühgeburtlichkeit vor der wievielten Woche, pathologisches CTG, grünes Fruchtwasser, Therapie mit mehrfach ungesättigten Fettsäuren nach der 36. Schwangerschaftswoche bei Gestoseprävention.
- Eine **Liste der mitzubringenden Utensilien** wie Badehose des Partners, Geburtsmusik, Haargummi, Videokamera, Begleitperson o. ä. sollte für die Eltern zusammengestellt werden.
- Die **Vorbereitung der Schwangeren auf die Wassergeburt** sollte in die Hebammen- und Arztsprechstunde integriert sein. Spezielle Geburtsvorbereitungskurse für Frauen mit Wassergeburtswunsch und Kurse im Wasser helfen bei der Entscheidung zur Wassergeburt.

Folgende **Fragen zum geburtshilflichen Management** sollten im Kollegium besprochen werden:
- Dauer-CTG oder Intervall-CTG, mit/ohne FMR?
- Medikamente im Wasser?

Schema „Geburt des Kindes im Wasser" aus WBCG-Database

E. Burns & S. Kitzinger, Oxford 2001; deutsche Übersetzung: C. Enning

Geburt des Kindes im Wasser	Wasser-geburt (1 = ja, 2 = nein)	Schädel/ BELage (1 = SL, 2 = Bel)	Geburts-position der Mutter*	WG mit/ ohne Manual-hilfe (1 = mit Hilfe, 2 = ohne Hilfe)	Abge-nabelt vor Plazen-ta-geburt (1 = ja, 2 = nein)	Kontrak-tions-mittel gespritzt (1 = ja, 2 = nein)	Physio-logische Plazent-a-geburt* (1 = ja, 2 = nein)	Plazent-ageburt im Wasser (1 = ja, 2 = nein)	Blut-verlust (ml)

- Zeitlicher Abstand zwischen Wassergeburt und Prostaglandinapplikation?
- Komplementärmedizinische Schmerzlinderung?
- Essen und Trinken, wann und wieviel?
- Vaginale Untersuchungen im oder außerhalb des Wassers?
- Amniotomie im Wasser, wann und wer?
- Manuelle Entwicklung des Kindes, wann?
- Tastbefund des Nabelschnurpulses vor dem 1. Atemzug dokumentieren?
- Plazentaphase im oder außerhalb des Wassers?
- Hypothermische Wassergeburt einschließlich Plazentaphase im Wasser?
- Absaugen der kindlichen Atemwege, wann und wie?
- Moderates Cordtraction oder Spontangeburt der Plazenta?
- Messung oder Schätzung des Blutverlustes?
- Postpartale Aufenthaltsdauer im Wasser?
- Stillen im Wasser?
- Ständige persönliche Überwachung der „Wasserfrau"?
- Management eines postpartalen Kreislaufkollapses
- Dammschutz?
- Episiotomie im oder über Wasser?
- Schwere Schulterentwicklung im oder über Wasser?
- Wassertemperaturgrenze in der Eröffnungsperiode bei 35°, 36°, 37°?
- Wassertemperaturgrenze in der Plazentaphase bei 30° oder neutral?
- Wassertemperaturgrenzen nach der Plazentageburt?
- Dokumentation bei der Wassergeburt?
- Abbruchkriterien
- Prozedere zur Desinfektion der Gebärwanne

Grundlage zur Diskussion der einzelnen Positionen eines Standards sollten internationale Richtlinien sein, die sich ausschließlich auf Daten von Wassergeburtsstudien beziehen. In den „Midwifery Guidelines for Use of Water in Labour" (Burns, Kitzinger, 2000) sind Studien zu der jeweils vermuteten Wirkung des Wassers während einer Geburt gesammelt. Zwanzig Thesen zur Wassergeburtshilfe werden mit den bis zum Jahr 2000 zur Verfügung stehenden wissenschaftlichen Untersuchungen diskutiert. Die über die zitierten Studien hinausgehenden

Empfehlungen sind bisher jedoch nicht wissenschaftlich untermauert worden. Dagegen gibt es inzwischen zahlreiche Berichte von Wassergeburtserfahrungen, aus denen Verfahrensweisen für die geburtshilfliche Praxis abgeleitet werden können. Auch der hausinterne Standard sollte zumindest durch empirisch ermittelte Daten der Institution begründet sein.

3.3 Einstellung des Geburtshilfeteams zum Element Wasser

Für die Wassergeburtshilfe ist die Reflexion über die eigene Geburt und Weiblichkeit wichtig, weil das Wasser alle Emotionen der Anwesenden schnell in körperliche Signale verwandeln kann. Wenn die geburtsbegleitenden Personen ängstlich und stressgeplagt sind oder Wasser unheimlich finden, dann wird eine Wassergeburt durch die ablehnende innere Haltung der Anwesenden mehr gestört als eine Landgeburt. Deshalb sollten diese Personen den Wassergeburtsraum verlassen.

Zur Ausbildung gehört es auch, **selbst Erfahrungen mit dem Wasser zu sammeln**. Während eine Hebamme sehr gute Arbeit leisten kann, wenn sie selbst kein Kind geboren hat, sollte sie sich für die Wassergeburtshilfe ihrer nonverbalen Kommunikation bewusst sein. Mit Hilfe von Videofilmen kann man z. B. an vielen verschiedenen Wassergeburten teilnehmen, ohne die Frau zu stören. Es gibt heute über hundert Wassergeburtsfilme, die man so oft ansehen kann, bis man die spezifischen Verhaltensweisen der Beteiligten verstanden hat. Auch die persönliche Teilnahme an einer Wassergeburt ist hilfreich, wenn man nicht zum störenden Beobachter wird. Hospitationen und Praktika bei erfahrenen Kolleginnen in Klinik-, Geburtshaus- und Haus-Wassergeburtshilfe sollten die theoretische Ausbildung begleiten (siehe Kopiervorlage „Hospitationsanfrage", S. 15).

Der Wasserkontakt vermittelt am besten, wie eine Gebärende und auch das Kind mit diesem Element umgehen. Wenn man selbst einmal ausprobiert hat, welche Bewegung die fetalen Haltungen im Wasser bewirken, wird man während der Geburtsbegleitung genauer erkennen können, ob das Kind vital ist oder Hilfe braucht. Auch die Bewegungen der Mutter kann man im Wasser imitieren, um zu spüren, welche Effekte die Schwerelosigkeit, der physikalische Wasserdruck und die Wassermassagetechniken auf ihren Körper haben. Ebenso lassen sich die temperaturabhängigen Effekte, die bei einer Wassergeburt zu Überforderungen und Stressauslösern werden können, leicht am eigenen Leibe ausprobieren.

3.4   Dokumentation ───────

In die Dokumentation des Geburtsverlaufes sollten die **typischen Merkmale einer Wassergeburt** eingefügt werden. Die Auswirkungen des Wassers auf den Geburtsprozess lassen sich in den einzelnen Geburtsphasen unterschiedlich nutzen. Eine genaue Beobachtung des Geburtsverlaufes wird frühzeitig auf Gefahren hinweisen, die zur Verkürzung des Wasseraufenthaltes oder zum Abbruch der Wassergeburt führen.

- Schon die **Motivation der Schwangeren**, eine Wassergeburt anzustreben, kann Aufschluss über mögliche Risiken geben und sollte daher dokumentiert sein.
- In der Phase der Portioreifung ist die **Schmerzhaftigkeit der Kontrakturen** (Simkin 2001) von prospektivem Wert. Normalerweise registriert die Frau die Kontrakturen nur als Druck und „harten Bauch", jedoch nicht als schmerzhaft. Schmerzhafte Kontrakturen deuten auf eine verzögerte Eröffnungsperiode hin. Dann muss die Ursache der Geburtsverzögerung diagnostiziert werden. – Dagegen ist die Verzögerung der Eröffnungsphase durch das Wasser als physiologisch anzusehen. Die Übergangsphase wird durch Wasseranwendung deutlich verkürzt.

- Während der bewegungsaktiven Phasen der Eröffnung ist die intermittierende **Auskultation der kindlichen Herztöne** bei normalen Geburten ausreichend (Ingmarsson 1994). In der wehenarmen Latenzphase dagegen ist es für die Frau wenig beeinträchtigend, wenn ein CTG geschrieben wird. In der Austreibungsphase ist wieder nur die intermittierende Herztonkontrolle nötig, weil die wehenbegleitenden Dezelerationen durch das Wasser nur sehr verhalten auftreten. Eine über 20 bpm hinausgehende Abweichung von der Baseline würde bei einem Wasseraufenthalt der Mutter auf eingeschränkte Reserven des Kindes schließen lassen. Ein Handdoppler, der die schmerzauslösenden Gurte der großen CTG-Geräte erspart, kann zur Dokumentation eingesetzt werden, wenn er eine Schnittstelle zu Drucker oder Rechner aufweist.

Die Kopiervorlage auf S. 14 zeigt, welche zusätzlichen Daten eine handschriftliche Dokumentation der Wassergeburt noch enthalten könnte.

Literatur

Burns E, Kitzinger S: Midwifery Guidelines for Use of Water in Labour, Oxford Brookes University Press 2000

Burns E, Lloyd A: WBCG-Database, Oxford 2001

Deans, Steer: Labour and Birth in Water. Brit Med J 311/1995

Ingmarsson I: Überwachung während der Geburt: Ein kontinuierliches Monitoring ist nicht erforderlich. DHZ 4 / 1994

Simkin, P 2001, Schwierige Geburten leicht gemacht, Hans Huber Verlag Bern

Vogel K: Leitlinien der UFK Basel zur Unterwassergeburt, Gynecol Tribune 1/2000

Zusätzliche Dokumentationsdaten bei einer Wassergeburt (WG):

1. Motivation zur WG:
Naht-Vermeidung / Aktive Geburt / Entspannung / Schweben / natürliche Geburt in Tageslauf integrieren / Familienbildung / Hektik in der AP vermeiden / Bewegungsfreiheit / Blutungsvermeidung / WG fürs Baby / Verkürzung der Geburtsdauer
(Zutreffendes einkreisen)

2. Vorhandene Schmerzbewältigungstechnik:

3. Vorbereitung der Wassergeburt:
Probebad / WG-Führung / WG-Vorbereitungskurs / WG-Infoabend

4. Geburtsphasen:
Merkmale aus Beobachtungsbogen EP, ÜP, Latenzphase, AP und PP

Überschreitung der Gesamtdauer < 5 Stunden bei I. Parae < 3 Stunden bei Multiparae

5. Temperatur in der ÜP:
Relation von Körpertemperatur zu Vaginaltemperatur der Mutter mit/ohne Medikamentenwirkung

6. Druck auf VT:
Uhrzeit der Entstehung einer Geburtsgeschwulst _____
Schätzung/Messung der Fläche und Höhe des Geburtsgeschwulstes _____
Rückgang der geschätzten/gemessenen Werte nach dem Bad und Dauer _____
Korrelation des Befundes mit dem CTG

7. AP-Beginn:
Uhrzeit des „Durstgefühls" _____
Uhrzeit der Endorphinwirkung („Auf einem andren Stern landen") _____
Wölbung des ISG, Rötung des Unterbauches, Erektion der Mamillen

8. Geburtsdaten:
Uhrzeiten von Kopfgeburt _____ und Körpergeburt _____
„Aus dem Wasser gehoben" _____ 1. Atemzug _____
Na-pH-Abnahme _____ Na-pH-Wert _____
Getasteter Nabelschnur-Puls _____ Apgar-Wert für WG _____

9. Nachgeburtsdaten:
Lösungsdauer > 5 Minuten, Lösungshilfen _____
Menge und Uhrzeit der Reinigungsblutung _____
Aufenthaltsdauer nach Reinigungsblutung im Wasser _____
Wassertemperatur nach Reinigungsblutung _____
Wassertraining des Neugeborenen

10. Wochenbett:
Blutungsmenge ab 5 Stunden p. p. _____
Druckschmerz im Unterbauch, Beckenbodenschmerz nach Borg-Skala

Anfrage nach einer Hospitation in wassergeburtshilflichen Einrichtungen

Wassergeburts-Lehrinhalt	Klinik-Ort	Hospita-tionsdauer/ Datum	Unter-kunft ja/nein	Kontaktperson: Name, Tel., Fax, e-mail
Hebammengeleitete Wassergeburt	KRS			
Familien-Wassergeburt	KRS			
Hands-Off-Wassergeburtshilfe	KRS			
Hands-On-Wassergeburtshilfe	KRS			
Plazentageburt im Wasser	KRS			
Epidural-A. im Wasser	KRS			
Episiotomie im Wasser	KRS			
Hydrotherapie vor MM 5 cm				
Gestosebehandlung mit Wasser				
Diabetesbehandlung mit Wasser				
Frühgeburtsbetreuung u. Wasser				
Ambulante Wochenbettbetreuung				
Stillberatung nach Wassergeburt				
Wasserarbeit mit Schwangeren				
Wassergeburtsvorbereitung				
Wassertraining im Wochenbett				
Frühes Babyschwimmen im Haus				
Fakultative Wasserangebote durch:				
Aquasport				
Watsu/Aquawellness/Aquayoga				
Geburtshilf. Hydrotherapie im Haus				
Badewanne auf der Station/Zimmer				

KRS – Kreißsaal, ES – Elternschule, HP – Hebammenpraxis, GH – Geburtshaus, PA – Physikalische Abteilung, Stat – Station (Bez.)

Ich, Hebamme _____, Examen im Jahr _____, möchte um eine Hospitation in Ihrem Haus bitten. Mein Ziel ist es, die praktische Durchführung der Wassergeburtshilfe zu erlernen. Die theoretische Fortbildung habe ich am _____ bei _____ absolviert. Unterschrift:

4 Arbeitsschutz für Hebammen und Ärzte

4.1 Infektionen durch Wasser?

Wasser ist für **virale Erreger** kein bevorzugter Lebensraum, sondern eher eine Wachstumsbarriere, weil der Milieuwechsel von einigen Keimen nicht überlebt wird. Niedrige Wassertemperaturen reduzieren darüber hinaus die Wachstumsrate. Alle Veröffentlichungen zur Hygiene in der Wassergeburtshilfe gehen von einem Temperaturspektrum über der neutralen Temperatur, also über 35 °C, aus. Wassergeburten finden aber gerade nicht in warmem, sondern in mild hypothermiertem (30–33 °C) bis neutral temperiertem (33–35 °C) Wasser statt. Die Zahl der Erreger müsste also bei realen Geburtsbedingungen, der **Wassertemperatur zwischen 30 °C und 35 °C**, studiert werden. Mit diesen Studien wäre dann immer noch nicht die Pathogenität, die vom individuellen Immunstatus der betroffenen Person, von der Wasserverdünnung und dem Salzgehalt des Wassers abhängt, erforscht worden.

> Eine Aussage über die Infektionsgefahr bei Wassergeburten ist wegen fehlender exakter Daten bisher nicht möglich (Daschner 2001).

Die Verkeimung des Wassers mit **infiziertem Stuhl** einer erkrankten Gebärenden führt wahrscheinlich nur dann zur Infektion, wenn die Wasserverdünnung zu gering ist, das infektiöse Material sich nicht auf dem Wannenboden niederlässt oder direkt vom Personal angefasst wird. Vor allem die Empfehlung eines „**Reinigungseinlaufes**" für die Gebärende erscheint vom medizinischen Standpunkt aus mehr als fragwürdig. Schon bei der Landgeburt hat sich der Einlauf vor der Geburt nicht als zuverlässiger Schutz gegen den Abgang von Fäzes während des aktiven Pressens der Frau erwiesen. Die CIMS (Coalition for Improving Maternity Services, Florida) zählt den Einlauf zu den nicht durch Forschung bewiesenen, medizinisch unbegründeten Handlungen. Ein „Reinigungsein-

lauf" (Deutsche Gesellschaft für Krankenhaushygiene, Kramer, Hoyme, Schrader 2000), der darüber hinaus auch noch keimtötende Wirkung haben soll, erscheint besonders unsinnig. Unter dem Gesichtspunkt der fetalen Impfung mit der mütterlichen Darmflora während der Passage des Geburtskanals muss auch die Empfehlung einer Vaginalantiseptik mit Chlorhexidine vor jeder Wassergeburt als therapiewürdige Körperverletzung für das Neugeborene angesehen werden (Yasui , Nagaoka, Mike 1992).

Ob **Handschuhe** das Personal vor möglichen Infekten schützen können, ist in der Wassergeburtshilfe ebenfalls nicht evidenzbasiert erforscht. Bei Landgeburten wurden trotz Kontamination des Personals mit den im Kreißbett befindlichen Fäzes keine Infektionen bei Hebammen oder ÄrztInnen festgestellt (Wagner 1994). Bei Wassergeburten könnte der reduzierte Pressdrang der Gebärenden und ein sparsamer Einsatz von geburtshilflichen Routinehandgriffen für die fehlenden Infektionen beim Personal verantwortlich sein. Vielleicht bedeutet eine zurückhaltende Geburtshilfe, die Hilfe nur bei Bedarf einsetzt (Midwifery on Demand), einen besseren hygienischen Schutz für das Personal als Handschuhe oder die Applikation von antiseptischen Einläufen.

Eine Studie der „British National Perinatal Epidemiology Unit" über 12 748 Wassergeburten, davon 8 255 mit Wehentätigkeit/Blasensprung im Wasser, ergab keinen Anstieg der zu behandelnden neonatalen Infekte (Rawal et al. 1994, George 1990). Andere Studien bestätigten das englische Ergebnis (Eldering 1999, Werner 1998, Thöni 2001). Solange keine durch Studien gesicherten Fakten vorliegen, scheint der Infektionsweg durch das Wasser ein theoretisches Problem für den Arbeitsschutz zu bleiben.

Die **Reinhaltung des Arbeitsmittels „Wasser"** gehört zum Schutz des Personals. Das von der Deutschen Gesellschaft für Krankenhaushygiene (DGKH) geforderte Fenster im Nassbereich der Geburtsräume kann die Verkeimung der Luft mit typischen Krankenhauserregern aus der Wasserleitung nicht verhindern. Wurde die Zuleitung des Trinkwassers nicht durch Filter gereinigt (Schmidt-Burbach, Wille 1998), dann kann der Wasserdampf zur Infektionsquelle für das Personal werden. Die Beseitigung des Dampfes durch das Öffnen eines Fensters ist regelmäßig erst nach einer beendeten Wassergeburt möglich, so dass sich die Infektionsgefahr nicht durch das Lüften des Raumes verhindern lässt. Das Klinikpersonal sollte auf die Beseitigung von Pseudomonas, Legionellen und Sporen Wert legen. Da diese Erreger hauptsächlich in Wasserleitungen von Krankenhäusern vorkommen, besteht für das Geburtshauspersonal oder die Hausgeburtshebamme keine Infektionsgefahr durch wasserstabile Keime. Bei einer fehlerhaften Installation der sanitären Anlagen in Privateinrichtungen darf allerdings der Wannenabfluss nicht geöffnet werden, bevor Mutter und Kind das Wasser verlassen haben. Um ein Aufsteigen der Keime zu verhindern, muss der Kontakt des Badewassers mit dem Abwassersystem vermieden werden.

Die **Temperatur von Raum und Wasser** sollte exakt kontrollierbar sein. Die Infektiosität von verkeimtem Wasser sinkt mit abnehmender Temperatur. Eine um 1–3 °C über der Wassertemperatur liegende Raumtemperatur verhindert die Dampfbildung und damit das Einatmen von darin enthaltenen Keimen. Während in der Eröffnungsphase die Wärmeabgabe der Frau durch eine kühlere Raumtemperatur sinnvoll sein kann, sollte das Neugeborene vor Auskühlung geschützt werden. Die ideale Wassertemperatur für die Austreibungsphase liegt zwischen 30 °C und 33 °C, also im hypothermalen Bereich. Die Raumtemperatur sollte deshalb mindestens 31 °C und maximal 35 °C betragen.

Die hohe **Luftfeuchtigkeit** und der häufige Temperaturwechsel in Wassergeburtsräumen ist für das Personal mit nosokomialen Infekten belastend. Wie die Gebärende muss auch das Personal ausreichende Mengen Wasser trinken, um die feuchte Wärme zu kompensieren.

4.2 Allgemeine Arbeitsschutzmaßnahmen

Die **Berufskleidung** sollte auf das Wassergeburtsklima abgestimmt sein. Sie sollte gewechselt werden, wenn die Wassergeburt beendet ist und/oder eine andere Frau behandelt wird. Stoffe, die feucht sind, transportieren Sporen, atypische Mykobakterien, gelegentlich auch Sekrete mit patienteneigenen Keimen. Auch zum eigenen Schutz sollte die Kleidung nach beendeter Arbeit deshalb abgelegt werden.

Elektrogeräte gehören nicht in und um die Gebärwanne (Umkreis von 3 m), wenn sie mit dem Stromnetz verbunden sind. Batteriebetriebene Geräte wie Handdoppler, Thermodrucker oder Telemetrie sind für die Wassergeburtshilfe dagegen geeignet, weil sie keine Stromstöße abgeben. Die moderne Technik bietet hier allerdings interessante Lösungen an, mit dem integrierten Mikrochip kann die Datenaufnahme von CTG-Gerät oder Handdoppler wassergeschützt erfolgen und am Bildschirm von Rechner, Laptop oder Handheld sichtbar und dokumentierbar gemacht werden. So trägt eine moderne Dokumentationstechnik indirekt auch zum Arbeitsschutz des Personals bei.

4.3 Rückenschonendes Arbeiten

In der Wassergeburtshilfe ist das gebückte Arbeiten der Hebamme besonders belastend. Um an Mutter und Kind heranzukommen, beugt sich das Personal über den Rand der Gebärwanne und klagt bald über Rückenschmerzen, Bandscheibenvorfälle und Schulterverspannungen. Als Vorbeugung helfen ein rückenschonendes Arbeiten und ergonomische Gebärwannen.

Da in Deutschland bisher nur „normale Geburten" im Wasser stattfanden, gibt es keine dokumentierten Zwischenfälle, die das plötzliche Herausheben einer Gebärenden aus der Wanne erforderlich machten. Wenn allerdings in Zukunft das Wasser auch zu Therapiezwecken eingesetzt werden soll, dann muss die kranke

Gebärende vor dem Ertrinken bewahrt werden können. Zwar ist das Verbleiben einer am Kreislaufkollaps, Insult oder Herzinfarkt erkrankten Patientin im Wasser vermutlich besser, als das Verlassen des Wassers, doch sollte nach einer notfallmäßigen Erstversorgung das **Herausheben der Frau mit Hilfsmitteln** erleichtert werden. In keinem Falle ist ein Rückenschaden des Personals in Kauf zu nehmen, da die Krankenhaustechnik hier genügend Hilfsmittel zur Verfügung stellen könnte. Für den Fall, dass eine Frau nicht aus eigener Kraft die Wanne verlassen kann, sollte ein **Lifter** eingesetzt werden können. Im Kreißsaal muss dazu ein Plan hängen, der anzeigt, wo der Lifter zum Heben von Patienten zu finden ist. Das Gerät sollte auf der gleichen Etage sein und regelmäßig gewartet werden. Bei Unfällen im Kreißsaal sollte ein Notfall-Plan greifen, der vorgibt, welche Personen zu rufen sind und welche Aufgabe jede hat.

> Doch auch die einzelne Hebamme/Ärztin kann sich vor Schäden durch rückengerechtes Arbeiten schützen.
> - Mit einem zurückhaltenden Einsatz von Routineuntersuchungen im Wasser kann die Zeit der Arbeit mit gebeugter oder verdrehter Wirbelsäule reduziert werden.
> - Wenn die Hebamme mit den Händen im Wasser arbeitet, sollte sie mit der Taille am Wannenrand lehnen, um die Belastung des Rückens auf den ganzen Körper zu verteilen. Schulterweit geöffnete Knie entlasten beim Vorbeugen des Oberkörpers die Rückenmuskulatur.

4.4 Die ergonomische Gebärwanne

Es gibt Gebärwannen, die unter ergonomischen Gesichtspunkten von Hebammen und Physiotherapeuten gemeinsam entwickelt wurden. Die ergonomische Gebärwanne hat mindestens eine konkave Seite und ist mit verschieden hohen Podesten umbaut. Je näher das Personal an der Gebärenden steht, desto weniger wird der Rücken belastet.

Die **ideale Form** einer Gebärwanne berücksichtigt folgende Kriterien:

- Konkave Strecken der Wannenseiten erlauben Kniefreiheit.
- Eine erhöhte Sitzfläche in der Wanne verkürzt bei der Notwendigkeit einer Untersuchung den Abstand zwischen Frau und Personal. Die Sitzfläche kann bei Nichtgebrauch mit einem dekorativen Brett oder Tablett für die Getränke abgedeckt werden.
- Stufen oder Podeste umlaufen die Wanne und geben den unterschiedlich großen Hebammen/ÄrztInnen die Möglichkeit, sich kniend an die Wanne zu lehnen. Der Wannenrand sollte mit der Taille der arbeitenden Person abschließen.
- Untertritte (Aussparungen am unteren Wannenrand) geben den Füßen des Personals genügend Raum beim Arbeiten.
- Die Wassertiefe sollte, in Abhängigkeit von der Höhe der umlaufenden Podeste, ausreichend für eine Geburt in aufrechter Position, aber dennoch für das Personal erreichbar sein. Die Hebamme muss bis zum Wannenboden zufassen können.
- Das Personal muss auf den Wannenboden sehen können. Dazu ist Licht im Wasser oder zumindest eine helle Wannenfarbe nötig. Die sichtbehindernde Kontamination des Wassers durch eine Lösungs- oder Reinigungsblutung in der Nachgeburtsphase ist mit einer gezielten Wassergeburtshilfe zu vermeiden (s. S. 65).
- Eine Ein-/Ausstiegshilfe wie Seil, Tuch oder Stange reduziert die Belastung durch Heben und Tragen von Patienten. Ist sie zentral über

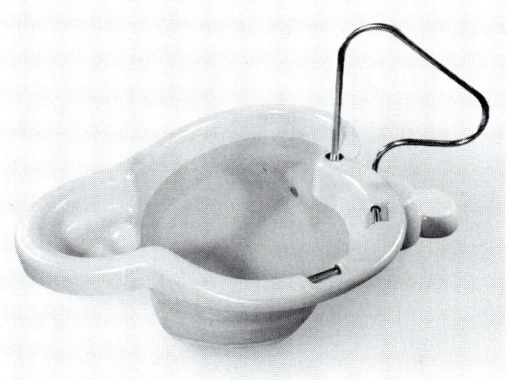

Abb. 4.1 Im Boden versenkte Wanne, die zur aufrechten Gebärhaltung einlädt

der Gebärwanne angebracht, evt. auch an zwei Haken, dann kann sie gleichzeitig als Hebewerkzeug für Notfälle dienen. Dazu müssen die Verbindungen des Hilfsmittels mit der Aufhängevorrichtung vom Boden aus erreichbar sein (Karabinerhaken).
- Das Neugeborene sollte nicht mit ausgestreckten Armen aus dem Wasser gehoben werden, vielmehr sollte man die Schwerelosigkeit nutzen und das Kind (Atemwege über der Wasseroberfläche) zu sich oder zur Mutter ziehen.
- Beim Abnabeln sollte man sich nicht über das Wasser beugen, sondern nah am konkaven Wannenrand arbeiten.
- Bei der Plazentagewinnung im Wasser kann die Hebamme Muskelkraft einsparen, wenn die Frau in aufrechter Position ist.

4.5 Arbeiten an nicht-ergonomischen Gebärwannen

Muss das Personal an einer Gebärwanne arbeiten, die diese Anforderungen nicht erfüllt, dann sollten **Hilfsmittel zur Rückenentlastung** zur Verfügung gestellt werden.
- Mobile Stufen oder Haltegriffe aus physiotherapeutischen Einrichtungen erleichtern den Ein- und Ausstieg der Frau.
- Nasse Böden sind rutschgefährdend. Die Beschäftigung von Reinigungspersonal zum häufigen Wischen ist für den Kreißsaal nicht nur aus hygienischen Gründen nötig, sondern stellt auch eine Maßnahme des Arbeitsschutzes dar.
- Stufen oder Tritte können um die Wanne herumgestellt werden, damit man bei Untersuchungen bis zur Taille am Wannenrand lehnend bequem knien kann.
- Rutschfeste Matte oder feuchtes Handtuch unter die Knie legen
- Knieschonung durch weiche Matten, Sitzsäcke o. ä.
- Aus der Hüfte heraus arbeiten, nicht den Rücken beugen!
- Bei mangelnder Sicht eine wasserfeste Taschenlampe zur Untersuchung oder während der Geburtshilfe benutzen.
- Die Frau nicht aus der Wanne heben! Den Partnern sollte im Geburtsvorbereitungskurs gezeigt werden, wie man Personen ohne Rückenbelastung hebt.

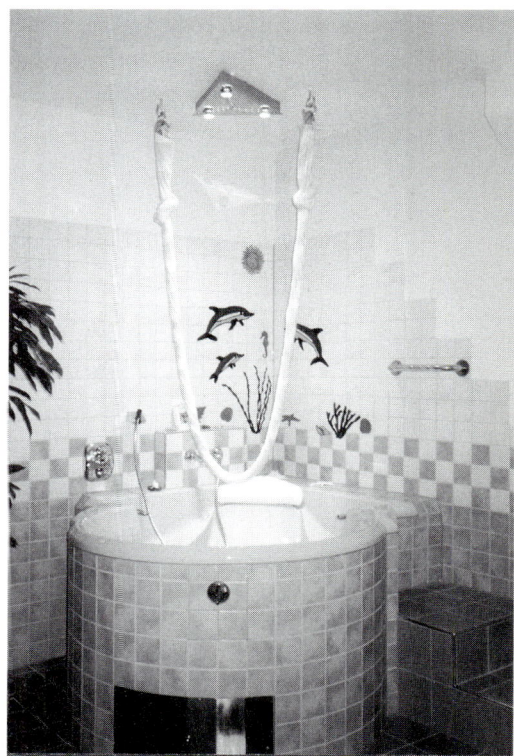

Abb. 4.**3** Ummauerte Wanne aus dem Sanitärhandel

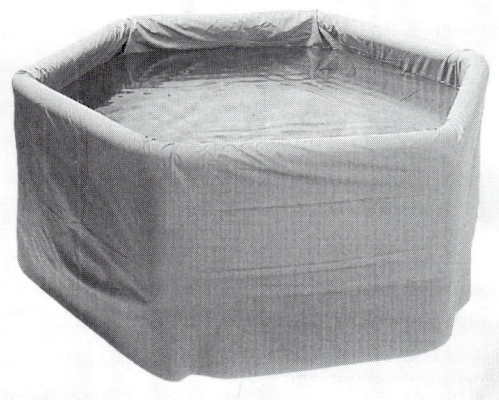

Abb. 4.**2** Transportabler Pool mit Einmalfolie

- Lifter zum Heben einsetzen, wenn die Gebärwanne keine rückenschonende Hilfe zulässt.
- Fenster erst öffnen, wenn der Raum gereinigt ist und das Personal trockene Kleidung angezogen hat.

Literatur

CIMS (Coalition for Improving Maternity Services, Florida)

Daschner F: Hygiene bei Wassergeburten, Interview, Hebammeninfo 5/2001

Eldering C: Die Wassergeburt, Die Hebamme 3/1999

George RH, Hobbs P: Bacteria in birthing tubs, Nurs.Times 86/1990

Kramer A, Hoyme U, Schrader G: Unterwassergeburt, Hygiene und Medizin, 25/2000, S. 94–96

Rawal J, Shah A, Stick F, Mehtar S: Waterbirth and Infection in Babies, BMJ 309/1994

Schmidt-Burbach G, Wille B: Die gezielte endständige Filtration von Leitungswasser. Krankenhaus-Hygiene, 4/1998, S. 107–109

Thöni A: Vortrag im Convegno Internazionale „Parto in Aqua", Brescia, Dezember 2001

Wagner M: Pursuing the Birth Machine, ACE Graphics, Australia 1994

Yasui H, Nagaoka N, Mike A: Detection of Bifidobacterium strains that induce large quantities of IgA. Microb Ecol Health Dis 5/1992, S. 155–162

Schwangerschaft

5 Geburtsvorbereitung bei einer geplanten Wassergeburt

5.1 Ganzheitliche Schwangerenvorsorge ⎯

Die Geburtsvorbereitung umfasst neben der Aufklärung und der sachlichen Information auch die Vorsorgeleistungen. Diese beinhalten mehr als nur den „Check Up" nach den ärztlichen Mutterschaftsrichtlinien. In den Vorsorgeangeboten der Hebammen werden auch psycho-soziale Faktoren wie das Körpergefühl oder die Adaptionsfähigkeit an die ständigen Veränderungen einer Schwangerschaft bei Mutter und Kind berücksichtigt. Auch das soziale Umfeld sollte bekannt sein, damit man einschätzen kann, welche Visionen das Elternpaar über Geburt und Familie mitbringt.

Wenn eine Wassergeburt geplant ist, sollten die **gesundheitlichen Voraussetzungen**, die einer werdenden Mutter die Wassergeburt ermöglichen, dokumentiert werden:
- **Nieren** und **Herz** müssen gesund sein.
- **Kreislauf** und **Schilddrüse** sollten sich in der Schwangerschaft mühelos adaptiert haben.
- Die **Wärmeregulation** der Schwangeren sollte ab der 35. Woche von der Plazenta gesteuert sein (Kubli et al. 1981). Eine regelrechte Temperatursteuerung ist in der Schwangerschaft an der zunehmenden Empfindlichkeit für Wärme erkennbar. Wassertemperaturen über 35 °C werden im letzten Trimenon als warm, Temperaturen über 37 °C als zu warm empfunden (Cefalo 1978).
- Auch das **Immunsystem** richtet sich ab der 37. Schwangerschaftswoche auf die bevorstehende Geburt ein. Die Umstellung des Immunsystems ist durch Bagatellinfekte gekennzeichnet, die wie vor der Schwangerschaft wieder von Temperaturerhöhungen begleitet werden. Ab der 39. Schwangerschaftswoche sollten jedoch Husten, Schnupfen, Herpes simplex labialis – die drei typischen Infekte der 37. SSW – abgeklungen bzw. therapiert sein.

Aus diesen Informationen kann die Hebamme schließen, in welcher Geburtsphase das Wasser für das einzelne Paar hilfreich sein könnte. Ein gutes **Training für Ihre Beratungstätigkeit** ist es, den zu erwartenden Geburtsverlauf mit seinen möglichen Schwierigkeiten zu notieren und diese Erwartungen nach der Entbindung an der Realität zu überprüfen. Welche manuellen Hilfen benötigte die Frau bei der Geburtsarbeit, obwohl sie diese ursprünglich vermeiden wollte? Wieviel Anleitung war nötig, obwohl die Eltern die „Natur" als Coach gewählt hatten? Wieviel Hebammenhilfe wird die Gebärende einfordern (Midwifery on Demand, MOD)?

Odent sagt: „Eine Gebärende braucht keinen „Coach", sondern die Hebamme ersetzt die Mutter" (Odent 2002) und hilft der Frau, sich mit der aktiven Übernahme der eigenen Mutterschaft von ihr abzunabeln. Wasser unterstützt den Prozess des Ablösens, indem es angstfrei und selbständig macht. Wie dieser Ablösungsprozess verläuft, ist so individuell wie die Familienbildung selbst. Gravierende Familienereignisse wie der Tod eines Mitgliedes, Gewalt in der Familie und Verlusterlebnisse wirken schwangerschaftsverlängernd. Die Ablösephase – Odent nennt die Ablösung „Fetus-Ejection-Reflex" – wird ebenfalls verzögert sein. Diese Frauen müssen fachkundig betreut werden. Das Wasser wird hier vor allem schmerzlindernd wirken, doch ohne manuelle Hilfen kommen die betroffenen Frauen bei der Entwicklung des Kindes meistens nicht aus.

Die Verknüpfung der medizinischen Daten mit den biographischen und sozialen Aspekten ermöglicht eine **ganzheitliche Betreuung**, d.h. eine Vorsorge plus Fürsorge der werdenden Eltern (Kitzinger 2000). Von der Bewusstmachung der oft „nur" intuitiv erfassten Daten profitiert die eigene geburtshilfliche Praxis der Hebamme/Ärztin/Arzt ebenso, wie die individuelle Beratung in der Schwangerschaft. Die

MoD-Schema (Midwifery on Demand) für
Familie .... Para .... ET ....

Erwünschte Hilfen der Frau (einkreisen, ergänzen)	Voraussichtl. notwendige Hilfen (Hebammeneinschätzung)	Tatsächlich notwendig gewordene Hilfen (laut Dokumentation)
Hands-On in EP / ÜP / AP / PP: Massagen, Wassertechniken, Atemhilfen, Dammschutz _____ _____ _____	EP: _____ _____ ÜP: _____ AP: _____ PP: _____	EP: _____ _____ ÜP: _____ AP: _____ PP: _____
Geburtsmedizinische Hilfen CTG-Dauerüberwachung, Holzrohr, US-Diagnostik, MRT-Beckendiagnostik, regelmäßige Vaginaluntersuchungen, Geburtseinleitung. _____ _____	EP: _____ ÜP: _____ AP: _____ PP: _____	EP: _____ ÜP: _____ AP: _____ PP: _____
Komplementärmedizinische Hilfen in EP / ÜP / AP / PP. _____ **Geburtsbegleiter-Anleitung** Professionelle / Partner / andere. _____ _____	EP: _____ ÜP: _____ AP: _____ PP: _____	EP: _____ ÜP: _____ AP: _____ PP: _____
Hands-Off in EP / ÜP / AP / PP: Verbale Anleitung, non-verbale Anleitung, Handführen, Hintergrundbereitschaft, Hebammenhände i.W., Code-Wörter: _____ _____	EP: _____ ÜP: _____ AP: _____ PP: _____	EP: _____ ÜP: _____ AP: _____ PP: _____

Hebamme gibt sich mit einer ganzheitlichen Vorsorge selbst die Gelegenheit, ihre Erwartungen an das Wasser zu überprüfen und sie mit denen der Gebärenden zu verbinden.

Frauen, die eine Wassergeburt planen, machen sich häufig mehr Gedanken über die richtige **Wahl des Geburtsortes.** Das „individuelle Geburtsbiotop" umfasst die Ausstattung des Raumes mit Farben, Düften, Lichtquellen und Musik. Bei der Geburt anwesende Personen müssen ihren Beitrag leisten und dürfen keine Zuschauer sein. Das Wasser soll mit allen Sinnen wahrgenommen werden können: Die Gebärende sieht kristallklares, türkisfarbenes Wasser, sie hört das Fließgeräusch beim Einlassen in die Gebärwanne, sie riecht die Salze im Wasser und sie fühlt die Wärme und Schwerelosigkeit. Alle wassertypischen Wahrnehmungen wirken auf den Menschen angenehm und entspannend.

5.2   Information der Schwangeren

Die spezifischen Wirkungen des Wassers sollten den Eltern im Geburtsvorbereitungskurs erklärt werden, damit sie entscheiden können, wann und wie sie Wasser zur Unterstützung des Geburtsprozesses einsetzen wollen.

> Die typischen Merkmale einer Wassergeburt:
> - In der **Eröffnungsphase** können Wehentätigkeit und Schmerzhaftigkeit mit Wasser reguliert werden. Das Schweben zwischen den Wehen unterstützt die Erholung.
> - In der **Übergangsphase** wird das Wasser vor allem zur uterinen Tonussenkung eingesetzt, Schmerzlinderung und Verkürzung der Geburtsdauer sind Zeichen einer Spasmolyse.
> - Die durch Wasser verzögerte **Austreibungsphase** schützt die Fruchtblase, den kindlichen Kopf und den mütterlichen Damm durch die Druckminderung.
> - In der **Nachgeburtsphase** wird der Blutverlust gesenkt und die Rückbildung beschleunigt.

Erwartet die Hebamme ein **sehr großes Kind**, dann sollte die Schwangere auf wechselnde Wasser- und Landphasen während der Eröffnungswehen vorbereitet werden.

Vergleicht man die wesentlichen Merkmale mit der individuellen Anamnese und den Erwartungen der Schwangeren, dann deuten Übereinstimmungen auf die Indikation zur Wassergeburt hin (s. Kap. 7).

Die **Motivation zur Wassergeburt** spielt für den Erfolg der Wasseranwendungen eine wichtige Rolle. Während die eine Gebärende ihre Wehenschmerzen lindern will, sichert die andere durch das Wasser ihre Intimität. Sportliche und wassererfahrene Frauen wollen die Bewegungsfreiheit in der Schwerelosigkeit im Wasser nutzen, andere werden in der Wehe sogar abtauchen wollen. Mehrgebärende steigen dagegen oft erst in der Übergangsphase ins Wasser, weil dort der vorzeitige Pressdrang leichter zu veratmen ist. Einige Frauen wollen noch später, in der Austreibungsphase, ins Wasser, weil ihr Baby die Hälfte der Geburtsarbeit selbst übernehmen soll. Diesen Müttern ist daran gelegen, dass ihr Baby nicht von ihnen hinausgestoßen wird, sondern sich selbst herausarbeitet. Dazu müssen sie die reflektorischen Geburtsbewegungen eines Neugeborenen kennen und entsprechend unterstützen lernen.

Wenn man den Schwangeren die unterschiedlichen Vorteile des Wassereinsatzes bei der Geburt schildert, können sie den einen oder anderen Effekt schon im Geburtsvorbereitungskurs im Wasser ausprobieren. Außerdem können viele Frauen ab der 32. Schwangerschaftswoche auch gefühlsmäßig entscheiden, wann sie später bei der Entbindung ins Wasser gehen wollen und welche Wassereffekte sie nutzen werden.

Die allgemeine Aufklärung über die Option einer Wassergeburt findet meistens in **Informationsabenden** statt. Hier kann die Schwangere mit den Wassergeburtsräumen vertraut gemacht werden und evt. ein Probebad nehmen. Hebammen demonstrieren, welche Besonderheiten eine Gebärwanne bietet und lassen verschiedene Positionen ausprobieren.

Bei **Hausgeburten** erproben die Eltern ihre Gebärwanne oder das Planschbecken etwa vier Wochen vor dem errechneten Termin. Statik, Wasserbeschaffung und Raumtemperatur wer-

Wassergeburtsinformationen
für werdende Eltern

Prüfen Sie Ihre Motivation zur Wassergeburt:

- Haben Sie Angst vor Schmerzen?   – Angst ist ein schlechter Berater!
- Erwartet man von Ihnen Spektakuläres?   – Wasser deckt vieles auf!
- Möchten Sie etwas für sich selbst tun?   – Wasser hilft Ihnen dabei!
- Was will Ihr Baby?   – Bleiben Sie offen für seine Bedürfnisse!
- Fühlen Sie sich zum Wasser hingezogen?   – Dann ist Wasser Ihr Medium für die Geburt!
- Wollen Sie Bewegungsfreiheit während der Wehen?   – Wasser unterstützt Sie!
- Soll Ihr Baby selbst herauspaddeln?   – Wasser gibt ihm die Freiheit dazu!

Wenn Sie diese Fragen geprüft haben und mit Ihren Ängsten bekannt geworden sind, können Sie Ihrem Körper vertrauen. Er kennt sein Gebärprogramm. Vertrauen in die eigene Kraft ist die wichtigste Voraussetzung für eine sanfte, gute Geburt.

Überreicht durch:

_____

Praxis-Stempel

Die häufigsten Fragen zur Wassergeburt

? Wann geht man ins Wasser?

Immer, wenn die Wehen schmerzhaft sind, kann man versuchen, sie mit warmem Wasser (max. 37 °C) leichter zu machen. Gehen Sie dazu am besten in die Badewanne bzw. suchen Sie erst das Gebärbecken auf, wenn die Wehen heftig sind. Wenn das Wasser die Wehen verstärkt, hat die eigentliche Geburtsarbeit begonnen. Wenn die Wehen im Wasser wieder aufhören und Sie die Geburt vorantreiben wollen, dann sollten Sie ein paar Laufrunden an Land einlegen. Probieren Sie selbst aus, was Ihnen gut tut!

? Welche Geburtspositionen eignen sich besonders für eine Wassergeburt?

Auch im Wasser entbinden die meisten Frauen im Hocken. Während der Wehenarbeit ist jede Bewegung hilfreich, verändern Sie deshalb zwischen den Wehen Ihre Haltung! Ein Seil über dem Gebärbecken ist sehr nützlich! Einige Frauen brauchen ihren Partner im Wasser, andere sind lieber alleine.

? Wie lange kann das Baby unter Wasser bleiben?

Jedes Baby zeigt an, wenn es an die Luft will, indem es anfängt, an die Wasseroberfläche zu paddeln. Ist ein Neugeborenes geschwächt, dann muss ihm geholfen werden. Eine erfahrene Wassergeburtshebamme kann beurteilen, wie lange das Baby Zeit hat, bis es herausgehoben werden muss. Im Zweifelsfall sollte das Kind mit der letzten Wehe aus dem Wasser gehoben werden! Es wird mit dem Gesicht zu Ihnen schauen, wenn Sie es ununterbrochen berührt haben. Dann können Sie es bequem am Brustkorb unter den Achseln fassen.

? Wie atmet ein Wasserbaby?

Das Kind beginnt erst zu atmen, wenn sein Gesicht mit Luft in Kontakt kommt. Daneben bekommt es von der Mutter durch die Nabelschnur genug Sauerstoff. Deshalb sollte man die Nabelschnur erst dann durchtrennen, wenn sie nicht mehr pulsiert!

? Was passiert mit der Plazenta?

Ist das Wasser über 35 °C warm, dann sollte die Plazenta außerhalb geboren werden. Beträgt die Wassertemperatur 30–33 °C, dann wird die Plazenta sehr schnell gelöst sein und kann im Wasser geboren werden. Die Hebamme wird außerdem nach medizinischen Kriterien entscheiden, wo die Plazenta geboren werden muss.

? Gibt es Infektionen im Wasser?

Nach einer guten Reinigung des Gebärbeckens wurden bisher keine Infektionen bei Mutter und Kind beobachtet. Wasser kann sogar vor einigen Keimen schützen. Bei Landgeburten bekommen in einigen Kliniken 25 % aller Kinder eine Infektion durch Krankenhauskeime. Im eigenen Heim dagegen kennt das Baby alle Keime aus der Schwangerschaft und hat die gleichen Antikörper wie die Mutter gebildet. Während das Neugeborene durch den Geburtskanal geschoben wird, erhält es die für seine Darmflora nötigen Bakterien, diese „Infektion" ist also sinnvoll.

? Kann jede Frau eine Wassergeburt erleben?

Immer, wenn es dem Kind gut geht, kann eine Wassergeburt stattfinden, auch wenn die Frau vorher einen Kaiserschnitt hatte oder ein Dammschnitt schlecht verheilt ist.

den geprüft. Die Schwangere wird bei Kerzenlicht und Lieblingsmusik mit Essen und Trinken während einem entspannenden Bad versorgt. Das Luxusbad der „Generalprobe" wird später die positiven Empfindungen während der „Uraufführung" ihrer Wassergeburt stärken.

Zur selbständigen Vorbereitung der Frauen ist ein **Handzettel mit Fragen und Informationen** sinnvoll. Wie an einem Leitfaden kann das Elternpaar damit herausfinden, wie es die Entbindung gestalten will und was es von einer Geburt erwartet. Oft sind die Eltern erst nach dieser Anregung durch die Hebamme in der Lage, ihre eigenen Vorstellungen zu formulieren. Deshalb eignet sich das Informationsblatt auch als Gesprächsgrundlage für Geburtsvorbereitungskurse mit Wassergeburtseltern oder in der Hebammensprechstunde.

Das Informationsblatt enthält auch eine Liste der Gegenstände, die zur Geburt mitzubringen sind: z.B. Meersalz, anregende und beruhigende Musik, Haargummi, Fotoapparat, Videokamera, Bademantel und Badetuch, Badeschuhe, Körperpflegemittel, Persönliches. Auch die Teilnahme von Familienmitgliedern sollte im Informationsblatt angesprochen werden.

Manchmal informieren Kliniken ihre Klienten darüber, welche Erkrankungen oder Kindslagen in ihrem Hause zum Ausschluss einer Wassergeburt führen. Medizinische Eingriffe oder erzieherische Forderungen wie die Bereitschaft der Frau, den Aufforderungen des Arztes zu folgen, gehören nicht in ein Informationsblatt über geburtshilfliche Angebote. Ebenso unzulässig ist es meiner Meinung nach, die Begleitung durch den Partner oder andere Personen zur Bedingung für eine Wassergeburt zu machen oder diese gar noch zu Tätigkeiten im Kreißsaal zu verpflichten. Neben der abschreckenden Wirkung auf die werdenden Eltern entstehen durch solche Verträge auch rechtliche Probleme der Haftung. Informationsblätter dieser Art dienen sicher nicht einer informierten Entscheidung der werdenden Eltern.

5.3 Geburtsvorbereitung im Wasser

Die Hebamme kann aus den vielfältigen Angeboten auch ein **individuelles Wasserprogramm für die werdenden Eltern** zusammenstellen. Während dem einen Elternpaar die Geburtsvorbereitung im Wasser mit dem Ziel der Vertrauensbildung angeboten wird, ist eine andere Frau mit ihrem Partner im Aquafitness-Training gut aufgehoben. Hat die Hebamme eine die Schwangerschaft belastende Situation festgestellt, dann wird sie zu Entspannungstechniken im Wasser wie Watsu, Aquawellness oder Aquayoga raten. Auch therapeutische Wasseranwendungen bei niedrigem Blutdruck, Zuckerentgleisungen und Krampfadern können integriert werden. Die Gymnastik im Wasser, heute „Aquafitness" genannt (Schulz 1999), Kneippsche Güsse (Buchmann 1983), tägliche Wannenbäder mit Kräuterzusätzen (Schunk 1995) oder Aroma-Bäder (Riggs 1996) helfen hier.

Rückenschmerzen, Ischiasbeschwerden oder Hüftgelenkprobleme sind häufig auftretende Beschwerden in der Schwangerschaft. Eine Entlastung der Lendenwirbelsäule und des Ischiasnervs ist in der Schwerkraft an Land nur schwer zu erreichen. Die Schwerelosigkeit muss bei den krankengymnastischen Geräten technisch erzeugt werden, im Wasser dagegen ist sie ohne Kraftaufwand nutzbar. Auch die atemsynchronen Pendelbewegungen sind im Wasser sehr leicht auszuüben. Mit Shiatsu-Massage (Watsu) kann z.B. eine gezielte Entlastung von Wirbelsäule, Hüftgelenken und Ischiasnerv erreicht werden (Lippens 1999).

Ein interessanter Effekt der Wasseranwendung ist die **Senkung der Stresshormone** in der 12.–20. Schwangerschaftswoche. Sie bewirkt ein besseres Wachstum der Plazenta und damit ein höheres Geburtsgewicht des Neugeborenen (Clapp 1992). Der Nebeneffekt des persönlichen Kontaktes zwischen der schwangeren Frau und der behandelnden Hebamme ermöglicht darüber hinaus ein Vertrauensverhältnis als Basis für die später folgende Entbindung.

5.4 Aquafitness-Training in der Schwangerschaft

Ein gewisses Maß an Muskelkraft ist für die Geburtsarbeit notwendig. Im Wasser ermöglicht der Widerstand einen geringeren Krafteinsatz für die muskuläre Anstrengung als an Land. Deshalb ist das Aquafitness eine sehr hilfreiche Art der Schwangerschaftsgymnastik. Die Besonderheiten für Schwangerschaft und Rückbildung im Wasser liegen in der richtig gewählten Musik, den richtigen Wassertemperaturen und den spezifischen Übungen mit Hilfsmitteln wie Wasserhandschuhen, Schwimmnudeln oder Aquasteps (Video „Aquafit für Zwei", Aquasport Ulfers, Bietigheim 2002).

Übungsbeispiele (nach M. Ulfers 2001)

Rock-over
- Auf der Stelle von einem Bein auf das andere springen, dabei das Gewicht deutlich verlagern. Dazu stellt man sich einen Graben vor, der übersprungen werden muss.
- Wasserwiderstand durch verschiedene Grabenbreiten ausprobieren lassen. 5 Minuten.

Kraftübungen
- Im Wasser kann nur eine Form des Krafttrainings, die Kraftausdauer, trainiert werden. Isokinetische Übungen kräftigen die Muskulatur über den gesamten Bewegungsraum. 15 Minuten Training der verschiedenen Muskelgruppen.

„Butterfly"
- Arme mit langen Hebeln (Handfläche nach vorne) von der Seite vor den Körper drücken.
- Hände so einsetzen, dass die Kraft von einem geringen zu einem hohen Wasserwiderstand gesteigert wird: schneiden, fausten, Handfläche mit gefächerten, mit geschlossenen Fingern.

Warm-Down-Übung
- Die Teilnehmer laufen hinter einander im Kreis, halten sich an der Taille des Vorangehenden fest. Tempo langsam steigern.
- Richtungswechsel! 5 Minuten.

Je nach Trainingsziel werden die Übungen durch Geschwindigkeit, Dauer Oberflächenvergrößerung, Turbulenzen und Auftrieb variiert. Zwischen den Kraftübungen sollten Adaptationsübungen zum Temperaturausgleich eingefügt werden.

Die Adaptionsmechanismen des Herz-/Kreislauf- und des Atemsystems wirken bei der Mutter und ihrem ungeborenen Kind gleichermaßen. Während der Geburt wird eine wassertrainierte Frau geringere Herzfrequenzschwankungen aufweisen als eine untrainierte Gebärende.

Für die Zusammenstellung von Geburtsvorbereitungs- und Rückfindungskursen ist es sinnvoll, wenn die Hebamme bei verschiedenen Anbietern von Aquafitness-Programmen hospitieren kann. Einrichtungen wie die Eltern-Initiative Wasserbabies oder Wasserhebammen-Praxen (s. Liste S. 141) helfen bei der Wahl der geeigneten Weiterbildungsmöglichkeiten.

5.5 Geburtsvorbereitung für den Partner

Alle an einer Wassergeburt beteiligten Personen sollten vorbereitet sein. Ängstliche Menschen, die den Ertrinkungstod der Gebärenden oder des Neugeborenen befürchten, müssen den Wassergeburtsraum verlassen. Zu leicht übertragen sich Ängste auf die Mutter, wenn sie im Wasser sitzt. Psychologische Reaktionen werden über die Stresshormonachse schnell in medizinisch relevante Wirkungen umgewandelt, weil das Wasser diesen Prozess forciert.

Aber auch das Gegenteil ist mit Wasser zu bewirken: das Vertrauen in den eigenen Körper und den Partner kann gefördert werden. Deshalb bieten sich für die gemeinsame Geburtsvorbereitung die **Übungen aus dem Aquabalancing** an, bei denen der Partner oder die Hebamme die Schwangere im Wasser hin und her wiegt. Dabei werden rotierende Bewegungen der Wirbelsäule, des Beckens und der Gliedmaßen mit dem Getragensein kombiniert. Daneben werden die Bewegungen des Kindes vor und bei der Geburt nachempfunden. Viele Frauen können sich dabei gut vorstellen, wie

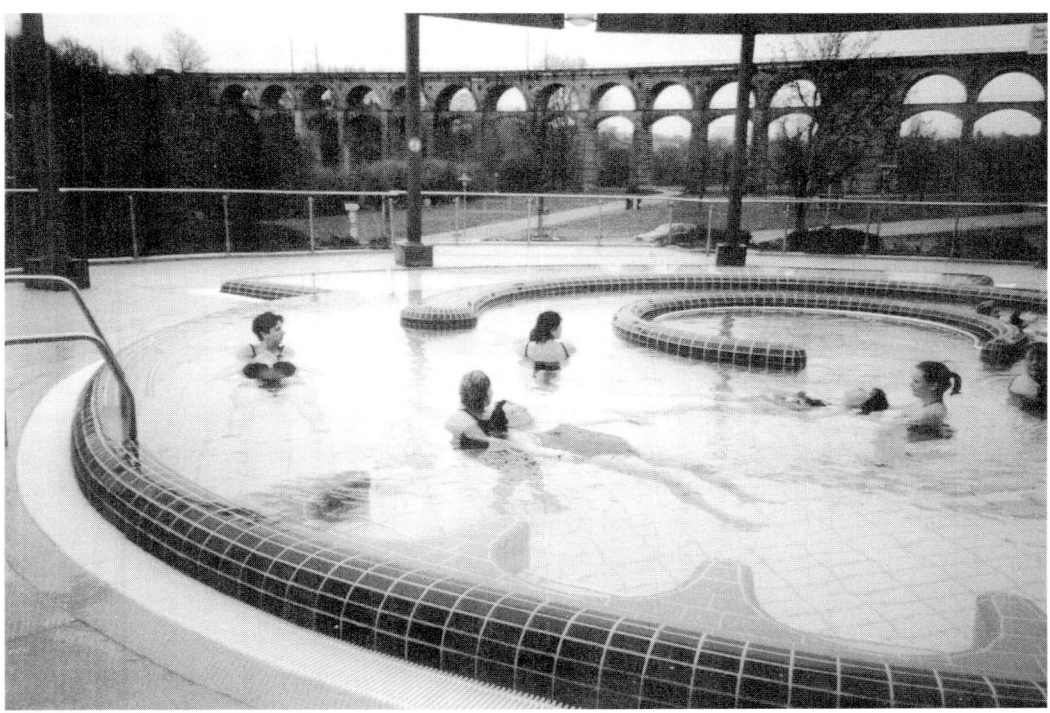

Abb. 5.**1**   Erspüren von Spiral- und Kreisbewegungen bringt Harmonie

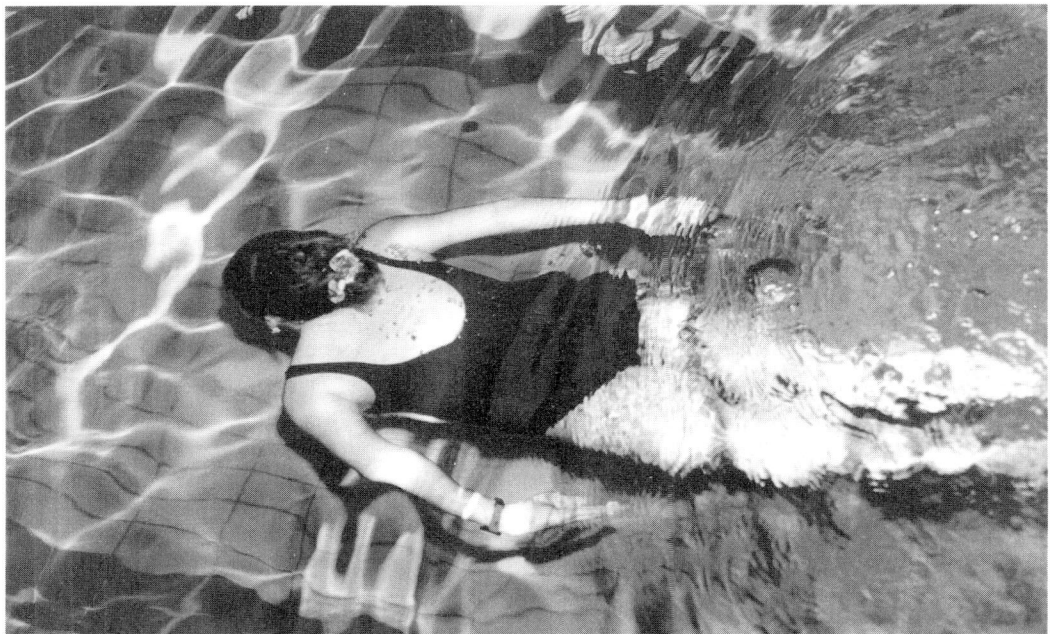

Abb. 5.**2**   Abtauchen unterstützt die Sinnesentwicklung bei Mutter und Kind

sich ihr Baby fühlt. Auch der Geburtsvorgang selbst kann im Wasser nachgestellt werden und so dem Partner zeigen, wann er seiner Frau helfen kann. Mit Atemübungen im und unter Wasser werden dann die letzten Ängste beseitigt.

Literatur

Aquasport Ulfers: Aquafit für zwei, Video, Bietigheim 2000

Buchmann D: Die natürliche Heilkraft des Wassers, München 1983

Cefalo RC, Hellegers AE: The Effects of Maternal Hyperthermia on Maternal and Fetal Cardiovascular and Respiratory Function, Am J Obstet Gynecol 131/1978, S. 687–694

Clapp JF et al.: Effect of recreational exercise on midtrimester placental growth, Am J Obstetr Gynecol. 167/1992, S. 1518–1521

Kitzinger S: Rediscovering Birth, London 2000

Kubli F, Becker V, Schiebler TH: Die Plazenta des Menschen, Stuttgart 1981

Lippens F: Wasserarbeit mit Schwangeren, DHZ 11/1999, S. 547

Odent M: Newsletter 3, Primal Health Research Centre London, vol 9, 2002

Riggs M: Das heilende Bad – Rezepte fürs Wohlbefinden, vgs Köln 1996

Ulfers M: Aquafit für zwei. In: Handbuch zum Wassertraining für Schwangere und Mütter, IFG Suhl 2001

Schulz M: Bewegen und Bewegtwerden im Wasser, München 1999

Schunk R: Heilkraft aus Pflanzen, Kaulfuss Verlag, Abtswind 1995

Anleitung zur Wassergeburt für Mütter

Aus der Beobachtung kennt man den typischen Ablauf von Wassergeburten, bei denen die Mutter und ihr Baby intuitiv miteinander kooperiert haben. Folgende Merkmale helfen vielleicht auch Ihnen, die Aktionen Ihres Babys zu verstehen:

- Wenn Sie das Gefühl haben, die Geburt geht nicht mehr voran, dann tasten Sie selbst, ob der Kopf Ihres Babys schon zu erreichen ist. Hinter dem Schambein fühlen Sie einen Widerstand, der sich glatt wie eine gefüllte Plastiktüte anfühlt. Die Fruchtblase steht dann schützend vor dem kindlichen Kopf.

- Mit der nächsten Wehe erwartet Sie nun ein starker Druck auf den After, der die Umrundung des Kopfes um Ihr Schambein anzeigt. Ab jetzt würden Sie durch „aktives Pressen" Verletzungen am Damm verursachen, deshalb vermeiden Sie nun das Pressen so gut es geht.

- Wenn ein wenig vom Kopf des Babys im Scheidenausgang zu spüren ist, dann können Sie den Kopf/Haare zur Begrüßung streicheln. Mit der ununterbrochenen Berührung erhalten Sie den Hautkontakt zu Ihrem Kind aufrecht. So weiß das Baby, wo es Sie finden kann, wenn es in dem „Großen Meer" der Badewanne landet.

- In der nächsten Wehe werden die Schultern geboren und das Baby dreht sich dabei zu Ihnen. Jetzt will es Ihnen in die Augen schauen. Bis zur nächsten Wehe hat es Zeit, in Ihren Augen die Pupille mit einem Hof darum zu erkennen. Das ist sein Signal, sich auf die Suche nach der Form „Kreis mit Punkt in der Mitte", nämlich Ihre Brustwarze, zu begeben.

- Der erste Augenblick gehört ganz allein Ihnen! Genießen Sie diesen. (Familienmitglieder dürfen das Baby erst berühren, wenn es sicher an Ihrer Brust gelandet ist.) Dann können Sie ausprobieren, wie sich das Baby Ihnen zuwenden wird, wenn Sie es anfassen.

- Vermeiden Sie, Ihr Baby vorzeitig aus dem Geburtskanal zu ziehen, denn damit verletzen Sie Ihren Damm unnötigerweise. Halten Sie es unter den Achseln am Rumpf, so dass es im Wasser schweben kann. Trotz der vielen Käseschmiere (Babys Kälteschutz) werden Sie es so sicher halten können.

- Mit der folgenden Wehe wird sich das Baby mit den Beinen an der Gebärmutter abstoßen und ganz ins Wasser hineingleiten. Sie brauchen es nun nur noch an den Händen anzufassen.

- Ihr Wasserbaby fängt sofort an, rudernde Bewegungen zu machen, um in Ihre Arme zu schwimmen. Es zeigt Ihnen also deutlich, wenn es heraus will. Haben Sie das Gefühl, es sollte schneller zu Ihnen finden, dann helfen Sie ihm dabei, indem Sie es mit seinem Gesicht über Wasser an Ihre Brust heranziehen.

- Wenn Ihr Baby mit dem Gesicht an Ihrer Brust gelandet ist, wird es sich selbst auf seine rechte Seite, Ihre linke Brust drehen. Nun will es gestreichelt und massiert werden. Dabei wird es ständig Blickkontakt mit Ihnen halten wollen, wenn es blinzelnd die Augen öffnet.

Anleitung zur Wassergeburt für Väter

- Sie müssen etwas Geduld haben, bevor Sie Ihr Baby das erste Mal anfassen dürfen. Erst wenn es an der Brust seiner Mutter gelandet ist, wird es Ihre Berührung kennen lernen wollen. In Ausnahmefällen wird die Mutter Ihre Hand schon nach der Kopfgeburt des Babys zu ihm führen oder sogar um Ihre Geburtshilfe bitten. Wenn Sie unsicher sind, wird Ihnen die Hebamme helfen.

- Wenn Sie Ihr Kind streicheln, bevor es ganz geboren ist, dann wird es später nicht zur Mutter, sondern zu Ihnen schwimmen. Es erwartet dann von Ihnen die Mutterbrust. Nur in Situationen, die eine Mutter am Bonding hindern, wird die Hebamme diesen Einsatz von Ihnen fordern. Liegt das Baby auf der Brust seiner Mutter, dann können Sie es streicheln. Innerhalb von 3 Sekunden wird es nach Ihren Augen suchen und Blickkontakt aufnehmen. Nun ist es an der Zeit, das Kind beim Namen zu nennen.

- Wenn Sie Ihr Baby selbst abnabeln wollen, dann warten Sie die Plazentageburt ab. Etwa 4 cm von der Ansatzstelle der Nabelschnur am Mutterkuchen entfernt, binden Sie mit dem sterilen Bändchen oder der Nabelklemme die Nabelgefäße ab. Ein zweites Bändchen oder Klemme setzen Sie in 2–3 cm Abstand davon. Zwischen diesen beiden Punkten schneiden Sie dann die Nabelschnur durch. Das lange Ende lassen Sie ins Wasser fallen.

- Nach dem Abnabeln erfahren die meisten Wasserbabys ihren ersten Tauchgang. Die Hebamme wird jedoch das Frühe Babyschwimmen nur nach Aufforderung der Eltern durchführen. Wenn Sie dieses vorher mit ihr besprochen haben, dann können Sie jetzt unter Anleitung der Hebamme den ersten Tauchgang mit Ihrem Baby auch selbst durchführen.

- Danach fängt das Baby an, die Brustwarze zu suchen, die Mutter will es jetzt anlegen. (Wenn ein Baby schon eher zeigt, dass es an der Brust saugen will, dann ändert man die Reihenfolge, die Mutter wird dies erkennen.) Nun helfen Sie Ihrer Frau in den Kniesitz, damit sie sich aufrecht über das Kind beugen kann (Blutungsprophylaxe). Fragen Sie, ob das Wasser jetzt wieder aufgewärmt werden soll, überschreiten Sie allerdings nicht eine Wassertemperatur von 37 °C!

- Während das Baby im Wasser gestillt wird, können Sie das Becken verlassen. Dann helfen Sie Ihrer Partnerin aus der Gebärwanne. Vielleicht will sie noch eine Dusche nehmen, bevor sie ins Bett geht. Dann übernehmen Sie Ihr Baby und legen sich mit ihm ins Wochenbett. Es will nun Ihren Körper fühlen und riechen. Wenn die Mutter zurückkommt, wird sie etwas frieren. Wärmen Sie sie, während sie das Baby an die andere Brust legt.

- Hat das Kind beide Brustseiten kennen gelernt, dann wird es für etwa fünf Stunden schlafen. Das ist die Zeit, die Ihnen beiden gehört. Die Mutter wird jetzt Hunger haben, ein Glas Sekt tut ihr gut, denn es regt die Milchbildung an. Verwöhnen Sie Ihre Frau!

6 Wasser als Begleittherapie bei Frühgeburtsbestrebungen und Erkrankungen in der Schwangerschaft

Während der Schwangerschaft werden die Abstoßungsreaktionen auf das körperfremde Eiweiß des Feten mit einer Hemmung des mütterlichen Immunsystems verhindert. Bei ungünstigen Lebensumständen, die Distress hervorrufen, produziert die Plazenta vermehrt CRH, das in der Frühschwangerschaft zum Abort führen kann und in der Spätschwangerschaft die fetale Reife beschleunigt. Bei Pflanzen nennt man diese Stressantwort „Notreife". Danach setzt das Immunsystem den hormonellen Prozess der Geburt u. a. über Neuropeptide in Gang, wenn die Sicherheit des Geburtsbiotopes gegeben ist. Während beim Manne die durch Stress ausgeschütteten Adrenaline zur „Fight-or-Flight-Reaktion" führen, wird bei einer gestressten Frau der Adrenalinspiegel von den Östrogenen abgepuffert. Dadurch steigt die Oxytozinausschüttung und führt zur Stressreaktion des „Tend-and-Befriend", d. h. die Frau sucht Schutz in der Gemeinschaft anderer Frauen (Taylor 2000).

Erst wenn beide Faktoren zusammentreffen – die hormonelle Wehenindukion und eine gesicherte Geburtsumgebung – kann die Wehentätigkeit auch in Gang kommen. Innerhalb eines artspezifischen Zeitfensters kann jedes weibliche Lebewesen die Geburt mittels hormoneller Adaption an das Geburtsbiotop auf den sichersten Zeitpunkt verschieben. Eine Antilope z. B. kann die Geburt um drei Wochen verzögern, bis die Vegetation zum Überleben ausreichend gewachsen ist. Dem Menschen scheinen dagegen nur zwei Wochen für die Anpassung an das Geburtsmilieu zur Verfügung zu stehen. Erstgebärende schöpfen diese zwei Wochen fast immer voll aus.

Wasseranwendungen während Schwangerschaft und Geburt wirken nicht nur auf Rezeptoren und die Ausschüttung von Hormonen, sondern auch auf ihre Synthese (Schobel 1996). Essenzielle Bausteine liefern eine kohlenhydratarme, dafür fett- und eiweißreiche Kost. Der Verzehr von Meeresgemüse (Muscheln, Austern, Krebstiere, Algen) ergänzt daher die Wirkungen des Wassers auf das Hormonsystem. Manchmal ist es schon vor Beginn der Schwangerschaft nötig, mit einer Diät die schadstoffbelasteten Lipide im mütterlichen Blutsystem zu mobilisieren, um einer Gestose oder einer übermäßigen Gewichtszunahme in der Schwangerschaft vorzubeugen (Odent 1999). Die Kombination von Wassertherapien mit einer mediterranen Ernährung kann eine Reihe von medizinischen Risiken für Schwangerschaft und Geburt vermeiden. Die besten Ärzte für eine Schwangere sind „Dr. Diet, Dr. Quiet, Dr. Happiness." (Nathanielsz 1999).

6.1 Dokumentation

Bevor eine Gruppe ins Wasser geht, sollte jede Teilnehmerin einen Befundbogen ausfüllen, auf dem die gesundheitlich relevanten Daten dokumentiert werden. Das Check up erfordert 10–15 Minuten. Fragen zur Gesundheit werden dabei von der Kursleiterin beantwortet und die Blutdruck- und Pulswerte vor und nach jeder Trainingseinheit ermittelt (siehe Kopiervorlage S. 34).

6.2 Herz-Kreislauf-Erkrankungen

Die zunehmenden kardialen Belastungen durch Schwangerschaft und Geburt können durch das Wassertraining gemildert werden. „Durch den erhöhten venösen Rückfluss infolge der Uteruskontraktion stellen Wehen und Entbindung eine zusätzliche Kreislaufbelastung dar. Es treten dann oftmals Rhythmusstörungen in Form von Extrasystolen auf und angeborene Herzfehler verschlechtern sich. Ein akuter Herzinfarkt in der Schwangerschaft galt bisher als Rarität. Da aber immer mehr Frauen erst im 4. Lebensjahrzehnt Kinder bekommen und auch Risikofak-

Dokumentationsbogen für Aquafitness-Kurs in der Schwangerschaft/nach der Geburt

Vom _____ bis _____ (Leiter: _____)

Name: _____

Anschrift: _____

Parität: _____

Schwangerschaftswoche:_____

Angaben zur Gesundheit

Ich leide an …

… Bluthochdruck	○ nein	○ ja	○ unbekannt
… erhöhten Blutfettwerten	○ nein	○ ja	○ unbekannt
… Diabetes	○ nein	○ ja	○ unbekannt
… Erkrankung der Atemwege	○ nein	○ ja	○ unbekannt
… Herz-Kreislauf-Erkrankung	○ nein	○ ja	○ unbekannt
… starkem Stress	○ nein	○ ja	○ unbekannt
… Infektanfälligkeit	○ nein	○ ja	○ unbekannt
… Verletzungen/Entzündungen	○ nein	○ ja	○ unbekannt
… vorzeitigen Wehen	○ nein	○ ja	

Ich markiere in der folgenden Zeichnung die Körperstellen, die mir häufig Probleme bereiten (z.B. Rückenschmerzen, steife Gelenke, Muskelkrämpfe usw.)

Näheres: _____
_____
_____
_____
_____

Ich bin Raucherin	○ nein	○ ja
Ich habe Gewichtsprobleme	○ nein	○ ja
Ich bin chronisch krank/behindert	○ nein	○ ja
Ich nehme zur Zeit Medikamente ein	○ nein	○ ja
Mein Arzt hat mir Auflagen zur sportlichen Betätigung gemacht	○ nein	○ ja

Unbedenklichkeitsbescheinigung von Hebamme/Arzt _____ (Name) _____ liegt vor.

Check up vom _____

Gewicht: _____

Blutdruck vor dem Wassertraining: _____ nach dem Wassertraining: _____

Puls vor dem Wassertraining: _____ nach dem Wassertraining: _____

Stimmung vor dem Training: _____ nach dem Wassertraining: _____

(Borg-Skala ○ ○ ○)

toren wie Stress (durch die Doppelbelastung der Frau in Haushalt und Beruf) und Rauchen an Häufigkeit zunehmen, ist zukünftig mit einem höheren Infarktrisiko zu rechnen" (Claus 2002). Nach einer Studie von Roth verlief der Infarkt bei jeder 5. Frau tödlich, und zwar meist im Zusammenhang mit Wehen und Entbindung (Jevon, Raby 2001).

Das Training des Herz-Kreislaufsystems im Wasser nutzt die Adaptionsmechanismen des Muskelstoffwechsels ebenso wie die des Blutvolumens (Angell-James 1972). Die Anpassung von Puls und Blutdruck nach dem Wassertraining gleicht sowohl den zu hohen als auch den zu niedrigen Wert aus (Aquasport Ulfers 2001). Die physiologischen Anpassungsprozesse, die für den Schwangerschaftsverlauf notwendig sind, ermöglichen eine Leistungssteigerung im Ausdauertraining (Hartmann, Bung 1999). „Die Strömungsaktivität des Wassers unterstützt dabei die reflektorischen Herzfunktionen durch taktile Reize, während gleichzeitig der hydrostatische Druck auf den Rückstrom von interstitieller Flüssigkeit wirkt" (Khosla, Dubois 1981).

Biomechanik, Biochemie und Bioenergetik sind die drei Säulen, auf denen die Wasserübungen aufgebaut sein sollten:
• Muskeltraining
• Beeinflussung von Hormon- und Stoffwechselsystem
• Herz-Kreislauf-Training

> Das Kreislauftraining lässt die größte Vielfalt an Übungen für den geburtsvorbereitenden Kurs zu, denn es umfasst Ausdauerübungen, Kraft- und Entspannungsübungen und soziale Spiele.

In diesen Kursen werden die meisten Schwangeren angetroffen, die sich vor der Schwangerschaft auch schon sportlich betätigt haben. Der Leistungsstand wird daher höher sein als in den Diabetes-, Adipositas- und Gestosegruppen. Deshalb bietet es sich an, hier die Partner oder künftige Geburtsbegleiterinnen zu integrieren.

> Die Faustregel heißt für die Schwangeren: ihre Leistung darf bis zur 36. SSW gesteigert werden, danach sollte sie konstant auf dem erreichten Niveau bleiben (Hartmann, Bung 1999).

Die übrigen Teilnehmer müssen sich an dem Niveau der Schwangeren ausrichten.

Übungsbeispiele (nach M. Ulfers 2000)

Cardio-Warm-Up
• Linkes Knie seitlich neben den Bauch ziehen und wieder nach unten strecken. Fuß auf dem Boden abrollen bis zur Ferse. Die rechte Hand schaufelt dabei das Wasser nach hinten.
• Seitenwechsel. Auf kontinuierlichen Ablauf achten (5 Minuten)

Cool-Down-Übung
• Herzfrequenz dokumentieren. Die Teilnehmerin legt sich bäuchlings mit dem Kopf aufs Wasser, gleiten lassen.
• Dann die Wasseroberfläche durchbrechen wie ein Delfin, den Körper von Kopf bis Fuß ins Wasser abtauchen und wieder auftauchen lassen.
• Wellenbewegungen wiederholen.
• Abschließend Pulsfrequenz und Temperaturempfindung dokumentieren. (3 Minuten)

Eine Übung, die immer wieder Begeisterung bei den Schwangeren auslöst, ist der Kräftevergleich mit den nichtschwangeren, beweglicheren Partnern:

Aqua-Wettlauf
• Schwangere bilden eine Kette, fassen sich hintereinander stehend an Schultern oder Hüfte, die Letzte steht mit dem Rücken am Beckenrand. Neben ihr startet einer der Männer.
• Die Kette läuft im gleichen Schrittrhythmus zum gegenüber liegenden Beckenrand, der Mann bemüht sich, sie einzuholen. Wer wird Sieger sein?

6.3 Frühgeburtsbestrebungen

Der empfindliche Regelmechanismus zwischen Hormonen und Immunsystem erfährt häufig schon in der Schwangerschaft, oft auch erst bei Geburtsbeginn Störungen, die über stressassoziierte Neuropeptide vermittelt werden. Wenn bereits in der Schwangerschaft die Hemmung des mütterlichen Immunsystems gestört wird, verursacht die daraus folgende Ausschüttung von mütterlichen Stresshormonen verschiedene fetale Fehlentwicklungen, die abhängig von der Schwangerschaftswoche verschiedene Organsysteme des Embryo oder Feten beeinträchtigen können. Eine Überflutung mit Östrogenen, auch Scheinöstrogenen aus der Umwelt, können z. B. Unregelmäßigkeiten in der Lateralität der fetalen Hirnhälften verursachen (Henderson 1995). Ein zu niedriger Östrogenspiegel dagegen kann hämodynamische Probleme bei der Nidation bewirken und dadurch zu einer mangelhaften Spiralarterienausbildung mit Präklampsie führen. Ist die CRH-Produktion von Plazenta und mütterlichem Hypothalamus einmal über das schwangerschaftserhaltende Niveau gestiegen (ab Mens IV messbar), dann wird die intrauterine Prostaglandin-Synthese angekurbelt und vorzeitige Wehen bis zum Abbruch der Schwangerschaft können folgen (McLean 1995). Gleichzeitig wird das sympathische Nervensystem aktiviert.

> Als Begleittherapien bei Frühgeburtsbestrebungen sind Übungsfolgen geeignet, die sowohl Spannung als auch Entspannung im Wechsel beinhalten. Aquabalancing oder Wassershiatsu wechseln sich mit 10-minütigen Konditionstrainingseinheiten ab, damit aus dem Wechsel die Stresstoleranzgrenze neu erlernt werden kann.

Gelegentlich sind die Kursleiterinnen für beide Arten des Wassertrainings qualifiziert, häufig erteilen aber auch zwei Fachkräfte zusammen diesen Unterricht.

Die Kombination des Wassertrainings mit Selbsterfahrungsübungen zum Wasserelement, mit Wasserwiderstandspielen, psychologischen Partnerübungen und Wahrnehmungsübungen aus der Sicht eines Neugeborenen geben der Aquahebamme eine spezifische Ausrichtung ihrer geburtsvorbereitenden Kurse.

Mit einigen wenigen Schwangeren dagegen wird die Hebamme die Wasserübungen als **Einzelbehandlung** bei Schwangerschaftsbeschwerden (HebGebO § 4 oder Geburtsvorbereitung einzeln, § 8) ausüben. Dazu ist ein ärztliches Rezept mit genauen Angaben zur Indikation erforderlich.

Übungsbeispiel

Auftriebsübung:
- Auf die Zehenspitzen stellen und wieder fallen lassen, bis zum Hals eintauchen ins Wasser. Bewegung mit der Atmung kombinieren, an der Wasseroberfläche Bubbles blasen. In Zeitlupentempo beginnen und nach eigenem Atemmuster schneller werden.
- Nach fünf Minuten mit einem leichten Sprung kombinieren. Je höher der Körper aus dem Wasser kommt, desto tiefer taucht er danach ein. Möglichst ohne Kraft arbeiten, um den eigenen Auftrieb im Wasser erspüren zu können. (10 Minuten)

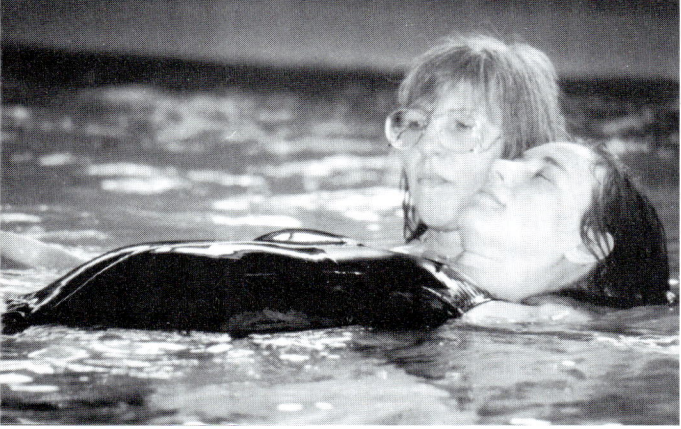

Abb. 6.**1**   Watsu

6.4   Gestationsdiabetes

Die meisten Schwangeren mit Gestationsdiabetes sind in dem Kollektiv der adipösen Frau-
en zu finden (Höß 1998). Mit dem Übergewicht
sind häufig ein schwangerschaftsinduzierter
Bluthochdruck, Bewegungsmangel und Gestationsdiabetes vergesellschaftet (Villena-Heinsen 1997). Daher muss man in den Kursgrup-
pen für adipöse Schwangere grundsätzlich den
allgemeinen gesundlichen Status und die
Leistungsfähigkeit vor Beginn der Wasserübungen dokumentieren (Ulfers 2001).

Das **Leistungsniveau** jeder neuen Kursgruppe
ist sehr unterschiedlich, Überforderungen müssen vermieden werden. Auch solche Fragen,
wie: „Wo bekommt eine übergewichtige
Schwangere die passende Badekleidung her?"
sollten Gegenstand des Kurses sein, damit die
Scheu der betroffenen Frauen, sich zu bewegen,
ausgeräumt werden kann. Wasser wirkt für die
Schwangeren wie ein Schutz der Persönlichkeit,
indem es der Figur schmeichelt (was gegebenenfalls mit einem Unterwasserfoto leicht zu
beweisen ist).

Die Überlegung, Wassertherapien als Adjuvans
für die Diabetesbehandlung einzusetzen, über-
zeugt zunehmend auch die Gynäkologen. Sie
empfehlen meistens das bekanntere Aquafitness (Konditionstraining im Wasser). Hier bietet sich eine Zusammenarbeit zwischen Hebammen und Diplom-Sportlehrerinnen an, die
nach dem Vorbild der „Ambulanten Kur" in den
Therapiebädern Stuttgarts institutionalisiert
werden könnte. Wie sportmedizinische Studien
beweisen, kann sowohl der Gestationsdiabetes
(Bung et al 1993) als auch die Hypertonie (Katz,
McMurray, Berry 1990) durch **regelmäßiges,
moderates Training** im Wasser günstig beeinflusst werden. Mit Hilfsmitteln, die Auftrieb
und Widerstand bei den Wasserübungen erhöhen, können Muskel- oder Skelettpartien ge-
zielt trainiert und die Insulinausschüttung mo-
duliert werden.

Thermal- und Solebäder mit Wassertemperaturen bis zu max. 32 °C sind ideal, aber auch Hal-
lenbäder mit geringem Chlorgehalt sind für das
Gruppentraining geeignet. Freibäder eignen
sich nur bei ausreichendem Sonnenschutz für

die meistens 45 Minuten andauernden Trainingseinheiten.

> Das Ausdauertraining sollte in Gruppen erteilt
> werden und schon in der Frühschwangerschaft
> beginnen. Es kann schwangerschaftsbegleitend
> bis zu den ersten Vorwehen fortgeführt werden.

Das **Ausdauertraining** erfolgt durch einfache
Bewegungen, die mindestens 10 Minuten ausgeführt werden. Vorher zählt jede Teilnehmerin
ihren Puls aus und notiert ihn in einer Trai-
ningstabelle. Nach der Übungseinheit sollte der
Puls auf 120–140 Schlägen pro Minute gestiegen sein, bei sportlichen Frauen darf er auch
höher liegen. Eine Übung zum Cool-Down des
Kreislaufes muss sich anschließen.

Übungsbeispiel (nach M. Ulfers 2001)

Aquajogging: (Abb. 6.**2**)
- Auf der Stelle laufen, den Oberkörper leicht
  vorn übergeneigt halten, die Arme angewin-
  kelt mitbewegen.
- Nach fünf Minuten zu jeder Beinbewegung
  eine schaufelnde Armbewegung unter der
  Wasseroberfläche kombinieren. (3 Minuten)

Aquakick
- Auf der Stelle laufen, dabei die Unterschenkel
  der Beine mit leichtem Krafteinsatz nach vorne oben bewegen.
- Nach drei Minuten die Kick-Bewegungen seitlich ausführen.
- Nach weiteren drei Minuten mit Brust-Arm-
  zug kombinieren. Brust-Arm-Zug: Die ange-
  winkelten Arme ziehen mit geschlossener
  Handfläche in Bauchnabelhöhe das Wasser
  von der Mitte nach hinten.

Aquaschere:
- Auf der Stelle hüpfen, dabei die Beine von
  vorn nach hinten aneinander vorbeiziehen.
- Wechselsprünge, bei denen jeweils das andere Bein belastet wird. Je höher der Körper aus
  dem Wasser kommt, desto größer ist die
  Blutverschiebung vom Bauchraum in die Peri-
  pherie. Deshalb ist die Aquaschere nicht für
  Frauen mit Hypertonie geeignet. (3 Minuten)

Für **Schwangere, die zu diabetischen Entglei-
sungen neigen**, eignen sich vor allem die Trai-

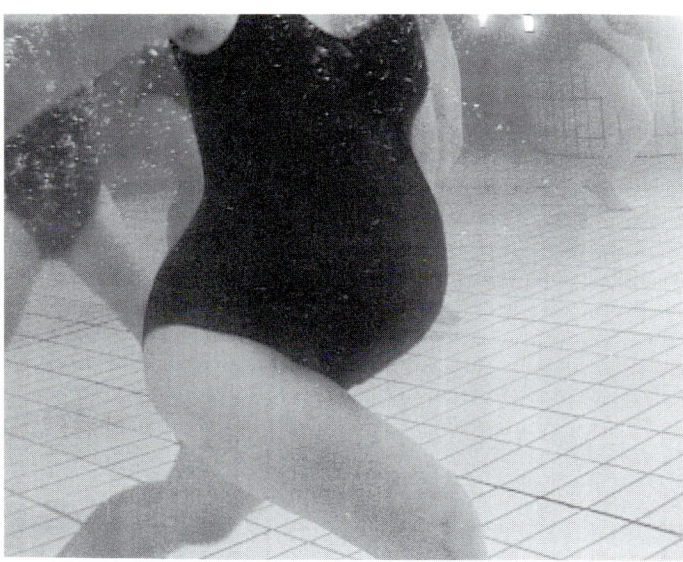

Abb. 6.**2** Aquajogging

ningseinheiten zur Förderung der Temperaturregulation des Körpers. Der Wechsel zwischen warmen Bädern oder aktiv aufgewärmter Muskulatur mit kalten Güssen oder Tauchbädern wird zwar nicht sehr geliebt, ist aber die wirksamste Therapie bei Kreislaufproblemen. Daher werden solche Gruppen zwischen den Trainingseinheiten kollektiv unter die kalte (mindestens 9 °C Differenz zum Schwimmbeckenwasser, im Laufe des Trainings zu steigern) Schwallbrause geschickt. Der Lerneffekt der einzelnen Frau wird durch die Gruppenerfahrung verstärkt.

> Am Ende jeder Kursstunde soll eine **entspannende Gruppenübung** stehen, die das Training in positiver Erinnerung bei den Teilnehmerinnen erhält und damit zum Wiederkommen motiviert.

6.5 Gestoseprophylaxe

Neuere Forschungsergebnisse sprechen dafür, dass Distress in der Schwangerschaft für verschiedene Gestosen verantwortlich sein kann (Arck, Klapp 1976). Erhöhte Blutgerinnungsfaktoren zeigen eine mangelhafte Spezialisierung von Leberzellen an, die durch eine mangelhafte Versorgung des Feten mit mehrfach ungesättigten Fettsäuren verursacht wurde (Barker 1992). Ein schwangerschaftsinduzierter Blut

hochdruck wird folgen, die Stresshormonachse besonders sensibel auf die Umwelt reagieren (Dorner, Schenk 1983). Ein mangelernährter Fetus wird wiederum auf Geburtsstress mit einer besonderen Anfälligkeit des zerebralen Stoffwechsels reagieren (Davison 1996). Der Circulus virtiosus schließt sich. Wasser gewinnt durch seine modulierende Wirkung auf die Stresshormonachse von Mutter und Fetus hier eine herausragende Rolle in der Geburtshilfe.

In den **ersten 12 Schwangerschaftswochen** kann das Wassertraining bei gestosegefährdeten Frauen die Weichen zu einem normalen Schwangerschaftsverlauf stellen. Anhand der Genese der Gestose muss im Einzelfall festgestellt werden, ob und welche Wasseranwendungen angezeigt sind. Anamnestische Angaben wie Prämenstruelles Syndrom, regelmäßig auftretende Migräne, Adipositas, Hyperemesis über das erste Trimenon hinaus oder unklare Oberbauchschmerzen liefern Hinweise.

Schon in der **Phase der Einnistung des Embryos** wird das Milieu, in dem eine Gestose entstehen kann, geprägt. Die hormonelle Situation, die Blutversorgung, der Glukosestoffwechsel und die enzymatische Reaktion des uterinen Gewebes müssen aufeinander abgestimmt werden, wenn die Entwicklung einer funktionstüchtigen, ausreichend großen Plazenta gewährleistet sein soll. Das fetale Wachstum wird vom Wachstum der Plazenta bestimmt, eine kleine Plazenta kann nur ein kleines Kind ernähren, eine zu große Plazenta begleitet einen entgleisten Glukosestoffwechsel des Neugeborenen. Beide Regelwidrigkeiten der Plazentaentwicklung im ersten Trimenon sind mit einer angemessenen Diät der Mutter günstig zu beeinflussen (Nathanielsz 1999).

Um eine gesunde Ausbreitung des embryonalen Plazentagewebes zu ermöglichen, muss das Blut der Mutter transportfähig, seine Fließeigenschaft zur Abgabe von Glukose, Proteinen, Fetten, Vitaminen, Mineralien und Hormonen geeignet sein. Die Anpassung der Fließfähigkeit wird am scheinbar sinkenden Hämoglobingehalt, eindeutiger am Hämatokrit des mütterlichen Blutes gemessen (Odent 1986). Dabei scheinen die Blutwerte zwischen der 20. SSW und 35. SSW die aussagekräftigsten zu sein. Hämoglobinwerte zwischen 9,5 g % und 10,5 g % scheinen ein ideales Plasmavolumen anzuzeigen. Dagegen sollten Hb-Werte über 12 g % mit Diät, Wassertherapie und mehrfach ungesättigte Fettsäuren behandelt werden. Schwangere mit Hb-Werten über 13 g % gehören in stationäre Behandlung, da nicht nur das fetale Wachstum eingeschränkt, sondern auch mit mütterlichen Pathologien wie Eklampsie und HELPP-Syndrom zu rechnen ist (Heilmann 1998).

In der **20. Schwangerschaftswoche** sollte die Stabilisierung der plazentaren Spiralarterien abgeschlossen sein. Bei einer Gestose-Erkrankung wird diese Reifestufe der Plazenta jedoch häufig nicht erreicht. Da die Fließfähigkeit des Blutes sich bei einem Wasseraufenthalt der Schwangeren verbessert, kann die mangelhafte plazentare Versorgung des Feten mindestens für die Dauer des Wasseraufenthaltes ausgeglichen werden (Ertl, Bernauer, Horn 1990). Auch der verbesserte Sauerstofftransport wird dem fetalen Wachstum zu gute kommen.

Ab der **32. Schwangerschaftswoche** schränkt eine mangelhaft ausgebildete Plazenta die Versorgung des Feten ein und erhöht den mütterlichen Blutdruck. Prostazyklin und Thromboxan A2, die beiden verantwortlichen Hormone, profitieren in dieser Zeit von einer mediterranen

Ernährung mit reichlichem Omega3-Fettsäure-Gehalt. Auch das in den Nahrungsölen enthaltene Vitamin E erfüllt jetzt seine Aufgabe der Lipidperoxidationshemmung ohne die Nebenwirkung der Plazentaverwachsungen. Mit der Kombination von Wassertraining und einer Ernährung mit mehrfach ungesättigten Fettsäuren können die schwangerschaftserhaltenden Hormone wieder ins Gleichgewicht gebracht werden (Mohr 1998), so dass Gewichtsdefizite des Feten auch im 3. Trimenon der Schwangerschaft noch aufgeholt werden können.

> In den letzten drei Wochen vor Geburtsbeginn ist die Homöostase von Wasser- und Salzhaushalt bei Gestosefrauen gestört, deshalb profitieren sie besonders von einem Wassertraining in Thermal- oder Solebädern.

Durch die Stimulation des vegetativen Nervensystems kann die Steuerung der Enzym-, Hormon- und Neurotransmitter-Produktion wieder an die Anforderungen einer Schwangerschaft angepasst werden. Das Wassertraining am Ende der Schwangerschaft soll die Relation der Prostaglandine (PGE1:PGE2) ausgleichen und damit auf die Aktivierung des Oxytozin-Systems in der Priming-Phase wirken. Da eine Disbalance der Prostaglandine auch eine Sparschaltung in den mütterlichen Organen nach sich zieht, wird mit ihr die Homöostase des Fruchtwassers gestört, vielleicht sogar ein vorzeitiger Blasensprung induziert. Das Wassertraining kann daher über die Prostaglandin-Modulation auch einen vorzeitigen Blasensprung mit seinen Folgen für den verzögerten Geburtsverlauf vermeiden.

Das Wassertraining ist besonders für Gestose-Frauen eine kostengünstige und einfach anwendbare Begleittherapie, die darüber hinaus auch noch Spaß macht (Lippens 1999). Das Dilemma vieler Gestose-Frauen ist, dass sie sich nicht perfekt genug fühlen, um einem Kind das zu bieten, was es beanspruchen könnte. In den Wassertrainingsgruppen lernen sie, dass sie gar nicht perfekt sein müssen, weil ihr Kind perfekt ist und selbst weiß, was es bei der Geburt zu tun hat. Ihr Körper ist von der Natur bestens dafür ausgestattet, die Mutter muss ihn nur pflegen, seine Signale erkennen und mit ihm kooperieren. Eine stabile Schwangerengruppe bietet der Gestosefrau den nötigen Rückhalt, auch wenn sie an jeder Teilnehmerin eine Schwäche ausmachen wird.

> Die Erfahrung, von anderen Frauen mitgetragen zu werden, ist für die Gestosefrau die schwierigste, aber auch die wichtigste in der Geburtsvorbereitung.

Folgende Übung schafft Nähe und Geborgenheit durch die Gruppe:

Übungsbeispiel

Ans Ufer ziehen
- Jede Teilnehmerin legt sich mit dem Nacken auf eine Schwimmnudel. Dann bilden alle Frauen zusammen eine Kette, indem sich jede an den Fußgelenken der Vorderfrau einhängt. Die letzte zieht die Kursleiterin an den Füßen hinter sich her.
- Tempowechsel, Kurven, Auf- und Ab-Wellen schulen das Gleichgewicht, die Kooperationsfähigkeit und das Sicherheitsgefühl der Schwangeren.
- Zum Schluss ans Ufer ziehen, Kursende (bis zu 15 Minuten).

Literatur

Angell-James JE, Daly M: Some Mechanisms involved in the cardiovascular adaption to diving, Cambridge University Press 1972

Arck PC, Klapp BF: Psychoneuroimmunologie in der Reproduktion. Gynäkologe 34/2001, S. 539–546

Barker DJP et al.: Relation of tefal and infant growth to plasma fibrinogen and factor VII concentration in adult life. Br Med J304/1992, S. 148–152

Brezowsky H: Wetter, Klima und menschliche Befindensstörungen, Der Landarzt 8/1968

Bung P et al.: Therapeutic Exercises for insulin-requiring gestational diabetics. J Perinatal Med 21/1993

Claus KH: Die Herzen der Frauen besonders gefährdet? Naturheilpraxis 6/2002, S. 831 ff

Davison AN et al.: Myelination as a vulnerable period in brain development. Br Med Bull 22/1996, S. 40–44

Dorner, Schenk: Stressful events in prenatal life of bi- and homosexual men, Experiment. Clin. Endocrinology 81/1983

Ertl, Bernauer, Horn: Plasma volume shifts with immersion at rest and two exercise intensities. Med Sci Sports Exerc 23/1990

Hartmann S, Bung P: Sport während der Schwangerschaft – ein Dilemma?, Hebamme 2/1999

Heilmann L, et al: Ist ein erhöhter maternales Hb im 2. Trimenon ein Risikofaktor? 9. Kongress des DGGG, Nürnberg 9/1998

Höß C et al: Übergewicht in der Schwangerschaft, Hebamme 11/1998, S. 145–150

Jevon Ph, Raby M: Resuscitation in Pregnancy, Books für Midwives, UK 2001

Kaiser S: Stress in der Kinderstube. Forschungsjournal Westfälische Wilhelms-Universität Münster, 1/1998, S. 9–10

Katz, McMurray, Berry: Renal responses to immersion and exercise in pregnancy. Am J Perinat 7/1990

Khosla, Dubois: Osmoregulation and interstitial fluid pressure changes in humans during water immersion. J Appl Phys 51/1981

Kraft K: Naturheilverfahren und Homöopathie, Enke Stuttgart 1994

Mc Lean M et al.: A placental clock controlling the length of human pregnancy. Nature Medicine 1/1995, S. 460–463

Mohr U: Fisch und Co – Essen wie ein Delphin, Wasserbaby-Post 3/1998

Nathanielsz PW: Life in the Womb, Promethean Press New York 1999

Lippens F: Wasserarbeit mit Schwangeren, DHZ 10/1999, S. 547

Odent M: The Accordion-Diet. Newsletter 4, Primal Health Research Centre London 1999

Odent M: Von Geburt an gesund, München 1986

Schobel HP, Fischer Th, Heuszer K, Geiger H, Schmieder R: Preeclampsia – A state of sympathetic overactivity, New England J. Medicine 20/1996, S. 1480–1485

Taylor S, Klein C, Lewis B, Gruenewald T, Gurung R, Updegraff J: Behavioral Responses to Stress in Females: Tend-and-Befriend, Not Fight-or-Fight. Psychol Review 107/2000, S. 411–429

Ulfers M in: Wassertraining für Schwangere und Mütter, IFG Suhl 2001

Villena-Heinsen C, Hendrik HJ. Mink D, Schmidt W: Geburtshilfliche Risiken von extrem übergewichtigen Schwangeren mit termingerechter Entbindung, Tagungsberichte von der 169. Tagung der Mittelrheinischen DGGG, Homburg/Saar, S. 88

Geburt

7 Ausstattung für die Wassergeburt in Klinik, Geburtshaus und zu Hause

7.1 Gebärwannen

Die Nachfrage nach geeigneten Becken für eine Wassergeburt steigt ständig. Kliniken, Geburtshäuser und Hausgeburtseltern brauchen für die Planung ihres Geburtsraumes das geeignete Gebärbecken. Welche Wanne nun die richtige ist, hängt von den **Erwartungen an die Wassergeburt** ab:

- Soll das Becken viel Platz zum Abtauchen während der Wehenarbeit haben, oder soll es lieber einen hohen Wasserstand für eine Geburt im Stehen zulassen?
- Soll es transportabel sein oder eher stabil und festen Bodenkontakt für die Gebärende bieten?
- Soll das Wasser schnell austauschbar sein oder werden große Wassermengen benötigt?
- In einigen Ländern werden auch beheizbare Becken gebraucht, weil die Wassertemperatur während der gesamten Geburtsdauer gleich bleiben soll.

Im Fachhandel für medizinische Ausstattung werden verschiedene **Gebärwannen zur festen Installation** angeboten. Sie unterscheiden sich zunächst im Fassungsvermögen. Eine hohe Literzahl begünstigt die infektionsvermeidende Wasserverdünnung und gibt darüber hinaus den werdenden Eltern auch viel Bewegungsfreiheit. Das Personal hat viele Gestaltungsmöglichkeiten durch Wanneneinsätze, Polsterung und Griffe, die manchmal vom Wannenproduzenten gleich mit angeboten werden oder unter den physiotherapeutischen Hilfsmitteln zu finden sind. Außerdem sind die Beschaffenheit des Materials (Wärmedämmung) und die Form der Wanne zu berücksichtigen. Einige „Entspannungswannen" lassen weder Stehen noch Herumlaufen zu, weil der Boden gerundet ist. Wenn eine Induktionsschleife in der Wannenwand oder einer Matte untergebracht ist, dann ist die Überwachung mittels Telemetrie im Wasser möglich. Es lohnt sich, auch im europäischen Ausland Angebote zu Wannenformen, die ein rückengerechtes Arbeiten ermöglichen, einzuholen.

Auch der **Sanitärhandel** bietet heute eine Reihe von geeigneten Badewannen an. In Dänemark sind die Badewannen traditionellerweise so hoch, dass man im Sitzen nicht friert. In ihnen ist eine aufrechte Geburt leicht möglich. In Deutschland ist jeweils zum Jahresende ein Ausverkauf an runden, dreieckigen oder farbigen Wannen zu beobachten. Hier kann man oft für wenig Geld eine geburtsgerechte Wanne erwerben, wenn man auf eine ausreichende Befüllhöhe und den außerhalb der Wanne installierten Wasserzulauf achtet. In vielen Privathaushalten stehen Badewannen, die für Wassergeburten gut geeignet wären.

Die **halbmobilen Gebärwannen** sind recht groß und bestehen aus mehreren Teilen, die vor Ort zusammengesetzt werden müssen. Pumpsystem, Einmalfolie zur individuellen Auskleidung der Wanne und Zubehör sind meistens im gewerblich ausleihbaren Set enthalten. Der Bausatz des Gebärbeckens ist zwar transportabel, aber doch so schwer, dass er nicht zum häufigen Auf- und Abbau einlädt. Für die Gebärende bieten die halbmobilen Wannen viel Bewegungsfreiheit und auch eine ausreichende Wassertiefe, in der sie abtauchen oder aufrecht gebären kann. Sitzmulden sind zum Stillen im Wasser vorhanden.

Auch **stabile Kunststoffbecken** wie Regentonnen in verschiedenen Höhen oder Winzerbecken, die nach Bedarf gefertigt werden, eignen sich für Wassergeburten. Mit einer Lichtquelle wie der wasserdichten Taschenlampe kann das Wasser erhellt werden. Die Frauen bekommen dann keine Angst vor dem dunklen Wasser und die Hebamme sieht besser. Besonders beliebt, aber nicht gerade billig, sind **runde, durchsichtige Glasfiberbecken**, die zur Geburt im Stehen einladen. Bei ihnen können Licht- und Musikquelle direkt außen an die

Wand angebracht werden. Einige Eltern bevorzugen **Holzzuber**, die durch ihr Material Wärme und Geborgenheit ausstrahlen. Diese sind im Saunahandel zu erwerben.

Die **mobilen Gebärbecken** sind dagegen aus weichem Kunststoff. Einige Modelle sind in einem Stangengerüst aufgehängt, andere haben aufblasbare Kammern. Sie werden in unterschiedlichen Höhen und Breiten angeboten, viele sind rund. Bei den im Spielwaren- und Freizeithandel angebotenen **aufblasbaren Planschbecken** muss auf gesundheitsgerechtes Material und Stabilität geachtet werden. Am besten bewährt haben sich die Becken, deren horizontale Flächen aus einem grün bis blauen Kunststoff, die vertikalen Kammerwände aus durchsichtigem Material bestehen. Bei diesen Modellen kommt viel Licht ins Wasser und der Blick wird nicht durch aufdringliche bunte Bildaufdrucke abgelenkt. Die Planschbecken haben den Vorteil, dass sie billig sind und jedes Elternpaar sein eigenes benutzen kann. Nach der Geburt ist das Becken für das „Frühe Babyschwimmen" und später im Garten für die Geschwister einsetzbar, also eine lohnende Anschaffung für die ganze Familie.

Auch die rechteckigen **Becken aus Bootsfolien** sind haltbare Gebärbecken. Ihre Höhe variiert zwischen 60 cm und einem Meter und lässt damit auch Geburten im Stehen zu. Sie bieten durch ihre hohen Wände einen guten Schutz zur Umgebung. Ihr Material ist so fest, dass die Wasserwärme nur geringfügig entweicht und die Luftkammern auch das Gewicht einer geburtsbegleitenden Person aushalten.

> Bei Becken über 60 cm Höhe muss an Einstiegshilfen wie Tritte oder Hocker gedacht werden. Über dem Becken sollte ein Seil, Tuch oder Stange zum Aufrichten und Festhalten der Gebärenden angebracht sein.

7.1.1 Hausgeburt

> Die preisgünstigsten und für Eltern am leichtesten zu handhabenden Gebärwannen für eine Hausgeburt sind Planschbecken, Winzerbecken oder Regentonnen aus Kunststoff.

In der Hebammensprechstunde wird ermittelt, welche Form, Größe und Stabilität des Beckens für die einzelne Frau in Frage kommt. Die Eltern selbst machen sich dann auf die Suche nach „ihrem Gebärbecken" und bauen es etwa vier Wochen vor dem errechneten Geburtstermin auf. Die „Generalprobe" ihrer Wassergeburt ist meistens von angenehmen Erfahrun-

Abb. 7.1   Ambiente im fensterlosen Raum

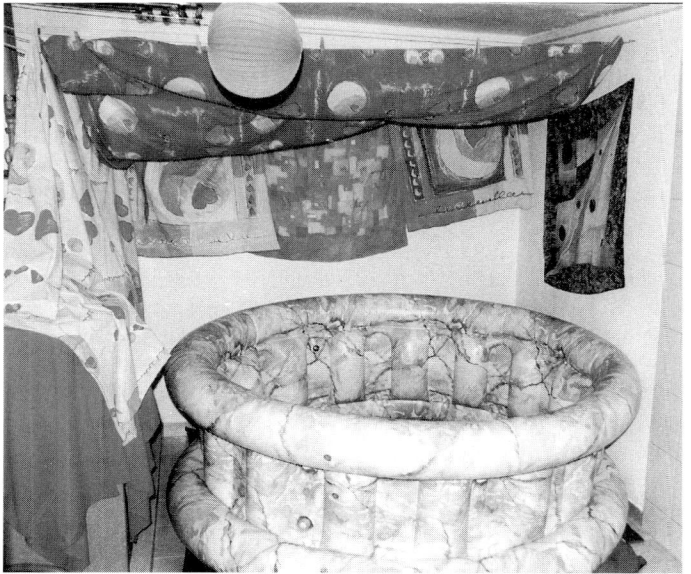

gen begleitet, die für die spätere „Uraufführung Wassergeburt" ein Gefühl von Urlaub und Verwöhntwerden prägen.

Zur Statik des Hauses, Wasserbeschaffung, Nachtabsenkung der Heizung und Wasserpumpe müssen die Eltern beraten werden.

Moderne Häuser mit Betondecken tragen jedes im Handel befindliche Planschbecken. Fachwerkhäuser dagegen tragen mit ihren aufgehängten Böden die Wassermassen eines solchen Beckens selten. Entweder beschränkt man sich auf ein kleineres Becken, oder man verteilt das Gewicht mit Hilfe langer Bretter auf eine größere Grundfläche. Manchmal stützen die Eltern den Boden mit Stützpfeilern im Untergeschoss ab. Die Verantwortung für die **Statik** liegt grundsätzlich beim Hausherrn. Doch wenn die Hebamme um ihre Sicherheit bangen muss, dann sollte sie sich ein Gutachten vom Statiker vorlegen lassen.

Die **Wasserzufuhr und -entsorgung** erfolgt mit Eimern oder Schläuchen. Die Familie sollte vorher einmal geprobt haben, ob sie das Wasser mit der Heb-Saugetechnik, mit Pumpe oder Wassertragen wieder aus dem Becken herausbekommt. Beim Zulaufschlauch muss an die Wassertemperatur gedacht werden, insbesondere dann, wenn das Haus keine Mischarmaturen hat. Die Gartenschläuche halten max. 45 °C aus, Dusch- oder Bauschläuche können mit heißem Wasser direkt aus dem Heizkessel gefüllt werden. Beim Einlassen des Wassers gibt es oft eine Dusche für umstehende Familienmitglieder, weil das Schlauchende vom Wasserdruck aus dem Becken hüpft. Es sollte deshalb beschwert oder befestigt sein. Eine Abdeckung für das schon vor dem Geburtstag eingefüllte Wasser schützt vor Verschmutzung (und spielenden Kindern). Zur Überbrückung der Wartezeit bis zur Benutzung kann das Wasser mit 1 %iger Salzlösung gegen eine Verkeimung reingehalten werden. Doch sollte das Wasser spätestens nach 5 Tagen gewechselt werden.

In vielen Häusern verhindert die **Nachtabsenkung der Heizung**, dass genügend warmes Wasser für ein ausgedehntes Bad zur Verfügung steht. Wasserkessel und große Töpfe mit siedendem Wasser müssen hier die vor-

gehaltene kühlere Wassermenge ergänzen, bis die notwendige Wassertemperatur zwischen 33–36 °C erreicht ist. Wenn die Wassermenge ausreicht, die Temperatur aber noch immer zu niedrig ist, schöpft man das Wasser aus dem Becken und kocht es auf. In den meisten Familien übernimmt eine Person die Aufgabe der Wasserbeschaffung (Odent 2003).

Für **Erstgebärende** sind Wannen, die eine Geburtshilfe erschweren, nicht geeignet. Der Wannenrand sollte eine Höhe von mindestens 60 cm haben. Das Wasser sollte lichtdurchflutet und der Beckenboden blaugrün hindurchschimmern. Frauen mit Wasserunfällen in der Anamnese suchen stabile Seitenwände und Halt, weil sie vorm Tauchen Angst haben. Manchmal wählen sie ein extrem kleines Becken, weil sie subjektiv in ihrer Badewanne noch zu viel Platz haben. Sie fühlen sich geborgen, wenn sie wie ihr Baby die Seitenwände am Körper spüren, während sie im Hocken gebären. Für sie ist ein Becken mit 1 Meter Durchmesser und 50 cm Höhe ausreichend. Taucherinnen dagegen wollen in der Wehe abtauchen können und suchen das größte Becken, das sie finden können. Frauen, die das Wasser als Schutzhülle um sich herum nutzen („Burgfräulein"), wählen ebenfalls sehr große Becken, in deren Mitte sie sich aufhalten. Einige Frauen stellen auch einen Spiegel ins Wasser, um den Druck in der Austreibungsphase besser regulieren zu können, wenn sie das Neugeborene sehen.

Mehrgebärende verbinden mit der Wassergeburt häufig den Wunsch, sich selbst zu entbinden. Für sie sind Becken sinnvoll, in denen sie stehend oder im Knien entbinden können. Auch hier spielt die Wasservertrautheit bei der Entscheidung zur Grundfläche der Wanne eine Rolle. **Sportlerinnen** verarbeiten den Wehenschmerz meist sehr bewegungsaktiv und wollen herumlaufen, abtauchen und sogar eine Tauchrunde drehen können. Sie brauchen deshalb Becken mit mindestens 170 cm Durchmesser. Zur Schmerzlinderung forcieren sie ihre Ausatmung unter Wasser mit einem Schnorchel, der sauber und durchsichtig sein sollte. Eine wasserdichte Taschenlampe hilft der Hebamme, die Unterwasseraktionen zu beaufsichtigen. Fast alle Eltern polstern den Boden unter dem Planschbecken ab, nicht nur zur Isolierung, sondern auch, um die Schwerelosigkeit im Wasser mit einem weichen Wannenboden zu unterstützen.

7.1.2 Geburtshaus / Hebammen-praxis / Arztpraxis

Die halbmobilen Gebärbecken sind für Geburtshäuser, Hebammenpraxen oder Arztpraxen, evtl. auch für kleine Belegabteilungen von Krankenhäusern geeignet.

Man kann sie aufbauen und bei Umzug oder Neuanschaffung wieder abbauen. Diese stationären, transportablen Becken bieten viel Innenraum zum Herumwaten oder Abtauchen während der Wehenarbeit. Ergonomische Mulden erlauben den häufigen Positionswechsel oder das Stillen. Diese Becken werden sowohl zum Kauf als auch zum Leasing angeboten. Manchmal werden diese Becken auch von den Eltern selbst gemietet. Bei der Wahl des Beckens müssen allerdings Wannengewicht und Wassermenge vorher mit der Statik des Hauses abgestimmt sein (500 kg = ungefähr das Gewicht eines Klaviers pro m²).

Auch das **Fiberglasbecken** eignet sich zur ständigen, aber mobilen Einrichtung. Da es mehr

für geburtserfahrene Frauen vorgehalten wird, empfiehlt es sich, Erstgebärende in ihrem mitgebrachten, mobilen Becken zu entbinden.

Viele Praxen und Belegabteilungen bieten verschiedene Möglichkeiten zur Wassergeburt an. Die Eltern können ihr mitgebrachtes Becken, ein halbmobiles, installiertes Becken oder eine geräumige Badewanne benutzen. Die individuelle Beratung hat hier einen hohen Stellenwert.

7.1.3 Klinikgeburt

Die fest einzubauenden Gebärwannen werden ausschließlich von größeren Gebärabteilungen der Kliniken angeschafft.

Es lohnt sich, im Sanitärhandel nach geeigneten Wannen zu suchen, denn Eltern, die zuhause einen „Badetempel" haben, stellen auch entsprechende Ansprüche an eine Gebärwanne in der Klinik.

Folgende Gesichtspunkte sollten bei der **Auswahl der Gebärwanne** berücksichtigt werden:
- Der Fußraum der Wanne sollte Bewegung und Positionswechsel zulassen.

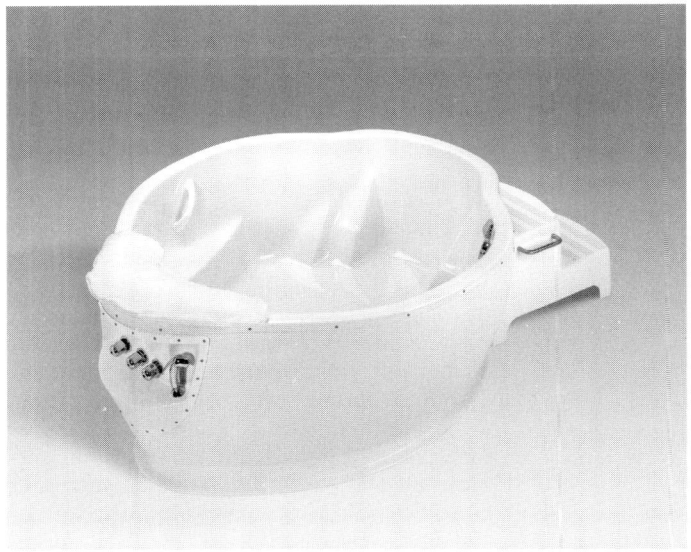

Abb. 7.**2** Halbmobiles Gebärbecken

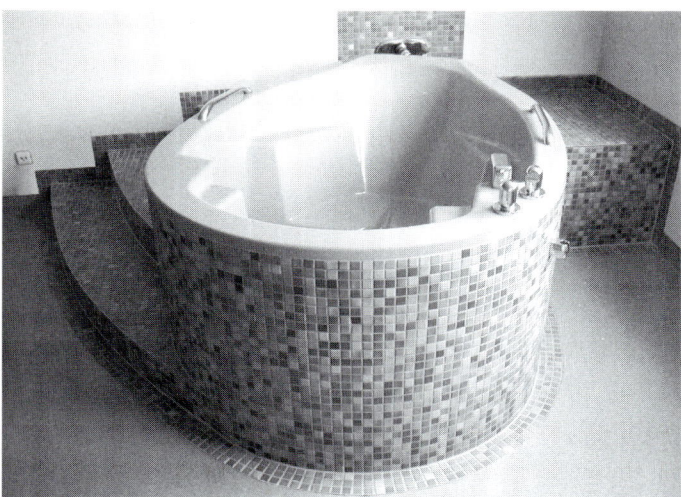

Abb. 7.**3**   Stufen für die Sicherheit von Gebärenden und Personal

- Die Wasserhöhe sollte auch eine aufrechte Gebärhaltung möglich machen.
- Eine Haltevorrichtung wie ein Tuch, Seil oder textile Schlaufe garantiert den sicheren Ein- und Ausstieg, unterstützt aber auch aufrechte Gebärpositionen.
- Die Wanne sollte eine für die Badende erreichbare Ablage für Getränke und private Utensilien besitzen und in einem nicht zu großen Raum stehen.
- Als praktisch erwiesen hat es sich, wenn der Wasserzulauf nicht in der Wanne, sondern an der Raumwand angebracht ist. Damit ist die Befüllhöhe größer und die Wannenwand rundum zum Abstützen für die Frau verfügbar.
- Die Innenausstattung der Wanne mit Griffen oder Mulden kann mobil gehalten sein, Produkte aus der Altenpflege und der Physiotherapie bieten eine ganze Reihe praktischer Hilfsmittel an.
- Eingebaute großflächige Stufen um die Wanne herum ermöglichen ein rückenschonendes Arbeiten und bieten auch ausreichend Platz für geburtsbegleitende Personen (s. auch Arbeitschutzmaßnahmen Kap. 4). Wenn die Stufen angeheizt werden können, sind sie gleichzeitig nützlich für die frühe Eröffnungsphase (Kuntner 1997).
- Die Farbe der Wanne muss sich am Gesamtdesign der Wassergeburtsräume orientieren.

- Türen zum Geburtsraum gehören auf die linke oder rechte Seite, nicht aber auf die Kopf- oder Fußseite der Wanne.

7.2 Ausstattung des Geburtsraumes in der Klinik

Die Intimität der Eltern sollte bei der Ausstattung der Leitfaden sein. Nicht immer dient der ästhetisch schönste Kreißsaal auch der Unterstützung des Geburtsprozesses.

Grundlage für die Geburtsraumausstattung können zwei verschiedene Ziele des Kreißsaal-Teams sein:
- Ein **Gefühl der Sicherheit** soll vermittelt werden, wenn der Wassergeburtsraum dem heimischen Badezimmer der Eltern gleicht. Seit Jahren sind helle Farben mit dezentem Dekor aus der Meeresfauna modern.
- Die andere Richtung setzt die **Farbe im Geburtsraum** therapeutisch ein. Schmerzlindernde Blautöne bis zum entspannenden Grün oder neutralen Gelb bieten ein breites Farbspektrum für die profilgebende Ausstattung an. Die Farbe Rot sollte wegen ihrer blutdrucksteigernden Wirkung nur in homöopathischen Dosen eingesetzt werden. Ein

mobiler Gymnastikball, der nicht nur mit seiner Form, sondern auch mit seiner roten Farbe zur Bewegung auffordert, erfüllt hier mehrfach seine Dienste. Auch farbiges Licht kann integriert werden.

Zur Wassergeburt braucht man **nicht unbedingt Tageslicht**. Allerdings sollte die künstliche Beleuchtung variabel genug sein, um für Notfälle helles Licht, sonst aber gemütliches warmes Licht (Dimmer) zu liefern. In jedem Fall muss ein Gebärraum vollständig abdunkelbar sein, denn Dunkelheit ist ein weheninduzierendes Ambiente.

7.3 Sonstiges

Was braucht man noch zur Wassergeburt?
- Wasserdichtes, korrektes Thermometer
- Viele Handtücher, ein Badehandtuch
- Lichtquelle mit Dimmer
- Wasserdichte Taschenlampe
- Wasserdichtes Dopton oder CTG
- Sauberes Meersalz
- Aroma-Öle
- Babybadetuch
- Getränke für alle
- Musik, Farblicht
- Roten/grünen Gymnastikball
- Seil/Schlaufe über dem Becken
- Bohnensack/Sandkissen ums Becken herum
- Grünblättrige Pflanzen für das tropische Ambiente
- Aromatisches, appetitanregendes Obst

Ein kleines Handtuch zur Rückenmassage im Wasser, Schöpfgefäße zum Wassergießen auf schmerzende Rückenteile und viele Handtücher sollten neben der Gebärwanne liegen. Je ein Eimer mit warmem und kaltem Wasser sollte für eventuell notwendig werdende Güsse neben dem Becken stehen. Außerdem wird ein Kinderhandtuch vorgewärmt und eine Rotlichtlampe als Wärmequelle für das Neugeborene in erreichbare Nähe gestellt.

Frauen, die bei der Wassergeburt **Kleidung** anhaben wollen, sollten diese in ausreichender Zahl zum Wechseln bereitlegen. Heute gibt es spezielle Badeanzüge für die Wassergeburt, doch auch ein T-Shirt reicht für die Intimität aus.

7.4 Musik

Eine **Musikquelle** ergänzt die Ausstattung, wenn sie von den Eltern selbst steuerbar ist. Gleichförmige Musik, die dem Personal eher langweilig vorkommt, wird während der Wehen als angenehm empfunden. Leichte Berieselungsmusik ist allerdings zu vermeiden, da mit dieser eher Stoffwechselvorgänge als der Geburtsprozess angeregt wird.

Die hilfreichste Musik ist die vom Menschen erzeugte Musik. Die väterliche Stimme, ins Wasser hinein versetzte Töne (Klangschalen, Wasserverstärker) oder das im Kreißsaal gespielte Instrument können eine Geburt erheblich sanfter gestalten oder sogar beschleunigen (Alzuguaray 2002). Das Wasser wird dabei als Konduktor eingesetzt, der die Schwingungen verstärkt und auf das mütterliche Becken überträgt.

In der **Austreibungsphase** brauchen die meisten Mütter keine Musik mehr, nur wenige wollen jetzt für das Baby ausgewählte Musik einsetzen. Das setzt allerdings voraus, dass eine pränatale Prägung schon stattgefunden hat.

Literatur

Alzuguaray M: Love and Liquid Sound, Midwifery Today Nr. 52, Eugene OR 2002, S. 19
Kuntner L. Albrecht M: In Wellen zur Welt – Das traditionelle Wissen über Schwangerschaft u. Geburt, Augsburg 1997
Odent M: Interview Hebammen Forum 1/2003. „Die zwei Sprachen der Frauen", S. 11
Video TV-Sendung: „Wassergeburt Lucy", 11. Juli 2002, RTL 2
Wasserbabypost-Spezial, Gebärwannen, www.wasserbabypost.de

8 Indikationen und Kontraindikationen der Wassergeburt

8.1 Indikationen

> Wenn Mutter und Kind gesund sind, ist eine Wassergeburt grundsätzlich möglich.

In einigen Situationen kann eine Wassergeburt sogar als **Therapie** eingesetzt werden. Dies gilt für alle Fälle, in denen die spezifischen Wirkungen des Wassers – Stressminderung, ein größeres Platzangebot im Geburtskanal und eine gesteigerte Sauerstoffversorgung der uterinen Umgebung – Vorteile für Mutter und Kind bieten. Folgende Anamnesemerkmale deuten auf den günstigen Einfluss einer Wassergeburt hin:

> **Fünf Indikationen zur therapeutischen Nutzung des Wassers bei der Geburt:**
> - Schlecht verheilte Narben
> - Relatives Missverhältnis
> - Zustand nach Sectio caesarea
> - Normale Beckenendlagen (reine Steißlagen)
> - Gesunde Zwillinge

Diese fünf Indikationen zur Wassergeburt wurden von Kliniken auf unterschiedlichen Erdteilen unabhängig voneinander empfohlen (Beech 1995).

Schlecht verheilte Narben machen sich in der Schwangerschaft durch ziehende Schmerzen, Rötung und eine verzögerte fetale Wendung bemerkbar. Die gesteigerte Durchblutung und die hormonelle Versorgung erhöhen die Elastizität des bindegewebigen Narbenmaterials. Eine ausgedehnte uterine Narbe ist deshalb noch kein Hinweis auf einen bevorstehenden Narbenriss, wenn die Gebärende in den letzten zwei Stunden vor der operativen Entbindung das Wasser verlassen hat. Die häufigere Ursache für Narbenrisse ist die Entstehung eines Muttermundödemes bei anhaltendem Zug am unteren Uterinsegment. Das Muttermundödem ist durch Wasseranwendungen vermeidbar. Beide hydrotherapeutischen Wirkungen – die Dehnbarkeit des Narbengewebes und die bessere Respons der Muttermundfasern – ermöglichen eine spontane Geburt nach Sektio.

Das **relative Missverhältnis** kommt immer nur dann zur Wirkung, wenn mindestens ein weiteres Geburtshindernis bei der Mutter zu finden ist, z.B. Beckenvenenentzündungen, Beckenschiefstand, Beckenknochenverletzungen. Welche davon durch die Wasseranwendung positiv beeinflussbar sind, sollte im letzten Schwangerschaftsdrittel ausprobiert werden. Bei Therapieresistenz wird die Wassergeburt nicht zu vollenden sein.

Schwangere, die nach einer **vorangegangenen Sectio** im Wasser entbinden wollen, werden die Vorteile des Wassers für Narben und Geburtsdauer ausnutzen können. Vor allem nach primären Sectiones ist eine Wassergeburt möglich, aber auch nach sekundären Kaiserschnitten, wenn die Ursachen dafür inzwischen ausgeheilt sind.

Geburten aus reiner Steißlage werden vom Wasser so günstig beeinflusst, dass sie zu normalen Spontangeburten werden können (s. S. 94f).

Gesunde Zwillinge sind reife, normalgewichtige Kinder in Schädellage. Zwillingsgeburten profitieren von der gesteigerten Blutzufuhr der uterinen Umgebung, wenn die Gebärende im Wasser ist. Eine erhöhte Blutmenge bis zu 700 ml (Eldering 1999) gewährleistet vor allem dem zweiten Zwilling eine bessere Sauerstoffversorgung. Die Verkürzung der Eröffnungswehen durch das Wasser begünstigt ebenfalls den zweiten Zwilling. Dagegen ist auf die richtige Einstellung des zweiten Kindes zu achten, wenn ihm die Geburt des ersten Kindes zuviel Raum zur passiven Wendung gibt. Notwendige Geburtshilfen bei einer Zwillingsgeburt sind die aufrechte Haltung der Schwangeren, das

Stützen der vertikalen uterinen Begrenzung durch die mütterlichen Bauchseiten (dies machen die meisten Zwillingsmütter spontan selbst, weil ihnen die plötzliche Leere unangenehm ist) und die schnelle Eröffnung der Fruchtblase nach erfolgter Einstellung des vorangehenden Teiles im Beckeneingang. Die Geburtsdauer für den zweiten Zwilling sollte 20 Minuten nicht überschreiten. (s. auch S. 100f)

8.2 Kontraindikationen

8.2.1 Absolute Kontraindikationen

Absolute Kontraindikationen einer Wassergeburt sind:
- Schwere Gestose/Eklampsie
- Infekte, Fieber
- CTG/FMD-Abweichungen
- Grünes Fruchtwasser
- Beckenvenenthrombosen
- Weheneinleitung mit Prostaglandinen
- Gravidität nach IVF/ICSI
- Psychiatrische Erkrankungen

Generell wirkt das Wasser auf die meisten Risiken in Schwangerschaft und Geburt günstig. **Erkrankungen der Mutter, welche die Prostaglandin-Synthese beeinflussen**, reagieren dagegen foudroyant auf das Baden. Eine Wasseranwendung in der Eröffnungs- wie der Austreibungsphase ist deshalb für Frauen mit Fieber, entzündlichen Erkrankungen, schwerer Präeklampsie und mit Prostaglandinen eingeleiteter Wehentätigkeit kontraindiziert. Das entzündungshemmende PGE1 fällt bei disponierten Schwangeren durch die Wasseranwendung ab, das atemdepressive PGE2 überwiegt dann und verzögert die Wehentätigkeit. Die fetalen Disstresszeichen wie Bradykardie oder mangelnde Kindsbewegungen entwickeln sich inzwischen oft schneller, als die Wassergeburt abgebrochen werden kann.

Während leichte und mittelschwere Gestosen durch Wasser gebessert werden können, werden **schwere Gestosen** durch die Verzögerung der geburtseinleitenden Hormonkaskade durch das Wasser zusätzlich belastet. Versuche, mit warmen Bädern in völliger Dunkelheit ähnliche

Erfolge wie sedierende, pharmakologische Mittel zu erzielen, brachten nur deutlichere Symptome, begleitet von einer erhöhten Schmerzempfindung, Somnolenz und Geburtsstillstand, so dass die Therapie in einem zügiger angesetzten Kaiserschnitt endete (Donic-Ulman 1987). Der Therapieerfolg bestand also darin, dass der Zustand der Patientin sich besserte und eine Sectio eher möglich war. Vermutlich ist dieser Erfolg mit anderen Mitteln einfacher zu erzielen, deshalb sollte die drohende Eklampsie von der Wassergeburt ausgeschlossen sein. Spätgestosen sind im Allgemeinen leichte Formen, die mit einer Wassergeburt vereinbar sind, Pfropfgestosen dagegen schließen eine Wassergeburt meistens aus.

Fetale und plazentare Infektionen gefährden den Gesundheitszustand des Kindes (Eschenbach 1997, Grether 1997). Während der Geburt erhöht das Wasser die PGE2-Ausschüttung der Plazenta. PGE2 ist für die Atemhemmung beim Neugeborenen verantwortlich (Johnson 1996). Ein reifes, gesundes Kind profitiert von der Atembremse bei der Geburt, weil der begleitende Schutzeffekt in der sauerstoffarmen Wehenphase seine Hirnzellen weiter versorgt. Bei Fieber oder Überhitzung ist dieser Mechanismus jedoch durch die Dysbalance der Prostaglandine außer Kraft gesetzt. Der erkrankte Fet würde also vom Wasseraufenthalt der Mutter zusätzlich gestresst werden und schnell dekompensieren. Grünes Fruchtwasser oder ein Atemnot-Syndrom wären die Folge. Infektionen sind daher mit und ohne erhöhte Temperatur der Mutter eine Kontraindikation für alle Wasseranwendungen, für das Entspannungsbad ebenso wie für die Geburt im Wasser.

Wenn im letzten Schwangerschaftsdrittel die fetale Herzfrequenz auf ein **disstresstes Kind** hinweist, dann sollte die Wassergeburt nicht angestrebt werden. Bei einer **Übertragung** der Schwangerschaft muss geklärt werden, ob die Plazenta-Apoptose bereits zur Einschränkung der kindlichen Vitalität geführt hat (Smith, Baker 1999). Zur Erhärtung des Verdachtes kann man die fetale Motorik begutachten, da sie langfristigere Prognosen zulässt als ein CTG oder Wehentest (OBT). Beobachtungsbögen für die Schwangere (Kitzinger 1982), Ultraschalldiagnostik nach Reizauslösung (Hepper 1989,

Bornstein 1989) und CTG-Kontrollen mit integrierter Diagnose der fetalen Motorik während der ersten Geburtswehen geben zusätzliche Informationen über die motorischen Gesundheit des Feten.

Schwangerschaften, die nicht spontan entstanden sind, scheinen eine höhere Rate an regelwidrigen Geburtsverläufen nach sich zu ziehen (Schieve 2002). Neben der erhöhten Rate an Gestosen scheint die Schaltstelle zwischen Neuropeptiden und Hormonrezeptoren nur schwer in Gang zu kommen. Biologische Ursachen des lange unerfüllten Kinderwunsches bei der Mutter und psychologische Probleme wirken sich auf den Geburtsverlauf aus. In jedem Falle schränkt die gesteigerte Sorge um das Kind die Bereitschaft von Eltern und Geburtshelfern ein, das biologische Restrisiko zu übernehmen. Daher werden Eltern nach IVF und ICSI selten eine spontane Entbindung durchführen wollen oder können. Eine Wassergeburt sollte ihnen nur nach sorgfältigster Anamnese mit sicherer Prognose angeboten werden.

Frauen, die wegen **psychiatrischer Erkrankungen** mit zentral dämpfenden Medikamenten behandelt werden, können durch die mangelnde Adaption an die Wassereffekte nicht im Wasser entbinden. Aber auch in medikamentenfreien Intervallen sollte den Betroffenen nicht zur Wassergeburt geraten werden. Die meisten von ihnen werden spontan von ihrem ursprünglichen Wunsch in der Frühschwangerschaft (Geborgenheit, Schutzhülle) abrücken, weil sie im letzten Trimenon spüren, dass ihre Erkrankung im Wasser einen neuen Schub erfahren könnte. Nur in sehr wenigen Kliniken ist das geburtshilfliche Personal auf eine solche Situation vorbereitet.

Auch **Beckenvenenthrombosen** oder ein hoher Faktor VIII (Leiden) stellen eine Kontraindikation zur Wassergeburt dar (Brühwiler 1997).

8.2.2   Relative Kontraindikationen

Adipöse Frauen leiden oft an mehreren Geburtsrisiken gleichzeitig, daher ist eine ausführliche und genaue Anamnese so wichtig. Schon in der Schwangerschaft ist ein gestörter

Fettstoffwechsel an Symptomen wie dem erhöhten Cholesterinspiegel im Blut und einer erhöhten Infektanfälligkeit (z. B. Herpes simplex, Papillomaviren, Staphylokokken) zu erkennen. Diabetische und kardiovaskulare Symptome müssen kontrolliert und ggf. therapiert werden. Für die gesunde, evtl. sogar sportlich trainierte, adipöse Frau wird eine Wassergeburt sinnvoll sein, weil sie geburtsbeschleunigend und schmerzerleichternd wirkt. Allerdings müssen kontinuierliche Kontrollen während der Wassergeburt rechtzeitig evtl. auftretende Symptome von fetalem Disstress aufdecken, da eine fetale Mangelversorgung oft mit der mütterlichen Stoffwechselstörung vergesellschaftet ist.

Bei Frauen mit **Harnleiterstenosen und Nierenkoliken** in der Schwangerschaft sollte eine Wassergeburt nur unter bestimmten, sehr günstigen Bedingungen stattfinden: Der Blutdruck sollte im Normbereich sein, die Ausschwemmung von Wassereinlagerungen in den letzten 36 Stunden vor Wehenbeginn stattgefunden haben und die Wetterlage nicht gerade mit Kaltluftströmungen zu Tiefdruckphasen wechseln. Nierenkoliken steigen bei diesen Wetterlagen deutlich an, während „eine Verminderung der Zahl der Koliken bei allgemeiner Wetterberuhigung, bei Schönwetter- und Föhnlage" zu beobachten ist (Sachse 1967). Viele Schwangere mit diesen Symptomen vermeiden intuitiv die meteorologischen Einflüsse, indem sie in den frühen Morgenstunden entbinden. Sie sollten die Aufenthaltsdauer im Wasser auf ein Minimum verkürzen, und erst am Ende des Geburtsprozesses die Wassereffekte für Schmerzlinderung, Dammschutz und äußere Rotation des Kindes nutzen. Eine kontinuierliche Überwachung der fetalen und maternalen Herzaktionen neben Körpertemperatur und Wehenkontinuität der Gebärenden müssen die Sicherheit der Wassergeburt gewährleisten.

Ein zu **niedriges Geburtsgewicht** (Small-for-Date) geht gelegentlich mit fetal verursachten Geburtsstillständen einher. „Zusammenfassend lässt sich das Risikoprofil für eine Mangelgeburt so charakterisieren: ein Alter der Mutter über 35 Jahre, Nikotinabusus, bekannter Diabetes mellitus, essentielle Hypertonie, Auftreten von gestosetypischen Veränderungen, vorzeitige Wehentätigkeit sowie der Nachweis einer Hypovaskularisierung der Plazentamorphologie." (Steiner 2001). Treten mehrere dieser Symptome in der Anamnese gleichzeitig auf, dann ist eine Wassergeburt kontraindiziert.

Literatur

Beech BAL: Waterbirth Unplugged, Books für Midwives Press, Hale/UK 1995

Bornstein MH: Information processing (Habituation) in infancy and stability in cognitive development, Human Development 32/1989

Brühwiler H: Postpartale Beckenvenen- und Cavathrombose nach Wassergeburt, Ztschr. GebNeon 201/1997, S. 102–104

Doniec-Ulman I: Water immersion-induced endocrine alterations in women with EPH-gestasis, Clin. Nephrol. 28/1987

Eldering G: Die Wassergeburt, Hebamme 3/1999, S. 116-122

Eschenbach DA : Amnion fluid infection and cerebral palsy Focus on the fetus, JAMA 278/1997, S. 247–248

Grether JK, Nelson KB: Maternal Infection and Cerebral Palsy in Infants of Normal Weight, JAMA 278/1997, S. 207–211

Hepper PG: Foetal Learning – Implications for Psychiatry?, Brit. J Psych. 155/1989

Johnson P: Birth under water – To breathe or not to breathe, B. J. Obstetr. Gynecol. 103/1996

Kitzinger S: Schwangerschaft und Geburt, Kösel Verlag 1982

Sachse H, Friedrich M, Brezowsky H: Harnsteinkoliken und Wettereinfluß, Münchner Med. Wochenschrift 109/1967

Schieve LA et al: Low and very low birth weight in infants conceived with use of assisted reproductive technology, New Engl. J. Med. 346/2002, S. 731–737

Smith SC, Baker PN: Placental apoptosis is increased in post-term pregnancies, Brit.J.Obstetr.Gynaecology 106/1999

Steiner E et al.: Wiederholungsrisiko der Plazentainsuffizienz aus klinischer und morphologischer Sicht. GebFra 61/2001, S. 285–289

9 Die Wirkung des Wassers in den einzelnen Geburtsphasen

9.1 Eröffnungsphase

Schon in der **Reifungszeit der Eröffnungswehen** lässt sich die Umschaltung des Wehenmusters von Kontrakturen (Braxton-Hicks-Contractions) zu Kontraktionen mit der Wasseranwendung beeinflussen. Ab der 37. SSW werden zwischen 20.00 Uhr und 2.00 Uhr nachts von der mütterlichen Hypophyse Wehenphasen ausgelöst: 3–5 Minuten andauernde Kontrakturen in unregelmäßigen Intervallen mit über 30 Minuten langen Pausen. Für viele Frauen sind diese Wehenaktivitäten schmerzhaft und schlafraubend. Besonders ältere Erstgebärende und Gestosefrauen erleben diese Kontrakturen oft als bedrohlich.

Ziel der Kontrakturen ist die Aktivierung der fetalen Nebennierenrinde, die über das Cortisol die plazentare Progesteron-Synthese einleiten soll. Bis die plazentare Umwandlung stattgefunden und die Geburt beginnen kann, werden einige Nächte vergehen, in denen hin und wieder eine Kontraktion zwischen den Kontrakturen stattfindet. Kindsbewegungen begleiten diesen Prozess, weil die Kontrakturen die REM-Phase des fetalen Schlafmusters beenden. Bei Anbruch des Tages kehrt die Wehenaktivität wieder zum Muster der Kontrakturen zurück. Das Kind hat also in dieser Phase Zeit, seine Informationen zum zirkadianen Rhythmus zu vervollständigen und gleichzeitig seinen vorangehenden Teil im mütterlichen Becken zu konfigurieren. Jede Kontraktur ist für das Kind wie eine Umarmung, denn das reduzierte Fruchtwasser ermöglicht nun den direkten Kontakt zur uterinen Muskulatur. Die Mutter registriert oft selbst, dass dieser Wehentyp am unteren Bauch zu erkennen ist. Bis sich die vereinzelt aufgetretenen Kontraktionen etabliert haben, dauert es mindestens drei Nächte (Abb. 9.**1**).

Wenn die Frau in der **frühen Eröffnungsphase** ins Wasser steigt, kann sie dem ziehenden Schmerz der Vorwehen entfliehen. Bei einem Wasseraufenthalt von mindestens 30 Minuten kann sie sogar mit einer anhaltenden Analgesie nach dem Verlassen der Wanne für einige Stunden rechnen. Intuitiv steigen viele Frauen am späten Abend in die Wanne und retten so ihre Nachtruhe mit einem warmen Bad (35–37 °C).

> Die wiederholten Wasseranwendungen können die Eröffnungsphase verzögern.

Frauen, deren Reservekapazität nicht groß oder deren Schmerzempfinden durch präeklamptische Symptome intensiver ist, profitieren von der verlängerten Reifephase. Die Ausdehnung

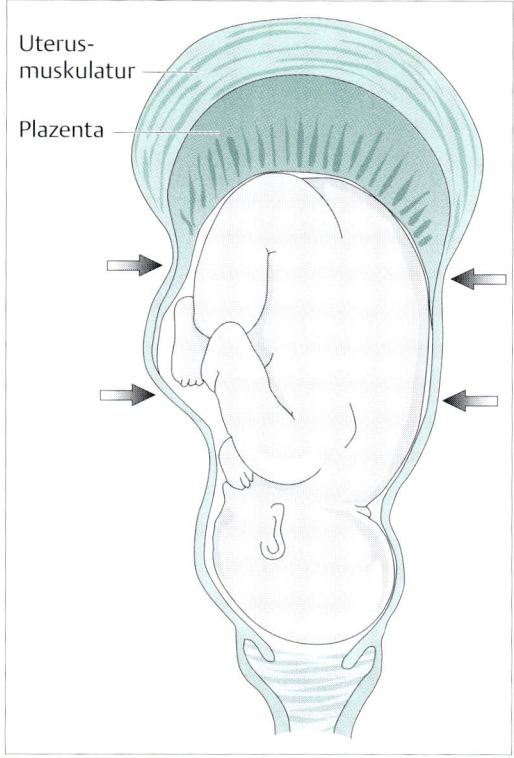

Uterus-
muskulatur

Plazenta

Abb. 9.**1** Kontrakturen in der Eröffnungsphase

Beobachtungsbogen Teil I
(frühe Eröffnungsphase bis 5 cm Muttermundsweite)

- Schwangerschaftsgemäße Temperaturregulation seit spätestens 35. SSW. _____

- Kontrakturen seit/Datum _____ Uhr

- Schmerzhafte Kontrakturen _____

- Zirkadiangemäße Kindsbewegungen / Uhrzeit _____

- Fetales Herztonmuster – Baseline _____ bpm, undulatorisch

- Schmerzhaftigkeit der Kindsbewegungen _____

- Anzahl/Uhrzeit der abendlichen Bäder gegen Schmerzen _____

- Wassertemperatur _____ °C/Uhrzeit _____ Dauer _____ min.

- Mütterliche Körpertemperatur erhöht seit Datum/Uhrzeit _____

- Vorzeitiger Blasensprung / Datum / Uhrzeit _____

- Fruchtwassermenge / Farbe _____

- Medikamente / Bezeichnung _____

- Hinterhaupt im / tief im Beckeneingang _____

© C. Enning, Wassergeburtshilfe, Hippokrates Verlag 2003

auf durchschnittlich 6–8 Nächte wirkt sehr schonend auf die mütterlichen Ressourcen.

> Deshalb ist die langsamere Weheninduktion auch die sanftere. Das Wasser wirkt hier wie ein sanftes „Priming".

Die dokumentationswürdigen Beobachtungen in der frühen Eröffnungsphase der Wassergeburt sind in der Kopiervorlage auf S. 53 zusammengestellt.

Ist eine **Muttermundsweite von 5 cm** erreicht, dann hat die Umschaltung von Kontrakturen zu Kontraktionen sicher stattgefunden. Inzwischen ist das untere Uterinsegment an der Weheninduktion beteiligt. Seine Muskelaktivität ist oft an der Rötung der Bauchhaut erkennbar.

> Von diesem Zeitpunkt an wird ein warmes Bad die Wehentätigkeit beschleunigen.

Die Frau wird jetzt die Wassertemperatur als zu warm empfinden, wenn sie über 35 °C liegt. In mild hypothermiertem Wasser (33–35 °C) dagegen kann die durch uterine Muskelarbeit entstehende Körperwärme vom Wasser abgeleitet werden. Die Muskelkraft des Fundus wird gleichzeitig durch eine gesteigerte Blutversorgung des Bauchraumes erhöht. Daher überwiegt die Retraktion des unteren uterinen Muskelringes die Distraktion durch den vorangehenden kindlichen Körperteil. Die geringe

Dehnung des Muttermundes vermeidet nicht nur Muttermundödeme, sondern ist für die Frau auch schmerzarm.

> In dieser Phase wirkt das Wasser wie ein Schmerzmittel direkt auf Muttermund und Beckenboden.

Wenn die Gebärende während der Eröffnungswehen im Wasser ist, bewegt sich ihr ungeborenes **Kind** lebhafter. Das Wasser verschafft dem Feten eine gute **Sauerstoffversorgung** und ein erhöhtes **Raumangebot** durch die elastischen Becken- und Weichteile der Mutter. Während der Wehe wird der kindliche Kopf ins Becken geschoben, in der Wehenpause gibt die Gebärmuttermuskulatur wieder genug Raum, damit sich der kindliche Körper an die neue Position anpassen kann. Deshalb sind bei einem normalen Geburtsverlauf die Kindsbewegungen zwischen und nicht während den Wehen festzustellen.

> Kindsbewegungen, die während der Wehe registriert werden, sind ein Zeichen für eine mangelhafte Sauerstoffversorgung und sollten zu weiterer Diagnostik führen.

Durch die aufgelockerte Bauchdecke sind die fetalen Adaptationsbewegungen auch für Außenstehende leicht zu registrieren (handschriftliche Dokumentation oder durch CTG mit Fetal Movement Detector). Wenn der Vater auf die Bewegungen seines Kindes mit Hand-

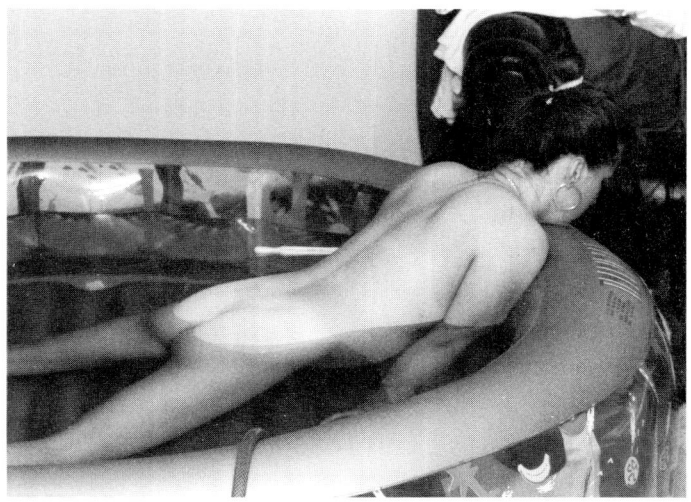

Abb. 9.**2**   Wehenarbeit in Bauchlage

Beobachtungsbogen Teil II
(5 cm-Grenze bis MM-Saum)

- Motivation zur Wassergeburt (Bewegungsfreiheit / Entspannung / Schmerzmittel / Unassisted Birth / Sicherheit nach Art des Burgherren / Geburtsspirale / Fitness p.p. / Vermeidung von Depression)

- KHT-Baseline _____ bpm/ FMD _____ in Wehenpause

- Regelmäßige Wehen alle _____ Minuten

- Einstieg ins Wasser / Datum _____ Uhrzeit

- Salzart_____

- Dosierung bei _____ Liter Wasser _____ Gramm

- Mütterliche Körpertemperatur erhöht auf _____ °C, seit _____ Uhr

- gerötete Bauchhaut, vaginale Temperatur erhöht _____

- Früher Pressdrang trotz Wasser _____

- Trinkmenge zwischen den Wehen _____ ml/ gesamt _____ ml

- Muttermundödem/behandelt mit _____

- Wasser als Schmerzmittel eingesetzt/ Temperatur _____ °C

- Wasser als Herz-/Kreislauf-Stabilisator für die Mutter eingesetzt _____

- Wasser zur Weheninduktion/Brustwarzen im Wasser _____

- Komplementäre Heilmittel/-verfahren _____

- Vaginale Untersuchungen / Anzahl _____

- Längste Aufenthaltsdauer im Wasser _____ min.

- Ort der Kindsbewegung _____

auflegen und Sprechen oder Singen reagiert, wird die Vaterbindung aufgebaut (Fathering). Oft müssen Väter dazu ermutigt werden.

> **Cave**: Der Befund „VT in BE bei vollständigem MM" ist bei Wassergeburten ein normaler Befund und häufig anzutreffen! Er ist nicht als Pathologie zu bewerten!

Zur Beobachtung der typischen Merkmale einer normal verlaufenden Wassergeburt sind die im Beobachtungsbogen Teil II beschriebenen geeignet (s. S. 55).

9.2 Übergangsphase

Die Übergangsphase ist gekennzeichnet durch einen fast vollständig eröffneten Muttermund und den tiefer getretenen kindlichen Kopf. Oft kündigt sich der Eintritt des Kopfes in die Beckenmitte mit einer verlängerten Wehe an. Bei Mehrgebärenden ist sehr häufig ein erhöhter Grundtonus festzustellen, der zur Schmerzhaftigkeit beiträgt.

Wenn die Frau in dieser Phase ins Wasser steigt, wird sie für eine **mild hypothermierte Wassertemperatur** dankbar sein. Bereits beim Einstieg wird sie „Ahh" sagen, weil der Effekt auf ihre Unterschenkel den Grundtonus der Gebärmuttermuskulatur senkt, in den USA nennt man dies deshalb den „Ahh-Effekt".

Wird der Bauch vom Wasser bedeckt, dann wird die Wehentätigkeit zunächst aufhören. Erst wenn sich Mutter und Kind regeneriert haben und die Wassereffekte eingetreten sind, wird die Wehentätigkeit fortgesetzt. Das erhöhte Blutvolumen im Bauchraum und die hormonelle Balance zwischen Vasopressin und Oxytozin senken den Energieverbrauch von Mutter und Kind.

> Dieser scheinbare Wehenstillstand sollte nicht als zu behandelnde Pathologie betrachtet werden, ein Oxytozintropf wäre zu diesem Zeitpunkt unnötig und kontraproduktiv. Die Frau braucht ihre ganze Kraft für die Austreibungsphase.

Eine vaginale Untersuchung in der Übergangsphase ist für die Frauen sehr schmerzhaft und sollte daher vermieden werden. Bei der Wassergeburt erübrigt sie sich, wenn die äußeren Merkmale des Geburtsverlaufes wie die **Schwerhörigkeit** oder **schlechte Sehfähigkeit** der Frau beobachtet werden. Viele Frauen setzen zu diesem Zeitpunkt ihre Brille ab. Plötzlich wird die Gebärende ihr T-Shirt ausziehen und auf Fragen der Umstehenden kaum mehr antworten. Die Zentralisierung des Kreislaufes führt zu einer Schwerhörigkeit, welche die Hebamme als Aufforderung betrachten sollte, das Sprechen nun einzustellen.

Kurze Zeit später ist dann auch die für Wassergeburten **typische Kreuzbeinwölbung** bei der Gebärenden zu erkennen. Der Eintritt des kindlichen Kopfes in die Beckenmitte zeichnet sich hier sichtbar ab. Massagen sind jetzt den meisten Frauen unangenehm. Tritt die Kreuzbeinwölbung bei einer Wassergeburt nicht auf, dann muss gefragt werden, was die Relaxinausschüttung, die Dehnung des Beckeninnenraumes trotz des begünstigenden Wassers verhindert hat. Meistens liegen Störungen der Intimsphäre vor, die einem Wehenstillstand vorausgehen. **Differenzialdiagnostisch** muss nach Hinweisen auf ein relatives Missverhältnis, eine falsche Gebärhaltung oder Wehenschwäche gesucht werden. Da die Kreuzbeinwölbung ein so markantes Merkmal der Übergangsphase ist, sollte sie auch dokumentiert werden.

Hinzu kommt das Merkmal der **Selbstuntersuchung der Gebärenden** bei der Wassergeburt. Wenn die Intimsphäre der Frau gewahrt ist, wird sie selbst ertasten, ob die Wehen erfolgreich sind oder nicht. Da dieses eine automatische Handlung (in der Psychologie versteht man darunter eine Handlung, über die man keine Rechenschaft ablegen kann und an die man sich später nicht erinnert) zu sein scheint, bleibt die Frage nach dem Ergebnis meistens ohne Antwort und stört die Gebärende offensichtlich. Stattdessen wird sie ihre Haltung an den weiteren Geburtsprozess anpassen, ihn optimieren. Dabei drehen sich viele Frauen mit jeder Wehe auf die andere Körperseite (Schaukellagerung), ohne dabei den Boden der Gebärwanne zu berühren. Auch zwischen den Wehen schaukeln viele Frauen das Kind. Auf die fetalen Herztöne wirkt diese Be-

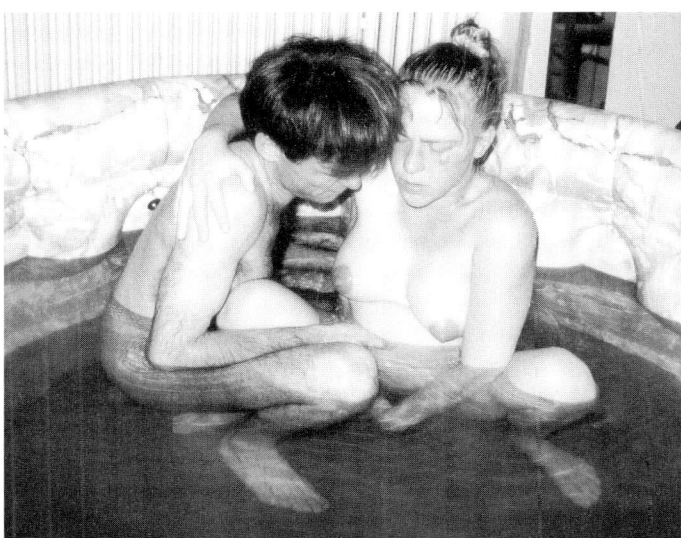

Abb. 9.**3**   Selbstuntersuchung

wegung scheinbar beruhigend, jedenfalls werden saltatorische Herzfrequenzen durch das Wiegen wieder gleichmäßig (Rockenschaub 1998).

Frauen mit schwangerschaftsinduziertem Bluthochdruck, Ödemen oder kaschierten Depressionen fällt es in der Übergangsphase meistens schwer, von den Sinneseindrücken der Umwelt abzuschalten. Während die gesunde Gebärende jetzt über Müdigkeit klagt und „auf einem anderen Stern" (Odent 1989) zu sein scheint, kann die Gestosefrau ihren Intellekt nicht beruhigen. Das Wasser hilft hier, Zeit und Umwelt besser zu vergessen. In der Dunkelheit des Raumes ist es gemütlich, in der Wanne zu sitzen und in das vom Wasser gedämpfte Licht zu schauen. Bachblüten (Tropfen Nr. 39 oder 40 der Deutschen Bachblütengesellschaft, Hipoltstein) und entspannende ätherische Öle (Rose, Muskatellersalbei u. a.) können diesen Prozess unterstützen. Einige Frauen tauchen auch ganz ab, indem sie während der Wehe unter Wasser Bubbles blasen. Auch ein Schnorchel hilft, die Schmerzen durch eine forcierte Ausatmung, unterstützt vom physikalischen Wasserdruck, zu lindern.

In dieser Phase springt oft die **Fruchtblase**. Die kindlichen Herztöne werden sich dabei nur wenig verändern, wenn die Frau im Wasser ist.

Die farblichen Veränderungen des Fruchtwassers sind im klaren Badewasser leicht zu erkennen. Die Konsistenz des Fruchtwassers zeigt die Reife des Kindes an. Für die Mutter sind die im Wasser schwimmenden Vernixflocken ein Gruß von ihrem Baby, denn nun lässt es nicht mehr lange auf sich warten. Die Fruchtblase ist vermutlich mit dem reißfähigen unteren Eipol am engen Beckenausgang gesprengt worden. Die darauf folgenden Wehen werden schon mit dem ersten Gefühl des Pressdranges gemischt sein.

Die durch das Wasser forcierte Ausatmung der Gebärenden erhöht die Sauerstoffversorgung in der Regenerationsphase zwischen den Wehen. Die Basalfrequenz der fetalen Herztöne wird auch durch das veränderte Blutvolumen im mütterlichen Bauchraum günstig beeinflusst. Treten Dezelerationen während der Wehe auf, so müssen diese aufgrund der veränderten Reaktionen des mütterlichen Organismus auf das Medium Wasser (Norsk 1989) strenger beurteilt werden.

Eingeschränkte fetale Herztonmuster sollten zur Überprüfung der Wassertemperatur auffordern, da die Überwärmung – der häufigste Geburtsleitungsfehler in der Übergangsphase – zur Zentralisierung des fetalen Kreislaufes führt.

Beobachtungsbogen zur Übergangsphase
Teil I

- Schwerhörigkeit/Sinne abschalten

- Schwitzen/Kleidung ausziehen

- Wehenpausen _____ min.

- Wassertemperatur _____ °C

- Kindsbewegung in der Wehenpause

- Blasensprung/Uhrzeit _____

- Fruchtwasser-Farbe/Konsistenz_____

- Toilettengang

- Kreuzbeinwölbung

- Vaginale Selbstuntersuchung der Gebärenden

- Mütterliche/vaginale Temperatur erhöht _____ °C/ _____ °C

- CTG Baseline/ohne Dezelerationen _____ bpm

- Schaukelnde Positionen

- Haltung in der Wehe (Vierfüßlerstand, kniend, stehend, hängend, liegend, tauchend)

- Medikamente/Bezeichnung _____

- Komplementäre Heilmittel/-verfahren _____

- Geburtsgeschwulst/geschätzte Größe _____

- Anzahl der vaginalen Untersuchungen _____

Beobachtungsbogen zur Übergangsphase
Teil II (Latenzphase)

- Dauer der Wehenpause/Parität _____ min./std. _____ para

- Wehenpause außerhalb des Wassers

- Position während Latenzphase/CTG _____

- Kindsbewegungen/Ort (Fundus / rechte Seite / linke Seite / Nabel / über der Symphyse)

- Komplementärmedizinische Tokolyse _____

- Medikamentöse Tokolyse _____

- Mütterliche/vaginale Temperatur erhöht _____ °C / _____ °C

- Spontaner Wehenbeginn mit Pressdrang

- Weheninduktionsmittel_____

- Erster Pressdrang außerhalb / im Wasser_____

Die Kopiervorlagen auf den Seiten 58 und 59 zeigen, welche Merkmale des Geburtsverlaufes in der Übergangsphase beobachtet werden sollten.

Ist die Fruchtblase schon vor dem Eintritt des führenden Kindsteils in den Beckenausgang gesprungen, dann fällt die Wehenpause bei vollständig eröffnetem Muttermund länger aus. Für Kinder mit großem Kopfumfang ist diese Zeit für die langsame Konfiguration der Schädelplatten nützlich. Die Gebärende wird aus dem Wasser steigen und sich hinlegen. Sie fühlt die Müdigkeit, die durch die Endorphinausschüttung verursacht wird und nutzt die Pause zur Regenerierung. Daher sollte die Wehentätigkeit jetzt nicht angeregt werden. Eine schmerzfreie Latenzphase wird dann mit plötzlich eintretenden Presswehen beendet werden. Das typische Zeichen von **Durst auf frisches Wasser** zeigt den Beginn der Austreibungsphase an.

> **Cave**: Die Wehenpause zwischen Übergangs- und Austreibungsphase fällt bei Wassergeburten deutlicher aus und ist nicht als Pathologie zu bewerten!

9.3   Austreibungsphase

Einige Frauen entscheiden sich für die Wassergeburt, weil sie die Hektik der letzten Wehen vermeiden wollen. Sie haben oft bei einer Landgeburt bereits die Erfahrung gemacht, dass ihr Baby mit einer einzigen Wehe geboren wurde und dass sie dabei Schwierigkeiten hatten, mit ihm zu kooperieren.

> Diese Frauen profitieren von der Verzögerung der Austreibungsphase durch das Wasser. Zwischen einer und vier Wehen wird das Baby brauchen, um Kopf, Schultern und Hüften aus den Geburtswegen herauszudrehen.

Bei einer ungestört verlaufenden Geburt wird die Oxytozinsekretion kurz vor dem Durchtritt des kindlichen Hinterhauptes ihren Höhepunkt erreichen, da die Druckrezeptoren des unteren Vaginalgewebes diese auslösen. Bei der Wassergeburt ist die mechanorezeptive Reaktion verzögert, weil das Gewebe vom Wasser wie

betäubt ist. Daher ist der Pressdrang bei der Wassergeburt reduziert und die Austreibungsphase verzögert (Goodfellow 1983).

Je weniger Druck die Mutter macht, desto leichter kann das Kind in der Schwerelosigkeit des Wassers seine Rotation vollenden. Nach alter Hebammenkunde empfehlen wir der Frau das „**Loslassen**" statt dem aktiven Pressen. Damit sind auch die Geburtswege der Frau vor dem Reißen geschützt und benötigen neben dem physikalischen Druck des Wassers in der Regel keinen weiteren „Dammschutz" durch die Hebamme.

> **Cave**: Die so genannte „Überdrehung" des kindlichen Kopfes vor der Schulterentwicklung ist bei Wassergeburten häufig zu beobachten und nicht als Pathologie zu bewerten!

Auch in der Austreibungsphase kann die Mutter das Kind schaukeln. Neben der ruhigeren Herzaktion wird das Durchknöpfen des kindlichen Kopfes durch den engen Beckenausgang mit der mütterlichen Bewegung erleichtert.

Wenn die Schultern geboren sind und das Baby den ersten Blickkontakt mit der Mutter aufnimmt, kommt es zu einer Wehenpause. Einige Frauen legen Wert darauf, dass der frischgebackene Vater schon jetzt Kontakt zu seinem Kind aufnimmt. Dann kann er die Hände des Babys berühren und so den Greifreflex testen, während Mutter und Kind sich in die Augen sehen. In der nächsten Wehe wird das Baby seine Beine aktiv einsetzen, um schneller aus dem Geburtskanal zu kommen. Der symmetrische Nackenstellreflex unterstützt seine Bewegung.

9.3.1   Modus I

Die meisten Erstgebärenden (ca. 75 %) und einige Mehrgebärende (20 %) heben ihr Baby in dieser Wehe heraus. Indem sie es unter den Achseln am Rumpf festhalten, helfen sie der Abstoßbewegung des Kindes nach und holen das Kind auf ihre Brust. Die Hebamme muss dabei darauf achten, dass die Mutter ihr Kind nicht schon vor der Hüftgeburt aus dem Geburtskanal zieht, da es sonst leicht zu Dammverletzungen kommt.

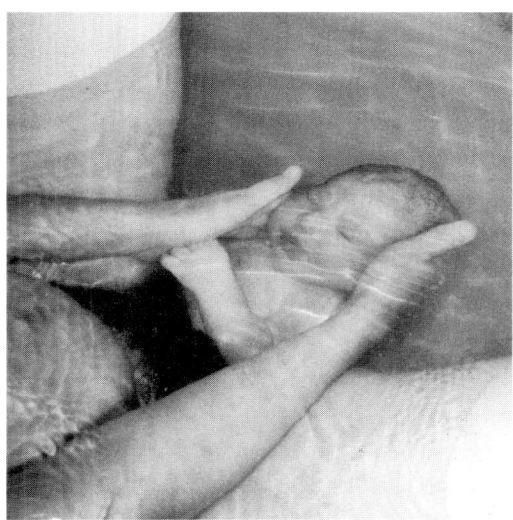

Abb. 9.**4** Geburtshilfe bedeutet hier verbale Anleitung zum korrekten Griff.

Wenn die Gebärende allerdings die Geburt beschleunigen will, weil sie undefinierbare Ängste spürt, dann muss das Kind von der Hebamme entwickelt werden (Dokumentation einer „beschleunigten Austreibung"). Entstand der Impuls nur aus Unwissenheit der Frau, dann genügt es, ihr die Eigenaktivität des Babys bewusst zu machen. Dann wird sie selbst spüren, wieviel Unterstützung ihr Baby benötigt.

Das Neugeborene, das nach Modus I geboren wurde, muss über der Wasseroberfläche die Lungenflüssigkeit herauspressen. Durch den Luftdruck wird diese als Schaum sichtbar. Damit das Kind bei seinem ersten Atemzug nicht einatmet, beseitigen Mutter, Vater oder Hebamme den Schaum aus dem Mund des Kindes. Wenn das Wasserbaby sehr lange braucht, um seinen **ersten Atemzug** selbst auszuführen (die Schaumbildung verzögert diesen oft), dann trocknet man den Mund mit einem sauberen Tuch um den Finger oder benutzt einen Absauger.

Bei Neugeborenen, die nach Modus I geboren werden, muss der Absauger bereitliegen, auch wenn er nur gelegentlich eingesetzt wird.

9.3.2 Modus II

Ist das Baby in der Austreibungsphase in einem guten Gesundheitszustand, dann wird es auch die Verzögerung bis zum eigenständigen Auftauchen bei der Wassergeburt tolerieren. Bis zur nächsten Wehe wird es unter Wasser die Lungenflüssigkeit herauspressen (Dokumentation!). Wenn die Frau nach der Wehenpause spürt, dass sich ihr Baby mit den Beinen an der Uteruswand abstößt, fasst sie es zur Orientierung an den Händen. Sowie das Baby mit den Beinen der Geburtskanal verlassen hat, wird es reflektive Schwimmbewegungen machen. Diese werden zunächst vom asymmetrischen Stellreflex ausgelöst und mit zunehmender Wiederholung in koordinierte Bewegungen umgewandelt. Der Zeitpunkt der exakten diagonalen Koordination zeigt an, dass nun auch die Bewegung der Beine koordiniert werden kann. Ab jetzt wird sich das nach Modus II geborene Wasserbaby in jeder Wassertiefe fortbewegen können.

Während das nach Modus I geborene Kind ca. 20 Wasserkontakte benötigt, um den koordinierten Beinschlag eines 4 Monate alten Landbabys zu erwerben, braucht das nach Modus II geborene Wasserbaby dafür keine weiteren Wiederholungen der Reflexe. Es wird sich sofort sicher im Wasser bewegen, egal wann die Eltern das erste Mal zum Babyschwimmen kommen werden. Natürlich macht man dem Kind eine Freude, wenn es möglichst bald wieder ins Wasser und seine Fähigkeiten anwenden darf.

Die verzögerte (besser: nicht beschleunigte) Wassergeburt bieten den Neugeborenen auch den Vorteil, die Lungenflüssigkeit mit Hilfe des LFER (Lung Fluids Expulsion Reflex) unter Ausnutzung des physikalischen Wasserdrucks sehr leicht ausscheiden zu können.

Einem Wasserbaby, das selbst an die Wasseroberfläche gerudert ist, brauchen die Atemwege nie abgesaugt werden.

Die Mutter hilft ihrem Baby, wenn es mit dem Gesicht an der Wasseroberfläche auftaucht. Vorsichtig dirigiert sie es an ihre Brust. Das Wasserbaby landet mit robbenden Bewegungen auf ihrer linken Körperseite und schaut sich neugierig um, bevor es den ersten Atemzug ausführt. Die meisten Eltern streicheln dabei über den Kopf ihres Kindes – die Bindung der neuen Familie nimmt so einen liebevollen Anfang.

Die meisten Mehrgebärenden wollen ihr Baby nach Modus II entbinden. Nur wenn sie Ängste spüren, beenden sie die Geburt nach Modus I. Da Angst ein Körpersignal ist, das von der Mutter selbst oder über Botenstoffe vom Kind ausgesandt sein kann, muss der Entbindungsmodus dokumentiert werden. Meistens lässt sich der Grund für die „beschleunigte Austreibung" aus einer guten Dokumentation des Geburtsverlaufes erkennen (Kopiervorlage siehe S. 63).

9.3.3 Kontrolle der kindlichen Herztöne

In der Austreibungsphase treten bei Landgeburten häufig **Dezelerationen** des fetalen Herzfrequenzmusters **innerhalb der Wehen** auf. Diese deuten an, dass die Reservekapazität mit jeder Presswehe sinken wird. Je ausgeprägter die Abfälle sind, desto kürzer sollte die prognostizierte Zeit bis zum ersten selbständigen Atmen des Kindes bemessen werden. Diese Dezelerationen kommen bei Landgeburten so häufig vor, dass man vom „Geburtsstress" für jeden Menschen ausgeht (Chamberlain 1983).

In einigen elektronisch registrierten Herztonkurven werden während der Austreibungsphase **atypische Herzfrequenzmuster** entdeckt. Da die elektronische Aufzeichnung die einzelnen Frequenzen nur ungenau wiedergibt, müssen die Herztöne mit dem Pinardrohr gehört werden. Bei etwa 1–2 % aller Geburten können Arrhythmien wie Extrasystolen festgestellt werden. Oft wurden sie schon in der Übergangsphase bemerkt, denn Extrasystolen treten meistens recht regelmäßig auf. Erst mit zunehmender Belastung während der Überwindung des Symphysenwinkels und der postnatalen Adaptation nimmt die Unregelmäßigkeit der Frequenz, manchmal bis zum Herzrasen, zu.

Geht die Frau während der Austreibungswehen ins Wasser, dann werden die Extrasystolen im fetalen Herzschlagmuster seltener auftreten – z. B. vorher nach jedem siebten Herzschlag, nachher nach jedem 22. Herzschlag – die Entlastung des fetalen Herz-Kreislauf-Systems bei Wassergeburten ist deutlich erkennbar.

Um eine harmlose Arrhythmie von einem therapiebedürftigen Herzfehler abzugrenzen, sollte nach der Geburt ein Echokardiogramm veranlasst werden. Nach der diagnostischen Abklärung kann die Arrhythmie mit dem „Frühen Babyschwimmen" positiv beeinflusst werden.

Auch die **fetale Bradykardie** kann mit dem Einsatz von Wasser während der Geburt günstig beeinflusst werden. Sowohl die Bradykardie als Zeichen einer erschöpften Reservekapazität des Feten, als auch die durch einen Herzfehler verursachte Bradykardie profitieren vom Bad der Mutter. Selbstverständlich ersetzt das Wasser keine Therapie, es fungiert hier lediglich als ein Adjuvans, das die Zeit für Diagnostik und Therapieentscheidung überbrücken hilft.

Ein Kind mit Bradykardie sollte in keinem Fall unter Wasser geboren werden, damit es möglichst rasch durch die eigene Atmung das Defizit an Sauerstoffversorgung ausgleichen kann.

Herzfrequenzen über 180 Schläge pro Minute sollten bei der Wassergeburt eigentlich gar nicht auftreten, denn ihre Vorzeichen hätten bereits im Vorfeld zu medizinischen Entscheidungen führen müssen. Die häufigste Ursache einer anhaltenden Tachykardie sind mütterliche Entzündungen, die von der Wasseranwendung eher vorangetrieben werden und deshalb nicht ins Wasser gehören.

Die Dekompensationstachykardie zeigt eine Reihe von Signalen im Geburtsverlauf, unter denen die fetale Bewegung in Abhängigkeit von der Wehe (FMD – fetal motoric detector) ein markantes prognostisches Merkmal der Wassergeburt darstellt.

Beobachtungsbogen
für die Austreibungsphase

- Erster Pressdrang im Wasser / Uhrzeit _____

- Pressdrang veratmet _____

- Wehenpausen/Dauer _____ min.

- Wassertemperatur _____ °C

- Anzahl der Wehen nach der Geburt des kindlichen Kopfes _____

- Dauer der Dammdehnung durch den kindlichen Kopf _____ Wehen

- Nabelschnurlösung vor Schultergeburt _____

- Dezeleration in der Wehe auf _____ bpm, Dip I oder II

- Kindliche Adaptationsbewegung über der Symphyse sichtbar / tastbar /
  von der Mutter erwähnt

- Kopfgeburt / Uhrzeit _____

- Äußere Rotation des Kindes in der Wehenpause (Ohr tastbar) _____

- Körpergeburt / Uhrzeit _____

- Aus dem Wasser gehoben / Uhrzeit _____

- 1. Atemzug / Uhrzeit _____

- Manualhilfe bei Schultergeburt durch _____

- Symphysenwinkel-Handgriff durch _____

- Beschleunigte Austreibung wegen _____

- Vorzeitiges Herausheben durch _____

- Nabelschnurpuls _____ bpm

Bei einer anhaltenden Tachykardie ist die Wasseranwendung während der Geburt nicht sinnvoll, denn dem Kind muss schnell aus seiner Dekompensation herausgeholfen werden.

Die seltenen **fetalen Herzfehler** hätten bereits in der 22./23. Schwangerschaftswoche per Ultraschall diagnostiziert werden sollen (Schneider 2000). Da das Wasser zu einer Senkung der mütterlichen Herzfrequenz führt, ist auch die Basalfrequenz des Feten herabgesetzt. Eine Tachykardie ist also bei der Wassergeburt ein seltenes und ernst zu nehmendes Symptom. Lassen Tonus und Reflexe des Kindes den Schluss zu, dass zur plazentaren Sauerstoffversorgung die eigene Atmung hinzukommen sollte, dann kann die Mutter im Stehen den kindlichen Kopf über dem Wasser gebären. Zur Körpergeburt hockt sie sich wieder ins Wasser zurück, so dass nur das Gesicht des Kindes aus dem Wasser herausschaut. Herz und Kreislauf des Kindes werden im Wasser entlastet und die bei der Geburt komprimierten Schädelknochen des Kindes erholen sich darin schneller.

9.4 Gebärhaltungen im Wasser

Wasser ist das Element der Bewegung. Da liegt es nahe, die unterstützende Funktion der Bewegung für die Geburtsarbeit in die Wassergeburtshilfe zu integrieren. Die Anleitung der Hebamme zum Positionswechsel orientiert sich an den Geburtsphasen.

9.4.1 Wehenphase

Der Auftrieb des Wassers erleichtert die Beweglichkeit der Schwangeren und lässt sogar mehr Bewegungsarten zu als die Schwerkraft an Land. Im Laufe des Geburtsprozesses ist zu beobachten, dass eine Gebärende aus den liegenden Haltungen der frühen Eröffnungsphase zur aufrechten Haltung in der Austreibungsphase „aufsteht".

Die meisten Frauen nutzen in der **Eröffnungsphase** bis zu einer Muttermundsweite von 6 cm den physikalischen Wasserdruck auf die Bauchdecke. Dazu liegen sie während der Wehe auf dem Bauch im Wasser. Bis zur Übergangsphase ist auch der Vierfüßlerstand sehr beliebt, weil er zu einer Entlastung des Muttermundes führt und damit die vom Wasser begünstigte Retraktion des unteren Uterinsegmentes schmerzärmer macht. Ein schwimmendes Wasserkissen schützt in dieser Position das Gesicht der Gebärenden vor dem Wasser. Einige Frauen tauchen innerhalb der Wehe ganz ab. Sie lindern den Wehenschmerz mit dem forcierten Ausatmen im Wasser.

Ab der Übergangsphase liegen die Gebärenden nur noch zwischen den Wehen, um den Kreislauf zu entlasten und bis zur nächsten Wehe auszuruhen. Selbst in dieser Haltung machen viele Frauen mit den Beinen Laufbewegungen, die den Beckengürtel lockern. In keinem Fall konnte ich beobachten, dass eine Gebärende während der Wehe liegt. Durch die Verlängerung der Wehenpausen im Wasser bleibt genug Zeit, um zwischen den Wehen das Schweben im Wasser zur Erholung zu nutzen.

9.4.2 Austreibungsphase

Die Muskelarbeit wird in der Austreibungsphase unterstützt, wenn die Gebärende aufrecht kniet, steht oder, noch besser, am Tuch hängt. Das Schmerzempfinden gibt ihr den Impuls, die passende Haltung herauszufinden. Je mehr Platz der kindliche Kopf im Beckenausgang hat, desto weniger schmerzhaft fühlt sich die Wehe an. Eine Animation der Gebärenden zur Bewegung reicht also in der Wassergeburtshilfe aus.

Die Bewegung des kindlichen Kopfes in den Beckenausgang beschleunigen die meisten Frauen mit der Position des Kniestandes, des Hockens oder des Hängens am Seil. Auch das seitliche Beckenkippen beim „Storchengang" oder das „am Seil hängende Treppensteigen" in der Gebärwanne hilft dem kindlichen Kopf durch die Beckenenge. Bis dieser dann in der Tiefe sichtbar wird, variieren und kombinieren die meisten Gebärenden ihre Haltung in jeder Wehe neu.

Beim „**Crowning**" endlich spürt die Gebärende sehr gut selbst, wie der kindliche Kopf den

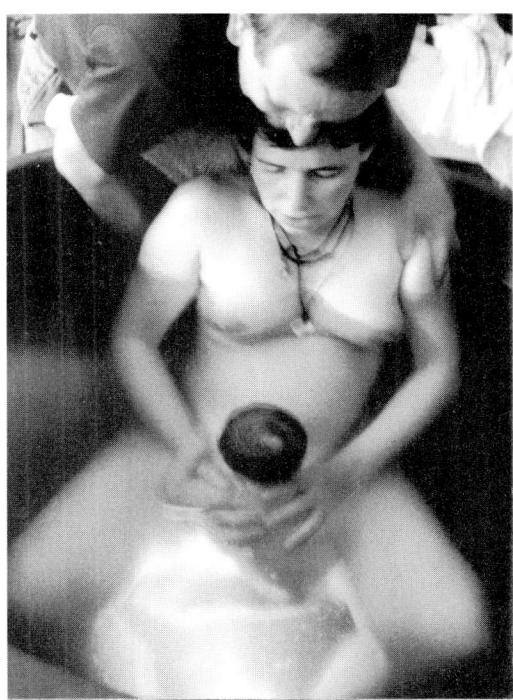

Abb. 9.**5**   Wassergeburt im Stehen

Damm dehnt und wieder zurückweicht. Sie wird nun zur Bewegung für die Entlastung des Gewebes angehalten. Manchmal ändert sie dann auch ihre Position, um den Druck auf die Beckenbodenmuskulatur besser verteilen zu können.

Einige Frauen entwickeln den kindlichen Kopf im Vierfüßlerstand, die meisten im Kniesitz mit einem stehenden Fuß. Sie sind dabei leicht vornüber gebeugt und entlasten so ihre Aorta, vermeiden also einen Blutstau. Ist der Kopf geboren, dann bleibt genügend Zeit, um sich noch mehr aufzurichten oder leicht nach hinten zu lehnen. Das Kind hat dadurch für die Körpergeburt Platz und kann den ersten Blickkontakt mit der Mutter aufnehmen.

Je aufrechter die Gebärende beim Durchtritt des kindlichen Kopfes ist, desto weniger Verletzungen entstehen an Zervix, Beckenboden und Damm. Das Wasser erhöht die Elastizität des Gewebes und schützt mit seinem spezifischen Widerstand vor Rissen und einem plötzlichen Druckabfall.

Adipöse Frauen sind durch ihre Unbeweglichkeit auch im Wasser benachteiligt. Sie können oft das Baby weder sehen noch anfassen. Deshalb muss in der Geburtsvorbereitung verabredet werden, wer dem Kind bei der Wassergeburt helfen soll, wenn dies notwendig werden sollte. Auch ein Spiegel kann für diese Frauen hilfreich sein. Die aufrechte Haltung bei der Körpergeburt des Kindes ist für adiöpse Frauen zwar günstiger, doch die stärkere Kreislaufbelastung bewirkt, dass sie häufiger in liegender Position entbinden. Sie brauchen die Anregungen zur Bewegung in kontrollierter Hypothermie des Wassers mehr als schlanke Frauen. Eine gute Geburtsleitung dient der vollen Ausschöpfung der Vorteile des Wassers für adipöse Gebärende.

9.4.3   Die kindliche Geburtshaltung im Wasser

Auch für das Kind ist die Geburt am schonendsten, wenn die Mutter im Wasser steht. Der Gegendruck des Wassers ermöglicht es dem Kind, die Führungslinie seines Geburtsweges verlangsamt und angepasst einzuhalten. Nach der Hüftgeburt bewegt es sich aus der schwebenden Rückenlage im Wasser sofort an die Oberfläche. Wenn das Gesicht aus dem Wasser taucht, helfen ihm die meisten Mütter instinktiv.

9.4.4   Plazentaphase

Zur Wassergeburt der Plazenta knien viele Mütter. Einige stehen auch auf und gebären die Plazenta über Wasser. In der Geburtsvorbereitung muss das individuelle Blutungsrisiko für die Plazentageburt über Wasser besprochen worden sein.

Nach der Plazentaphase kann die Familie wieder ins Wasser zurück, wenn dieses aufgewärmt wird. Auch jetzt ist die Rückenlage der Frau noch ungünstig, weil das Wasser nun offensichtlich in die Geburtswege laufen kann. Zwar wurden bisher nie Infektionen und andere Komplikationen beobachtet, doch sollte das Blut-Wasser-Gemisch beim Verlassen der Wanne nicht die gemessene Menge der Reinigungsblutung (s. S. 72) verfälschen.

Nach dem Verlassen der Gebärwanne sollte sich die Entbundene möglichst wenig aufrecht halten. Das Liegen entlastet nun die Geburtswege und den Kreislauf. Deshalb ist die liegende Position eine günstige Haltung für das frühe Wochenbett. Kurze Bewegungsintervalle schützen vor Thrombosen. Der Volksmund sagt: „Im Wochenbett sind die „S" (sitzen, stehen) zu vermeiden und die „L" (liegen, laufen) zu betreiben."

9.5   Dammschutz

Bei der Wassergeburt kann der Dammschutz vom Wasser geleistet werden. Sowohl der druckmindernde Griff der Hebamme auf das vorangehende Hinterhaupt als auch der raffende Griff zur Vermeidung eines Dammrisses sind im Wasser in der Regel nicht nötig.

Der physikalische Wasserdruck verhindert den durch die Schwerkraft der Erde verursachten Sog auf den kindlichen Kopf. Zur Angleichung des physikalischen Druckes an die intraamnialen Druckverhältnisse kann das Badewasser

mit **Meersalz** versetzt werden. Mit der Wasserdichte (spezifisches Gewicht) steigt auch der Wasserdruck. (Druck = Dichte mal Höhe der Wassersäule).

Je größer die Gefahr eines Vorfalles von Nabelschnur oder fetalen Kleinteilen eingeschätzt wird, desto stärker wird die Salzlösung an eine isotonische Konzentration (0,9 %) angenähert. Die Salzkonzentration bei einer Wassergeburt liegt in der Regel zwischen 0,25 % und 0,9 %.

Formel: $\dfrac{\text{Wassermenge} \times 0,25}{100}$

Beispiel: 0,25 %ige Salzkonzentration in einer Wanne mit 300 l Wasser

$\dfrac{300 \times 0,25}{100} = 0,75$

Lösung: 0,75 kg = 750 g Salz in 300 l Wasser

Das **Dammgewebe** hat von Natur aus die Fähigkeit zur Dehnung und muss daher nicht trainiert werden. Hormonelle Faktoren beein-

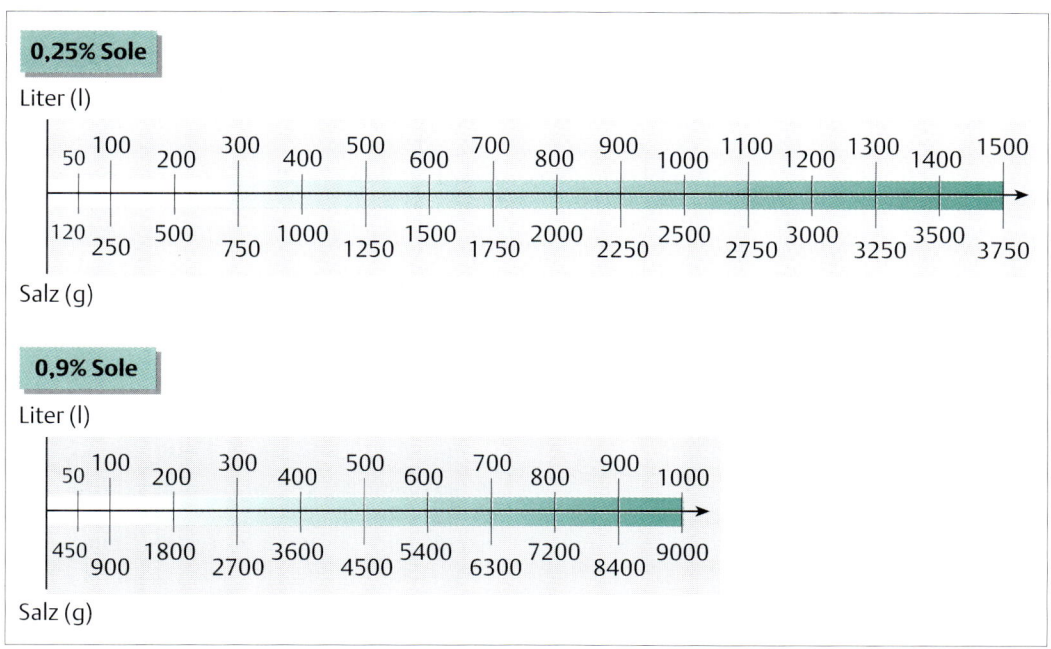

Abb. 9.**6**   Messlatte für eine 0,25 %ige und eine 0,9 %ige Lösung

flussen die Dehnbarkeit schon vor, aber besonders während der Geburt. Wasser unterstützt sowohl die hormonelle Sekretion als auch die schnelle Verteilung der Hormone im Körper und damit den rascheren Erfolg am Gewebe. Viele Frauen bemerken die Veränderung des Genitalbereiches kurz vor der Geburt. Die Temperatur des Wassers scheint für die Ausprägung der Gewebeschwellungen ebenfalls eine Rolle zu spielen.

Die meisten Frauen empfinden nach eigener Aussage eine fremde Hand an ihrem Damm als unangenehm und schmerzhaft. Beobachtet man hingegen, wo die Frauen selbst ihre Geburtswege mit den Händen schützen, dann fällt auf, dass der After und die Labien, manchmal auch der Klitorisbereich bevorzugt werden. Die von den Frauen intuitiv geschützten Bereiche sind tatsächlich die am meisten gefährdeten Regionen bei der Wassergeburt. Während die Häufigkeit der Dammrisse bei Wassergeburten von der Position der Mutter abhängt, sind **Labien- und Vaginalrisse** kaum zu vermeiden (Beech 1995). Wie neue Untersuchungen zeigen (Faridi 2002), sind die Verletzungen im vorderen Genitalbereich jedoch weniger folgenschwer als die sichtbaren oder okkulten Analsphinkterdefekte. Bevor allerdings eine operative Schnittentbindung zur Vermeidung von Langzeitfolgen der Sphinkterverletzungen als Lösung angepriesen wird, sollten aufrechte Gebärhaltungen (Fischer 2002) und die Geburt im Wasser als wirksame Präventivmaßnahmen eingesetzt werden.

> Die Wassergeburt stellt eine Möglichkeit dar, die Zahl der Verletzungen bei der vaginalen Geburt zu senken.

9.6 Wassertemperatur und Geburtsfortschritt

Aus den Beobachtungen in den einzelnen Geburtsphasen entsteht ein Abbild der Temperaturregulation der Gebärenden.

- Die gesunde Schwangere wird **bei Wehenbeginn** eine Wassertemperatur zwischen 35–37 °C wählen. Damit werden Wehen angeregt und Entspannung erzeugt. Bei einem kürzeren Wehenabstand in der Eröffnungsphase wird die Temperatur abgesenkt und erreicht bei den meisten Frauen 33–36 °C.
- In der **Übergangsphase** sollte die Wassertemperatur noch einmal um 3 °C gesenkt werden, da die Muskelarbeit viel Wärme erzeugt. In der Latenzphase steigen viele Frauen aus dem Wasser und erzeugen damit einen „Kälteschock" durch Konvektionsverlust.
- Wenn die Frauen zur **Austreibungsphase** wieder ins Wasser steigen, erwarten sie eine milde Hypothermie des Wassers. Bei Beckenendlagen, Schulterlösung oder längerer Austreibungsphase kann das Wasser wieder etwas aufgewärmt werden. Die neutrale Temperatur reicht aus, um die Wehentätigkeit in Gang zu halten.
- Ist die **Plazenta geboren** und die Familie will noch eine Weile im Wasser bleiben, dann sollte die Wassertemperatur wieder auf 35–37 °C ansteigen.

Die daraus entstehende Wassertemperaturkurve zeigt den Wechsel vom anregenden Rot zum schmerzlindernden Blau ins neutrale Gelb des Geburtsverlaufes (Popp 1994).

9.7 Kriterien zum Abbruch einer Wassergeburt

- **Bewegungsarme Schwangere** neigen zu Disstress während der Wassergeburt. Sie sollten so lange wie möglich die Wasserwirkungen nutzen dürfen, müssen die Wassergeburt aber bei einem instabilen CTG oder mangelhaften fetalen Bewegungen abbrechen.
- **Raucherinnen** zeigen ebenfalls oft negative Reaktionen auf die Wasseranwendung. Die vom Wasser ausgelöste Blutdrucksenkung verführt sie gelegentlich zum Rauchen einer Zigarette während des Bades. Hier sollte die Wassergeburt abgebrochen (und die Zigarette ausgemacht) werden, da beides gegeneinander arbeitet.
- **Grünes Fruchtwasser** deutet immer auf erschöpfte Reserven des Feten hin. Wenn es zusammen mit anderen Risiken in der Anamnese auftritt, ist eine individuelle Abwägung der Wasseranwendung notwendig. Bei mindestens zwei gleichzeitig auftretenden Risiken (z. B. Hypertonie, Fieber oder hyperther-

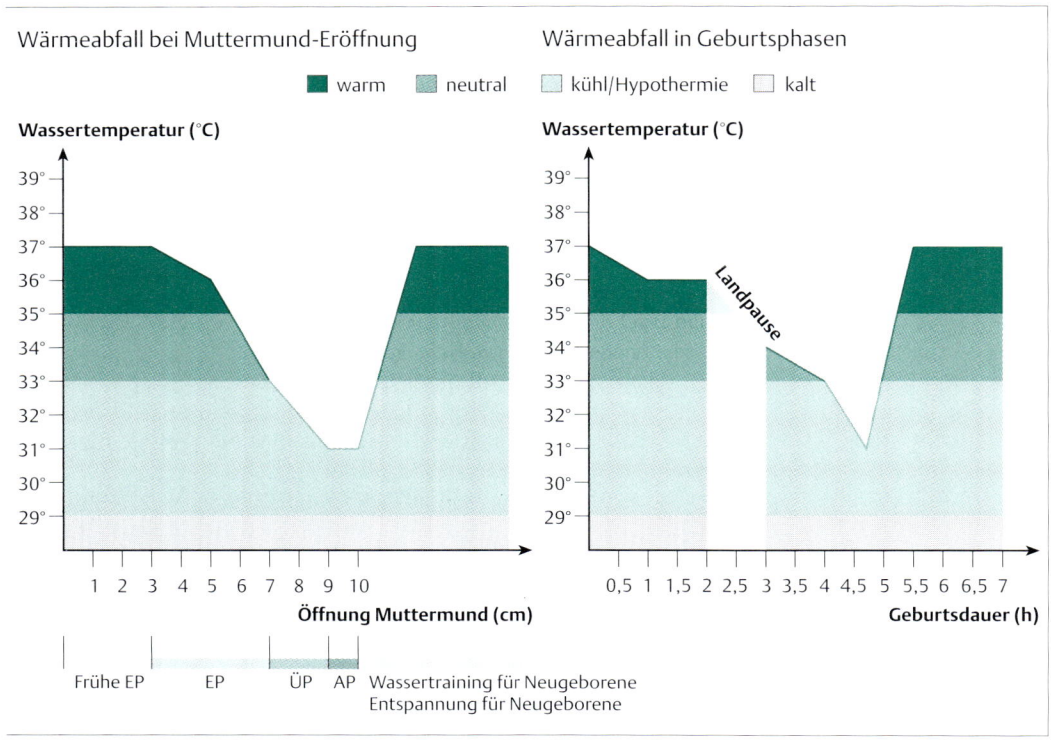

Abb. 9.**7**   Temperatur-Kurve „Normale Wassergeburt"

miertes Wasser) ist die Wassergeburt abzu-
brechen. Nur wenn eine rasche Entwicklung
des Kindes durch das Wasser vorhersehbar
ist, kann die Wassergeburt fortgesetzt werden. Im Einzelfall muss nach den vorhandenen pädiatrischen Hilfsmöglichkeiten für
oder gegen die Wassergeburt entschieden
werden.

Grundsätzlich gilt für alle Erkrankungen, dass
unbehandelte oder erfolglos behandelte
Schwangere nicht im Wasser entbinden sollten.
Eine gewissenhafte Vorsorge ist Voraussetzung
für die Wassergeburt.

Literatur

Beech BAL: Water Unplugged, Books für Midwives
    Press, Hale UK 1995
Chamberlain D: Consciousness at Birth, San Diego
    1983
Faridi A et al.: Anale Inkontinenz nach vaginaler
    Geburt, Dt Ärzteblatt 99, 7.1.2002
Fischer H: Die Logik der Gebärhaltungen, Die Heb-
    amme 2/2002, S. 83–87
Goodfellow in: Buckly S: Undisturbed Birth, Mid-
    wifery Today 63/2002, S. 23
Nathanielsz PW: Life in the Womb, New York, 1999
Norsk P, Bonde-Petersen F, Warberg J: Arginine
    vasopressin circulation and kidney during graded
    water immersion in humans. J Appl Physiol 66 /
    1989, S. 479–484
Odent M: Von Geburt an gesund, Kösel Verlag, 1989
Popp FA: Biologie des Lichts, Parey Verlag, München
    1994
Rockenschaub A: Gebären ohne Aberglaube, Lau-
    ter/A 1998
Schneider P, Möckel A, Hambsch J, Häusler HJ,
    Vogtmann Ch: Wie erkennt man Herzerkrankun-
    gen im Neugeborenenalter? Die Hebamme
    4/2000, S. 222–227

10 Geburtsreflexe und Eigenarbeit des Kindes

Die Geburt ist ein Prozess, den Mutter und Kind in Kooperation und mit wechselseitigen Induktionen bewältigen müssen. Beim **Eintritt ins mütterliche Becken** muss sich das Kind mit auf die Brust gebeugtem Kopf und an den Rumpf gebeugten Gliedmaßen so klein wie möglich machen. Diese Haltung wird ausgelöst durch die Bewegung der Mutter. Wenn eine Schwangere in den letzten vier Wochen vor dem errechneten Termin ans Bett gefesselt ist, bekommt ihr Kind keine Chance, die optimale Haltung einzunehmen. Daher ist die fetale Fehlhaltung eine häufige Komplikation nach strikter Bettruhe im letzten Trimenon und führt meist zur Geburt per Sectio caesarea. Mit Bewegungstherapie im Wasser (s. S. 69) oder mindestens einer Laufrunde ums Bett nach jeder zweiten Stunde (Gascin 1985) können die Bewegungen des Kindes auch dann animiert werden, wenn die Mutter in den letzten Wochen vor der Geburt Bettruhe verordnet bekommt.

In der **Beckenmitte** hat der kindliche Kopf viel Platz, denn sie ist rund und lässt eine Drehung des Kopfes in alle Richtungen zu. Bei intakter Fruchtblase erleichtert das Fruchtwasser die Rotation in Beckenmitte. Deshalb vermeiden Hebammen möglichst lange eine Amniotomie. In der Wehe wird der kindliche Kopf vom hinteren Muskelpaket der mütterlichen Beckenmuskulatur (M. piriformis) aus dem Querstand in den Geradstand gedreht. In der Wehenpause löst der asymmetrische tonische Nackenstellreflex die Anpassung des kindlichen Rumpfes an die seitliche Kopfhaltung aus. Dieser Reflex bewirkt, dass der Fet die Gliedmaßen der gleichen Seite, in die sein Kopf gedreht ist, streckt und die Gliedmaßen der Gegenseite anbeugt, wenn die Gebärmutter genug Raum gibt. Auf der rechten Körperseite der Mutter muss daher die fetale Beinbewegung, in Nabelhöhe die fetale Armbewegung zu spüren sein. Da die Bauchdecken der Mutter im Wasser elastischer werden, sind die Adaptionsbewegungen oft auch zu sehen. Die neue Haltung des fetalen Rumpfes bewirkt seine Rotation, der Rücken kommt mit jeder Wehe ein Stückchen weiter nach vorne. Die meisten Kinder behalten die Armhaltung bis zu ihrer Geburt bei, sie werden mit der rechten Hand am Hals und dem gestreckten linken Arm geboren.

Während bei Landgeburten meistens die Rotation wieder in die Ausgangshaltung im Beckeneingang zurückführt, setzen die Wasserbabys ihre in Beckenmitte begonnene Spiralbewegung häufig bis zur Geburt der Schultern fort. Sie drehen sich mit dem Gesicht zur Mutter und haben meistens eine Wehenpause lang Zeit, um den **ersten Blickkontakt** aufzunehmen. Da ein Kind mit der Sehfähigkeit geboren wird, die es im Wasser entwickelt hat und die noch keine Lichtbrechung kennt, sieht es unter Wasser sehr gut. Die Augen der Mutter geben die runde Form der Iris mit Punkt (dunkle Pupille) vor, nach der es suchen wird, wenn es an ihre Brust (Warzenhof mit punktförmiger Warze in der Mitte) zurückfinden will. Die Berührung der Mutter und ihr Körpergeruch leiten das Kind, wenn es mit rudernden Gliedmaßen an die Wasseroberfläche kommt (Watson 1999). Das Neugeborene soll nicht unbeschützt in die Weite des Wassers entlassen werden.

Nach dem ersten Blickkontakt mit der Mutter wird das Baby mit dem Oberkörper im Wasser schweben, bis die nächste Wehe seine Fußsohlen mit dem uterinen Fundus in Berührung bringt und den Opisthotonus (Überstreckung des Rückens) auslöst. Dieser lässt den kindlichen Kopf tiefer liegen als den Rumpf und löst damit den symmetrischen Nackenstellreflex aus. Mit beiden Beinen stößt sich das Kind nun vom Fundus ab und hilft so bei seiner Geburt.

Die Mutter sollte aus der Vorbereitung auf die Wassergeburt wissen, dass sie ihr Baby unter den Achseln am Brustkorb halten muss, damit die reflexauslösende Lage des kindlichen Kopfes nicht behindert wird.

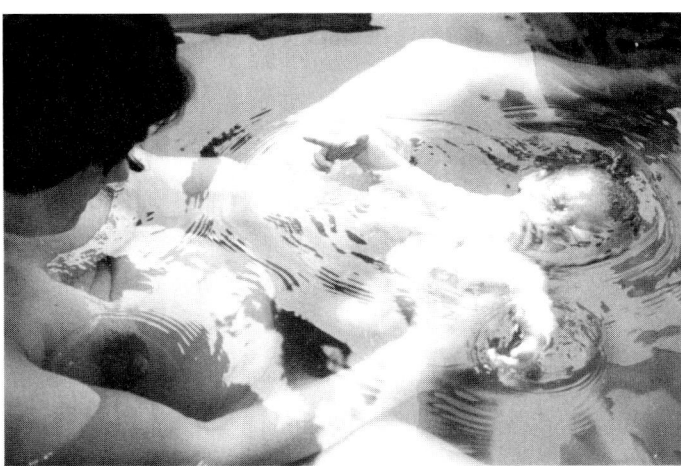

Abb. 10.**1** „Nach oben" zeigt dieses Wasserbaby seiner Mutter!

Je größer das Baby ist, desto notwendiger ist seine Mithilfe bei der Geburt.

Hat das Baby den Geburtskanal verlassen, dann wird es ein zweites Mal den asymmetrischen Stellreflex benutzen, um **an die Wasseroberfläche** zu paddeln. Schon nach wenigen Wiederholungen bewegt es die Gliedmaßen nicht mehr reflektorisch, sondern bereits koordiniert. Wenn Arm und Bein tatsächlich diagonal bewegt werden, kann die Automatisierung der Bewegung beginnen. Dieser Entwicklungsschritt ist für die laterale Koordination der beiden Hirnhälften und für die visuelle und räumliche Wahrnehmung von besonderer Bedeutung. Nach den Forschungen von Piaget, Doman und Goldenberg ist die stufenweise sensomotorische Entwicklung eine Voraussetzung für die spätere kognitive Entwicklung. Kinder, die einzelne Entwicklungsschritte ausgelassen haben, weisen häufiger eine unvollständige neurologische Integration beider Gehirnhälften auf.

Die Vollendung der Rotationsbewegung durch den Geburtskanal unterstützt die Reifung der vorgeburtlich erworbenen Reflexe und Bewegungsmuster. „Das Kind braucht zwingend den Geburtsvorgang" (Lauff 2002), um die posturale Reaktibilität des ZNS entwickeln zu können (Hellbrügge 1999).

Literatur

Doman G: What to do about your brain injured child, Philadelphia 1992
Gascin IM: Spirituelle Hebammen, Kösel München 1985
Goldenberg RL et al: Pregnancy outcome and intelligence at age 5 years. Am. J. Obstetric. Gynecol. 175/1996
Hellbrügge Th et al: Müncher Funktionelle Entwicklungsdiagnostik, Lübeck 1999
Lauff W: Lust auf Leben, Vortrag auf Landestagung Hamburg 5.6.2002
Piaget J: Der Zeitfaktor in der kindlichen Entwicklung, Frankfurt 1976
Watson L: Jacobsons Organ, Penguin Press, London 1999

11 Geburt der Plazenta

Nach einer Wassergeburt hängt der Modus der Plazentaphase von der **Wassertemperatur** ab.
- Ist das Baby in warmes Wasser (**35–37 °C**) hinein geboren worden, dann sollte der blutige Teil der Entbindung, die Plazentageburt, außerhalb der Gebärwanne stattfinden.
- Bei Temperaturen **über 37 °C** kann die Plazentalösung durch die Wärme des Wassers verzögert und die Nachblutung verstärkt werden. Selbst bei einer folgenden Landgeburt der Plazenta können die nach dem Verlassen der Gebärwanne anhaltenden Wassereffekte noch zu einer vermehrten Blutung nach der Warmwassergeburt führen (Eldering).
- Die Lösungsblutung fällt geringer aus, wenn das Wasser bei der Geburt mild hypothermiert (**33–35 °C**) ist.

11.1 Lösungsblutung

Konnte die Temperatur der uterinen Umgebung während der Geburt niedrig gehalten werden, dann ist ein sehr flaches, retroplazentares Hämatom an der maternalen Plazentaseite zu beobachten. Mit dem **Lösungsmodus nach Schultze** wird es von den Eihäuten umschlossen geboren, so dass kein Blut ins Wasser gelangt. Dadurch erscheint auch die als blutig bekannte Plazentaphase für die teilnehmenden Familienangehörigen nicht mehr beängstigend.

Die geringe Einblutung hinter der Plazentawand führt zu einer wenig deutlichen Verkantung der Gebärmutter (Krapp M et al. 2001). Das **Lösungszeichen nach Schröder** ist nicht immer leicht zu erkennen. Dafür zeigt das Wasserbaby an, ob die Blutversorgung durch die Plazenta noch anhält. Ruhig und zufrieden nimmt es Blick- und Hautkontakt mit den Eltern auf. Während einer Nachwehe wird die Blutzirkulation unterbrochen und das Neugeborene zeigt mit Schreien seinen Unmut darüber an. Spätestens nach dem dritten Schreien, also der dritten Wehe, ist die Plazenta meis-

tens vollständig gelöst und die Verkantung der Gebärmutter sichtbar.

11.2 Geburt der Plazenta

Nun kann die Plazenta geboren werden. Dazu stehen viele Frauen auf und die Plazenta kann mit einer sauberen Schale aufgefangen werden. Andere Mütter wollen im Wasser liegend oder hockend ihre Plazenta gebären. Dann hält man ihnen die Auffangschale bereit und nimmt damit die Plazenta entgegen. Will die Frau ihre Plazenta nicht selbständig gebären, dann kann die Hebamme diese mit verhaltenem Zug an der Nabelschnur (Cord traction) aus der Scheide ziehen. Es scheint, dass die **kontrollierte Cord traction** – von der Frau selbst oder der Hebamme ausgeführt – die niedrigste Blutungsrate nach sich zieht (Rogers 1999). Die Reinigungsblutung tritt trotz der manuellen Hilfe erst dann auf, wenn die Frau das Wasser verlässt.

11.3 Spätabnabelung nach der Plazentageburt

Auch der Zeitpunkt des Abnabelns kann zur Blutungsprophylaxe beitragen. Wenn die Nabelgefäße erst nach der Plazentageburt abgeklemmt werden, wird die Bluttransfusion in die Plazentagefäße und damit der Gefäßdruck an der Lösungsfläche vermieden. Der größte Blutanteil bleibt im kindlichen Kreislauf.

Es steht den Eltern frei, zu entscheiden, wer das Baby nach der Plazentageburt abnabeln soll. Bei Erstgebärenden wollen oft die Väter diese Aufgabe übernehmen. In diesem Fall ist eine Übung am Phantom im Rahmen der Geburtsvorbereitung sinnvoll.

Man unterbricht die Blutbahn möglichst nahe an der Insertionsstelle an der Plazenta. Später kann die verbliebene Nabelschnur auf ca. 4 cm gekürzt werden. Die Zeit bis zum Abfallen des Nabelstumpfes hängt von der Wassertemperatur und der Tiefe der Gebärwanne ab. Je kühler und tiefer das Wasser bei der Geburt war, desto schneller heilt der Nabel ab.

11.4 Reinigungsblutung

Mit ein wenig Geschicklichkeit kann die Nachblutung, die erst beim Verlassen des Wassers auftritt, mit einem Gefäß aufgefangen werden. Dies bietet den Vorteil, dass die Blutmenge gemessen werden kann, denn es ist schwierig, größere Mengen als 300 ml genau zu schätzen (Cochrane 1998). Der hydrostatische Druck und die Sparschaltung des Kreislaufs bewirken eine sehr geringe Nachblutung.

Auffallend ist, dass die **kurze, aber heftige Blutung nach der Plazentageburt** frühestens dann eintritt, wenn sich der Unterkörper der Entbundenen über dem Wasser befindet. Wenn die Geburt der Plazenta außerhalb des Wassers stattfindet, sind dagegen verstärkte Blutungen zu beobachten. Dafür sind vermutlich zwei Faktoren verantwortlich: Zum einen fällt die Tonisierung die verletzten Blutgefäße in der Luft weg, weil der physikalische Wasserdruck

fehlt. Zum andern hält der Wassereffekt eines gesteigerten Blutvolumens im Bauchraum noch einige Zeit lang an. Dieser Erfahrung entstammt auch die Empfehlung (Dudenhausen, Eldering 2000), prophylaktische Uterustonika zu verabreichen. Wird die Plazenta im Wasser geboren, dann sind diese jedoch überflüssig, da die Nachblutung selten 200 ml überschreitet.

Die Entbundene sollte **langsam und etappenweise aufstehen**, damit ihr Kreislauf Zeit hat, sich wieder an die Schwerkraft außerhalb des Wassers anzupassen. Die meisten Frauen empfinden dies als ein Schweregefühl im Bauch, sie halten ihn fest und beklagen sich über sein Gewicht. Wenn sie stehen, dann wird die Blutung einsetzen. Das Ende der Nachblutung kündigt sich durch erste kleine Koagel an.

Sobald die Reinigungsblutung beendet ist, sollte sich die Frau ins Wochenbett legen. Das Kopfende des Bettes sollte nicht erhöht sein, damit die Kreislaufentlastung die Rückbildung der äußeren Geburtswege unterstützt. Einige Mütter genießen allerdings noch einmal das Wasser, sie setzen sich in die Gebärwanne zurück. Das Wasser kann nun wieder aufgewärmt werden, ohne dass dadurch weitere Blutungen ausgelöst werden.

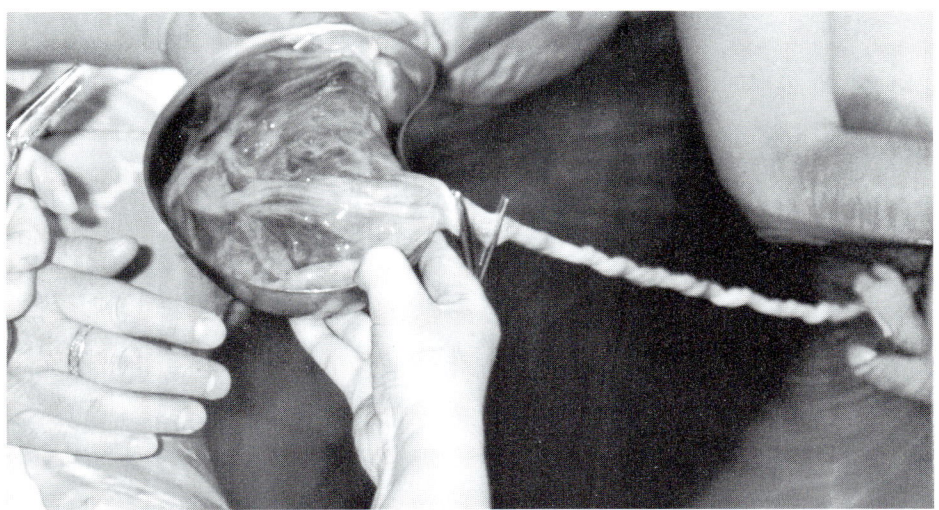

Abb. 11.**1** Abnabeln nach der Plazentageburt an der Insertionsstelle

Beobachtungsbogen
zur Plazentaphase

- Lösungszeichen und -modus _____

- Lösungsschrei des Neugeborenen/Anzahl _____

- Lösungsblutung ins Wasser/geschätzte Menge _____

- Plazentageburt / Uhrzeit. _____

- Manualhilfe (welche?) _____

- Mütterliche Haltung bei Plazentageburt _____

- Reinigungsblutung / Uhrzeit _____ Menge _____ ml

- Plazenta an Eltern ausgehändigt _____

- Abnabelung nach Plazentageburt _____ min.

- Abgenabelt durch _____

- Anti-D-Spritze / Uhrzeit_____

- 1. Anlegen im Wasser / Uhrzeit _____

- Wochenbett-Beginn / Uhrzeit _____

- 1. Mahlzeit p.p. _____

11.5 Inspektion der Plazenta

Die **gründliche Inspektion der Plazenta** beinhaltet Größe, Gewicht, Anatomie der Gefäße und Eihäute, Fibrinablagerungen und regelwidrige Verfärbungen. Abweichende Befunde wie unvollständige Serosa, Kotyledonen oder Nebenplazenten sind bei einer Wassergeburt meistens nicht mit verstärkten Nachblutungen assoziiert. Erst im Wochenbett treten diese Blutungen verspätet auf. Deshalb muss die Inspektion der Plazenta sehr sorgfältig ausfallen.

Literatur

Cochrane, Enkin, Keirse, Renfrew, Neilson: Die Nachgeburtsperiode, Effektive Betreuung während Schwangerschaft und Geburt, Wiesbaden 1998

Dudenhausen JW, Eldering G: Stellungnahme zur Wassergeburt, Frauenarzt 41/2000, S. 1029–1032

Krapp M et al.: Korrelation zwischen sonografischen und klinischen Befunden in der Plazentarperiode, GebFra61/2001, S. 507–510

Rogers J, Wood J, McCandlish R: Active versus expectant management of third stage of Labour: The Hinchingbrooke randomised controlled trial, Lancet 351 S. 693–699, 1999

12   Vorzeitiger Blasensprung

Im Allgemeinen versteht man unter einem vorzeitigen Blasensprung ein Ereignis vor Beginn der Wehenzeit. Die Beobachtungen in der Wassergeburtshilfe deuten jedoch darauf hin, dass die Vorzeitigkeit des Blasensprunges als ein Ereignis vor der fetalen Passage des mütterlichen Beckenausganges definiert werden sollte.

12.1   Der „normale" Blasensprung bei einer Wassergeburt

Bei Wassergeburten ohne äußere Einwirkungen kann man beobachten, dass der Blasensprung regelmäßig kurz vor dem Durchtritt des vorangehenden Teils durch den knöchernen Beckenausgang stattfindet.

Der Blasensprung leitet hier die „Latenzphase" ein: Eine Pause der Wehentätigkeit setzt ein, die den muskulären Umbau des Fundus uteri und die evtl. notwendige Konfiguration des kindlichen Kopfes ermöglicht. Diese Phase kann zwei Stunden und länger andauern (Sagady 1995).

Häufig wird die Hebamme jedoch auch mit so genannten **„Glückshauben"** konfrontiert. Kinder, die mitsamt ihrer intakten Fruchtblase geboren werden, bezeichnet man in Deutschland als „Glückskinder, die mit Glückshaube" geboren sind, in Dänemark als „Im Siegerhemd geborene Kinder". Der Volksmund scheint den Zusammenhang zwischen einer stressarmen Geburt und einer intakten Fruchtblase zu kennen. Das Zeitfenster für den normalen Blasensprung scheint also von der Latenzphase vor den Presswehen bis nach der vollständigen Geburt des Kindes zu reichen.

Abhängig von der Haltung der Gebärenden springt die Fruchtblase, wenn sie während der Wehe gegen den engen knöchernen Becken-ausgang gepresst wird. Will man dies verhindern, dann muss die Frau in aufrechter Haltung die Presswehen veratmen. Das Wasser wird nicht nur den Pressdrang minimieren, sondern auch zur Dehnbarkeit des knöchernen Beckenringes beitragen, so dass die Kombination von aufrechter Position und Wasser den Blasensprung vermeiden kann. Frauen mit Geburtserfahrung und kurzer Wehenphase haben daher Erfolg in einer hohen Gebärwanne, die zum Stehen während der Austreibungsphase geeignet ist. Erstgebärende mit größerem Bewegungsdrang entbinden meistens in halbaufrechter Haltung und können daher den Blasensprung nur bis zum Beckenboden aufschieben. Eine gute Geburtsbegleitung kann der Gebärenden helfen, die Fruchtblase so lange wie möglich zu erhalten. (Wie ein rohes Ei behandeln!)

Gelegentlich muss aus therapeutischen Gründen wie einem Wehenstillstand, maternalen Erkrankungen o. a. Ursachen die Wehentätigkeit mit einer **Amniotomie** wieder in Gang gebracht werden. Die Amniotomie sollte nicht vor einem 5 cm weit eröffneten Muttermund ausgeführt werden, weil Geburtsstillstand und/oder Fehleinstellung (hintere Hinterhauptslage) des vorangehenden kindlichen Teiles dadurch provoziert werden können. Auch die Latenzphase ist kein geeigneter Zeitpunkt für die Amniotomie da die vorzeitige Wehenanregung den kollagenen Faserumbau der uterinen Muskulatur unterbricht, die Pressphase also eher hinausschiebt.

Der **günstigste Zeitpunkt** scheint das Stadium der Eröffnungsphase zwischen 5 und 8 cm Muttermundsweite zu sein, während der kindliche Kopf in der Beckenmitte steht und damit eine prall gefüllte Fruchtblase zulässt. Wenn der untere Eipol in Führung ist, genügt es, diesen mit der Fingerspitze zu berühren, während die Wehe Druck erzeugt. Gelingt die Amniotomie nicht, dann ist die Fruchthülle nicht reif, mürbe genug. Dann muss die Amniotomie auf einige Wehen später verschoben werden. In keinem Fall ist ein Instrument zur Amniotomie nötig, wenn diese zum richtigen Zeitpunkt ausgeführt wird. Selbstverständlich stellt die Amniotomie einen Eingriff in den Geburtsverlauf dar und sollte nur nach ernsthafter Abwägung von Nutzen und Risiken eingesetzt werden.

12.2 Ursachen des vorzeitigen Blasensprungs

Ein **spontaner Blasensprung vor einer Muttermunderöffnung von 5 cm** ist in der Wassergeburtshilfe als ein vorzeitiger Blasensprung zu bewerten, der meistens auf einer hormonellen Dysregulation mit verzögerter Zervixreifung beruht (Taniguchi 1991). Fruchtblasen, die durch Überreife des Kindes aus mürbe gewordenen Eihäuten bestehen, springen bereits zu Beginn der Geburt. Die Kollagenase-Produktion des Zervixgewebes hat die Reißfestigkeit von Amnion und Chorion vermindert. Saltatorische Herztonmuster im CTG weisen auf die veränderte Homöostase des Fruchtwassers hin.

Bei einem **überreifen Kind** kann mit einer aufrechten Gebärhaltung im Wasser ein Blasensprung manchmal bis zum Erreichen des mütterlichen Beckenbodens hinausgezögert werden. Das austretende Fruchtwasser vermischt sich dann nur schwer mit dem Badewasser, es bleibt als leicht rosa gefärbtes Wölkchen im Badewasser stehen. Ursache ist die unterschiedliche Konsistenz der Flüssigkeiten: das eingedickte Fruchtwasser ist zähflüssiger als das salzhaltige Badewasser.

Ein überreifes Neugeborenes reagiert auf zu warmes Wasser mit Adaptationsstörungen des Glukosestoffwechsels. Wenn die Wassertemperatur nicht schon während der Übergangsphase gesunken ist, sollte sie spätestens beim Erkennen des eingedickten Fruchtwassers auf die milde Hypothermie (30–33 °C) gesenkt werden.

Schwieriger ist ein vorzeitiger Blasensprung zu behandeln, der durch die gestörte Homöostase des Fruchtwassers und damit durch beginnende **Infekte der Eihäute** ausgelöst wurde. Hier wirkt der Blasensprung wie ein Notprogramm

der Natur. Er wird die Geburt antreiben, da eine lange Geburtsdauer für Mutter und Kind zur Gefahr werden könnte. Normalerweise stehen wehenauslösende und wehenhemmende Zytokine (das sind Glykoproteine aus Entzündungszellen und Fibroblasten der Eihäute, welche Zellfunktionen regulieren) im Gleichgewicht. Durchlässig gewordene Eihäute lassen die Stoffwechselprodukte von Bakterien passieren, die das Makrophagensystem aktivieren. Sie regen die mütterliche Dezidua zur Prostaglandin-Synthese und damit zur Wehenindikation an.

Können weitere Stressmomente für die Frau ausgeschaltet werden, dann ist mit einer zügigen Geburt zu rechnen. Eine adjuvante Enzymtherapie, Akupunktur oder Homöopathie kann den Entzündungsprozess aufhalten und neben dem neutral temperierten Wasser zu einer schonenden Geburt für Mutter und Kind beitragen.

Sind allerdings Symptome zu erkennen, die auf eine gestörte Stresstoleranz der Mutter hinweisen, dann sollte die Wassergeburt abgebrochen werden.

Das Wasser würde die Prostaglandinsynthese in Eihäuten und Plazenta anregen, die Wehenintensität verstärken und die Progesteronproduktion hemmen (Winkler, Rath 1998). Die rasche Muttermunderöffnung wiederum verstärkt den entzündlichen Prozess. Ein Teufelskreis entsteht, der die Geburt nicht selten zum Stillstand bringt.

12.3 Anamnese zum vorzeitigen Blasensprung

Bei der Kontaktaufnahme mit der Gebärenden wird die Hebamme nicht nur nach dem Zeitpunkt des vorzeitigen Blasensprunges fragen, sondern auch nach der wahrgenommenen Wehentätigkeit bis zu diesem Zeitpunkt.

- Wurden die Kontraktionen vor oder nach dem Blasensprung als schmerzhaft empfunden oder hatte die Frau Mühe, die Wehen überhaupt zu registrieren?
- Wie lange vor dem Blasensprung hat die Frau bereits ein „Ziehen im Kreuz" oder ähnliche Wehenzeichen verspürt?

- Ist der Schleimpfropf vorher abgegangen und wann?
- Ist dies die erste Geburt und wie fingen die Geburten ihrer Mutter und Schwester an?
- Hat die Frau eine erhöhte Körpertemperatur und ist ein fetaler Infekt auszuschließen?

Das Ungleichgewicht der geburtsauslösenden und geburtsverhindernden Zytokine kann auch durch **Darmbakterien** im Geburtskanal ausgelöst worden sein. Deshalb müssen in der Anamnese der Frauen mit vorzeitigem Blasensprung auch folgende Symptome, die auf eine **endometriale Infektion** hinweisen, erforscht werden:

- War das enterale Nervensystem (evtl. schon seit der 24. SSW) durch Dauerstress gereizt? Sind unklare Bauchschmerzen, auch Oberbauchbeschwerden aufgetreten?
- Auch durch die Veränderung des Thorax in der Spätschwangerschaft können Belastungen in den entsprechenden Segmenten entstehen. Wurden Symptome wie Karpaltunnel-Syndrom oder anhaltendes Sodbrennen bis zum Reflux bemerkt?
- Lumbalgien und Ischialgien irritieren mit voranschreitender Schwangerschaft zunehmend auch das enterale Nervensystem. Sind Schmerzen in der rechten Leiste und im rechten Bein, Nackensteifigkeit, Migräne oder Roemheldbeschwerden (Oberbauchbeschwerden durch Zwerchfellhochstand, Herzverlagerung und linksseitige Brustkorbbelastung) aufgetreten?

Der Palpationsbefund ergibt oft auch eine **Druckempfindlichkeit der Ileozäkal-Klappe**. Für die Diagnose sucht man den McBurney-Punkt auf. Doch anstatt der Zweifingerbreite unter diesem Punkt wie bei der Appendizitisdiagnostik tastet man zweifingerbreit über dem McBurney und prüft die Schmerzhaftigkeit. Die Entzündung lässt sich erfolgreich mit Verdauungsenzymen behandeln, bzw. wenn diese nicht ausreichen, mit Antibiotika.

Auch heute noch verwenden Gesellschaften mit traditioneller Geburtshilfe verschiedene Heilpflanzen zur Förderung des Enzymaufbaus, um Infektionen während Geburt und Wochenbett vorzubeugen oder zu heilen, z.B. Sesamblätter-Tee (Kuntner 1997). In jedem Falle lohnt

es sich, Frauen mit vorzeitigem Blasensprung in der Zeit des Laktationsbeginns vor aufflammenden Infektionen mit Enzymen abzuschirmen, zumal die Enzyme auch den Milchfluss unterstützen.

Mit diesen Informationen versucht die Hebamme einzuschätzen, ob und wann der mütterliche Organismus auf die Weheninduktion durch den Feten reagiert hat. Die Einschätzung, wie stark die Interaktion zwischen den fetalen und mütterlichen Hormonen gestört ist, entscheidet über die **Therapie**: den Zeitraum des Abwartens, die antibiotische Behandlung nosokomialer Infekte, die Diagnostik anderer infektiöser Ursachen, die fetale Zustandsdiagnostik, die Geburtseinleitung mit pflanzlichen Präparaten, Prostaglandinen oder Oxytozin oder die operative Beendigung der Geburt.

12.4 Der vorzeitige Blasensprung vor regelmäßiger Wehentätigkeit

Bei der häufigsten Variante des vorzeitigen Blasensprunges springt die Fruchtblase ohne jede Wehentätigkeit. In der überlieferten Hebammenkunde ist der vorzeitige Blasensprung immer als ein Signal für Geburtsprobleme verstanden worden.

Auch WHO-Berichte (1985, 1986, 1992) und die QuAG-Statistik (Qualitätssicherung in der außerklinischen Geburtshilfe) zeigen, dass der vorzeitige Blasensprung an zweiter Stelle aller Risikofaktoren steht. Die Perinatalstudie ergibt, dass bei den außerklinischen Geburten des Jahres 1989 wegen vorzeitigem Blasensprung 17 % in die Klinik verlegt und weitere 10 % außerhalb entbunden wurden (QuAG 1998). Auch im Jahr 2000 wurden 22 % der außerklinischen Geburten nach einem vorzeitigen Blasensprung entbunden, davon benötigten 93,5 % eine Geburtszeit bis zu 24 Stunden und 6,4 % mehr als 24 Stunden.

Durch Krankheit des Kindes waren nur 2,7 % der vorzeitigen Blasensprünge verursacht und gerade 0,2 % durch einen generalisierten fetalen Infekt (Loytved 2002). Die Ursache für den vorzeitigen Blasensprung muss man also eher in der Dysregulation der hormonellen Induktion der Geburtswehen in den letzten drei Schwangerschaftswochen suchen. Die Angebote der Schwangerenvorsorge scheinen unmittelbar mit der Steigerung der vorzeitigen Blasensprünge von 16 % in 1984 auf 22 % in 1999 zusammenzuhängen (Schwarz 2002). Entsprechend stiegen die Zahlen der Geburtseinleitungen.

Eine zentrale Frage der Vorsorge muss also lauten: **Wie kann der vorzeitige Blasensprung mit nicht invasiven Methoden verhindert werden?** Neben der geburtsvorbereitenden Akupunktur scheinen Wasseranwendungen erfolgversprechend zu sein. Da das Wasser unregelmäßige Wehen (Kontrakturen) verschwinden lässt, verlängert ein Bad evtl. diese Phase.

> Wenn man eine Verzögerung des Geburtsbeginns vermeiden will, dann sollte die Wehentätigkeit angeregt werden, bevor die Frau badet.

Zur **Unterstützung der Portioreifung** kann Homöopathie, Akupunktur oder Aromatherapie eingesetzt werden. Auch homöopathische Plazenta-Globuli in den Potenzen D30 – CM helfen hier, die plazentaren Hormone zur Weheninduktion zu stimulieren (Cornelius 1990). Ebenso kann Gammalinolensäure der Nachtkerze nach einem vorzeitigen Blasensprung die Induktion der Prostaglandin-Synthese-Kaskade mit nachfolgenden Wehen bei gleichzeitiger Schmerzlinderung bewirken, wenn sie hochdosiert in regelmäßigen Intervallen appliziert wird.

Wenn die Umschaltung von Kontrakturen zu Kontraktionen stattgefunden hat, kann die Frau zur Schmerzlinderung für max. 1 ½ Stunden ins neutral temperierte Wasser steigen. Mit therapeutischen Ölen, Kräutern oder Salzen (Schüsslersalze, Geburtssalz von Plocher, Totes-Meer-Salz) im Wasser spricht der Körper der Mutter auf die Wehenhormone besser an. Bis der Muttermund die 5 cm-Marke erreicht hat, d.h. bis das untere Uterinsegment selbst die Wehenhormone induktion übernimmt, vergehen im Allgemeinen einige Stunden und die Frau kann zwei- bis dreimal ein Bad genießen. In den Zwischenzeiten sollte sie das Wasser für mindestens eine Stunde verlassen und durch Bewegung wie Bauchtanz, sauerstoffreiche Waldspaziergänge, Treppensteigen u.ä. die Wehentätigkeit unterstützen.

Trotzdem wird die Erstgebärende beim Erreichen einer **Muttermundsweite von 5 cm** einen Wehenstillstand bemerken. Die Ruhephase kann etwa zwei Stunden andauern. Danach wird die Ruhe ziemlich abrupt mit dem Gefühl von Übelkeit, der Reaktion auf die Prostaglandinausschüttung, beendet sein. Die hormonelle Umstellung kann nun wieder durch adjuvante Therapien wie Homöopathie, Akupunktur oder Wasser unterstützt werden. In jedem Falle aber sollte die Übelkeit als ein Gruß vom Baby gewertet werden, damit die mütterliche Adaptation auch psychologisch gelingt.

Einige Frauen entwickeln an der 5 cm-Marke der Eröffnungsphase das gefürchtete **Ödem am vorderen rechten Muttermund.** Die Entlastung des Muttermundes durch Positionswechsel der Frau kann mit einem Bad kombiniert werden. Das Wasser wird die Wehen drosseln. Damit wird zwar die Wehenpause verlängert, doch die Effektivität der Wehen wäre auch ohne Wasser nicht ausreichend gewesen. Eine Muttermundsmassage mit dem Brei von aufgelösten Arnika-Tabletten (Glukose plus Arnikaessenz) bewirkt innerhalb kurzer Zeit (20 Minuten) das Abschwellen des Ödems. Manchmal ist dieses Ödem auch der Ausdruck von Angst vor dem Sich-Öffnen und dem Schmerz des Loslassens. Dann muss mit der Frau über den weiteren Verlauf der Geburt gesprochen werden. Das Badegespräch (nach Martius) ergänzt die Therapie und wird die Wehen wieder in Gang bringen.

12.5 Der zirkadiane Rhythmus bei der Geburt

- Trat der vorzeitige Blasensprung **nach 16 Uhr** auf, dann ist die Wahrscheinlichkeit groß, dass die Wehentätigkeit relativ leicht zu beeinflussen ist. Die fetale Nebennierenrinde hat gegen 14 Uhr Oxytozin zur Transformation der plazentaren Hormonsynthese ausgeschüttet, innerhalb von etwa zwei

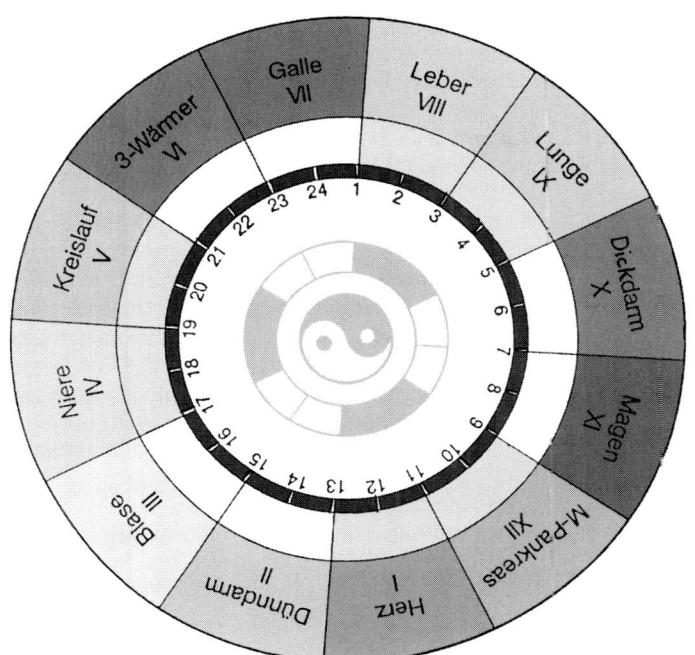

Stunden sollte die Plazenta mit der Umwandlung der Hormone begonnen haben (Nathanielsz 1999). Der vorzeitige Blasensprung ist also eine Selbsthilfe des Kindes, um die mütterliche Hormonachse auf die Weheninduktion auszurichten. Die therapeutische Unterstützung dieses natürlichen Mechanismus wird daher zwischen 18 Uhr und 2 Uhr in der Nacht erfolgreich sein.

- Tritt der vorzeitige Blasensprung **ab 2 Uhr nachts** auf, dann wird eine Mehrgebärende das Zeitfenster (Geburt bis 8 Uhr) noch einhalten können, eine Erstgebärende voraussichtlich nicht.
- **Ab 8 Uhr morgens** wird der zirkadiane Rhythmus der Hormonachse die Wehentätigkeit bremsen (Nathanielsz 1999). Ein Bad wird dann die Wehen ganz zum Stillstand bringen. Therapeutische Weheninduktionen werden erst wieder nach 16 Uhr zum zügigen Geburtsverlauf führen.

Selbstverständlich kann der zirkadiane Rhythmus durch einen **Oxytozin-Tropf** ausgeschaltet und die Geburt auch am Tage in Gang gebracht werden. Dadurch wird allerdings die Schmerz-

intensität für die Gebärende erhöht und auch der Distress für das Kind gesteigert. Eine Wassergeburt würde dann eher die Stressfaktoren erhöhen als zur Geburtserleichterung beitragen. Wenn das Kind nicht mehr genug Reserven für eine lange Geburtsdauer hat, wird man nach Risikoabwägung eine schnelle Geburtsbeendigung anstreben.

Unter Offenlegung der medizinischen Prognosen sollte die Frau selbst entscheiden können, ob sie eine lange, dafür sanftere Entbindung oder eine forcierte, aber schnellere Geburt vorzieht.

Diese Entscheidung fällt durchaus unterschiedlich aus: Frauen, die sich schon gestresst fühlen und glauben, nicht mehr lange aushalten zu können, wollen meistens die Unterstützung durch den Wehentropf mit begleitender PDA. Frauen, deren Wehen bis dahin wenig schmerzhaft waren, entscheiden sich dagegen oft für die längere Geburtsdauer. Da die Ursachen des regelwidrigen Geburtsverlaufes nach einem vorzeitigen Blasensprung nie vollständig zu erkennen sind (z. B. psychologische Dysharmonien oder körperliche Vorboten von Infekten machen sich oft nur verhalten bemerkbar), sollten wir auf die Entscheidung der Gebärenden hören. Die verschiedenen Therapiemöglichkeiten dienen in einer solchen Situation nicht nur der Zufriedenheit, sondern auch der Sicherheit der Eltern, aber auch der Geburtshelfer!

12.6 Vorzeitiger Blasensprung durch Infekte

Sind Symptome einer Infektion der Mutter (z. B. nosokomiale Infekte, Bronchitis, Scharlach, Kinderkrankheiten) oder des Kindes (Diagnose durch vaginalen Abstrich bei der Mutter) für den vorzeitigen Blasensprung verantwortlich, dann ist eine Wassergeburt kontraindiziert.

Entzündungsprozesse werden durch das Bad beschleunigt, grünes Fruchtwasser wird provoziert und die Atemtätigkeit des Neugeborenen verzögert. Die biologische Selbsthilfe zur Abwehr von intrauterinen Infektionen scheint in der **vermehrten Blutung** aus der uterinen Wunde **nach der Plazentalösung** zu bestehen. Die Menge des Blutverlustes überschreitet selten die durchschnittliche Blutungsmenge nach Landgeburten, sollte aber trotzdem gemessen und dokumentiert werden. Sie könnte ein Hinweis sein darauf, dass im Wochenbett mit einer aufflammenden Infektion zu rechnen ist (Andersen, Gyhagen, Nielsen 1996). Deshalb sollten sich diese Frauen mit vorzeitigem Blasensprung nur 30 Minuten in Süßwasser bzw. bis zu 60 Minuten in isotonisch gesalzenem Wasser aufhalten.

Auch die **Gefahr einer Enterokokken-Infektion im Wochenbett** ist nach einer Wassergeburt mit vorzeitigem Blasensprung gehäuft festzustellen. Bei erhöhter maternaler Körpertemperatur durch zu warmes Wasser traten 5,7 % mehr Infekte an Endometrium oder Harnwegen mit unspezifischem Fieber auf als bei Landgeburten (Andersen, Gyhagen, Nielsen 1996). Die Annahme, das Wasser würde Enterokeime in das Uteruskavum spülen, ist unbegründet, da man bei Abstrichen im Cavum uteri keine Keime finden konnte. Aber das Wasser und die Wärme des Wassers begünstigen den entzündlichen Prozess, der aus schon vorhandenen Infekten entsteht. Entzündungsprozesse sind immer von einer verzögerten Eröffnungsphase begleitet und dennoch sehr einfach zu behandeln gewesen (Otigbah, Mandish, Harmsworth, Chard 1998).

Die Beschwerden der Schwangeren ähneln denen einer Appendizitis. Pathogene Keime aus dem Darmbereich sind im Endometrium zu finden. Meistens stammen sie aus dem Bereich der Ileozökalklappe und sind über die rechte Tube ins Uteruskavum gewandert. Als Folge der subpartalen PGE2-Ausschüttung werden im Ileozökalbereich verstärkt interstitielle Ödeme gebildet. Mit den interstitiellen Flüssigkeiten dringen die Darmbakterien ins umliegende Gewebe ein und wandern über die offenen Tuben in die Gebärmutter. Dort finden die Keime einen guten Nährboden, denn die Wunde der Plazentahaftstelle ist noch nicht verheilt. Die Erhöhung der Körperkerntemperatur durch warmes Wasser begünstigt eine subpartale Entzündung. Am Tage des Milcheinschusses flammen alle Entzündungen wieder auf.

Die so genannte **„Pseudoappendizitis" bei Schwangeren und Wöchnerinnen** ist also meistens keine Entzündung der Appendix, sondern eine diffuse Verkeimung von Darm, rechter Tube und Gebärmutter. Bei der Palpation stellt man daher in der Schwangerschaft eine Druckempfindlichkeit im Unterbauch und im Wochenbett an rechter Tube und Fundus fest. Eine klare Diagnosestellung ist auch deshalb wichtig, damit die Infektion nicht der Wassergeburtshilfe angelastet werden kann.

Literatur

Andersen B, Gyhagen M, Nielsen TF: Warm Bath during Labour. Effects on Labour Duration and Maternal and Fetal Infectious Morbidity, J ObstetrGyn Vol.16/1996, p 326–330

Cornelius P: Isopathie-Homöopathie in Nosoden und Begleittherapie, PflaumVerlag München 1990

Kuntner L: In Wellen zur Welt, Augsburg 1997

Loytved C: Perinatalerhebung für außerklinische Geburten 2000, DHZ 1/2002

Nathanielsz P: Life in the Womb, New York 1999

Otigbah ChM, Mandish K, Harmsworth G, Chard T: A retrospective comparison of water births and conventional vaginal deliveries, European J ObstetrGyn and Peproductive Biol Vol.91/1998, p.15–20

Sagady M: Renewing our faith in 2. stage, midirs, midwifery digest 3/1995, S. 315–318

Schwarz CM: Wie häufig kommt eine „normale" Geburt heute in der Klinik vor?, Die Hebamme 3/2002, S. 127 ff

Taniguchi T, Matsuzaki N, Kameda T, Shimoya K, Jo T, Saji F, Tanizawa O: The enhanced production of placental interleukin-1 during labor and intrauterine infection, Am.J.Obstetr.Gynecol 165/1991, S. 131–137

QuAG, E. Neumeyer, BDH u.BfHD, Berlin 1998

WHO- Kurzberichte, Kopenhagen 1985, 1986, 1992

Winkler M, Rath W: Zur Rolle von Zytokinen bei Weheninduktion, Zervixreifung und Blasensprung, Hebamme 11/1998, S. 76

13 Korrektur von fetalen Haltungsanomalien

13.1 Probleme beim Eintritt ins mütterliche Becken

Etwa 4 Wochen vor der Geburt sollte das Kind mit dem Hinterkopf ins mütterliche Becken eintreten. Dabei muss es sich mit auf die Brust gebeugtem Kopf und an den Rumpf gebeugten Gliedmaßen so klein wie möglich machen. Diese Haltung wird durch Bewegungen der Mutter ausgelöst.

Bettlägrige Frauen bieten durch den Bewegungsmangel ihrem Kind kaum Gelegenheit zum Auslösen des Beugereflexes. Der Bewegungsmangel kann jedoch mit Wasseranwendungen ausgeglichen werden. Ein **neutral temperiertes Bad** (33–35 °C) verhindert gleichzeitig die vorzeitige Wehentätigkeit (der häufigste Grund für die Bettruhe vor der Geburt), indem es die Prostaglandinsynthese stimuliert. Der Wechsel von Entspannungsübungen auf der Wasseroberfläche und Rotationsbewegungen im oder unter Wasser helfen dem Kind, die Beugung von Gliedmaßen und Kopf auszuführen. Physiotherapeuten, die sich auf Wassertherapien spezialisiert haben, oder Aquahebammen können diese fetalen Haltungsanomalien häufig erfolgreich behandeln.

Die perfekteste Art, Entspannung mit Rotationen zu verbinden, heißt **„Wassertanzen"**. Physiotherapeuten und Aquapädagogen lassen die schwangeren Frauen dabei die gleichen Spiralen und Kopfstände im Wasser ausüben, welche das Kind bei der Geburt im Fruchtwasser ausführt (Schröter, Brunschwiler 1987). Welche Bewegungen den Frauen angenehm sind, erspüren sie an der Körperantwort, den Muskelspannungen und Blockaden. Da sich alle Erlebnisse eines Menschen in seiner Körperhaltung und dem Muskeltonus manifestieren, werden im Wasser schnell die Geburtserfahrungen sichtbar. Häufig therapiert man mit dem Wassertanzen gleichzeitig die Geburtserlebnisse wie die Schwangerschaftsbeschwerden der Mutter.

Auch das **Aquawellness** oder **Aquabalancing** kombiniert Massagetechniken und Körperrotationen im Wasser. Für die Korrektur von vorgeburtlichen Haltungsproblemen bei Mutter und Fetus sind beide Methoden sehr gut geeignet (Bus 2002).

13.2 Beckenendlage

> Die externe Wendung eines Beckenendlagen-Kindes in die Schädellage ist im Wasser einfacher als an Land, weil dabei die günstigen Effekte des Wassers ausgenutzt werden können.

Wenn die Schwangere im Wasser liegt, wird die Sauerstoffversorgung des Uterus durch die Sparschaltung des Kreislaufes gefördert. Der muskuläre Widerstand wird durch neutral temperiertes Wasser (33–35 °C) niedrig gehalten und die fetale Bewegungsfreudigkeit ausgenutzt. Dadurch ist die Fixierung der schon im Beckeneingang befindlichen kindlichen Teile im Allgemeinen leicht zu lösen. Die Kontrolle der fetalen Herzfrequenz mit Ultraschall ist heute auch im Wasser möglich. Da die fetalen Bewegungen zunehmen, wenn die Mutter in mild hypothermiertem Wasser (30–33 °C) liegt, reicht oft eine leichte Führung des Kopfes in Sehrichtung des Kindes. Mit guter Anleitung bewerkstelligen einige Frauen diese externe Wendung im Wasser sogar selbst.

Die Senkung der Stresshormone durch komplementäre und entspannende Therapien wie Klangtherapie, Akupunktur, Osteopathie (Liem 2000) oder psychologische Gesprächsführung erhöht die Erfolgsrate beträchtlich (Charney 1993).

Selbst **nach der 37. Schwangerschaftswoche** kann ein Beckenendlagenkind im Wasser noch gewendet werden. Bei einer externen Wendung an Land sollten zumindest die Wassereffekte nach einem warmen Bad genutzt werden. Nicht selten holen die stressfrei gewendeten Feten ihren versäumten Reifeprozess nach, so dass Terminüberschreitungen bis zu drei Wochen, die selbstverständlich eine engmaschige Kontrolle erfordern, vorkommen können (Enning 2001). Nach der externen Wendung im Wasser kann eine normale Wassergeburt durchgeführt werden.

13.3 Hintere Hinterhauptshaltung

Kinder, die in den letzten drei Wochen vor Geburtsbeginn in der **zweiten Schädellage** lagen, treten gehäuft in der hinteren Hinterhauptslage ins mütterliche Becken ein. Äußerlich ist an der mütterlichen Bauchform, den tastbaren fetalen Kleinteilen und der deflektierten Kopfhaltung zu erkennen, dass dieses Kind Schwierigkeiten bei der Beckenpassage haben wird.

Um das Kind aus seiner Fixierung im Beckeneingang herauszuholen, kann der uterine Muskeltonus mit einem **Bad in hypothermem**

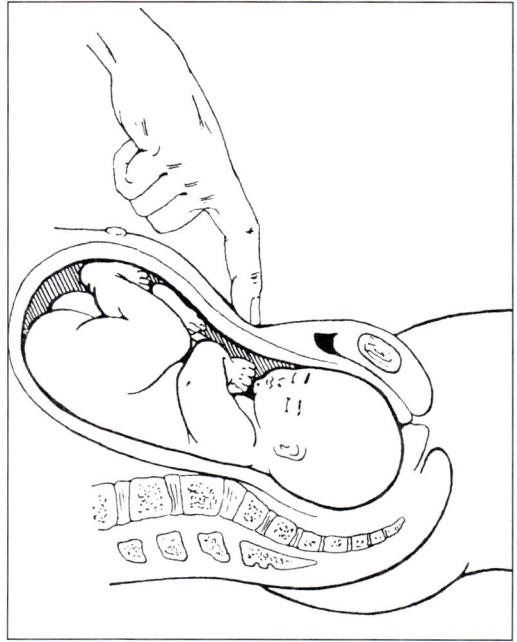

Abb. 13.**1** Beim abdominellen Tastbefund deutet der fehlende Widerstand auf eine hintere Hinterhauptshaltung hin

Wasser gesenkt werden. Die Frau sollte sich dabei an einem hängenden Tuch oder Seil festhalten, damit der Beckenraum verändert wird. Nun ist es nicht mehr schwierig, den kindlichen Kopf mit wiegenden Bewegungen der Mutter und *manueller Hilfe* der Hebamme aus dem Becken zu holen. Pulsierende Druckbewegungen auf die Bauchflanken der Frau verschieben den kindlichen Körper.

> Ist die Geburt schon weiter fortgeschritten und der kindliche Kopf bereits in der Beckenmitte, dann hat sich die „Rebozo-Methode" der mexikanischen Hebammen bewährt.

Technik:
- Die Gebärende steht im Vierfüßlerstand im Wasser, das Wasser bedeckt mindestens den Bauch.
- Mit einem Tuch, dem Schultertuch jeder mexikanischen Hebamme (Rebozo genannt) umschlingt man die Bandlesche Furche. Die Hebamme steht mit den Tuchenden in der Hand am Kopf der Schwangeren. Im wehenfreien Intervall hebt sie mit rüttelnden Bewegungen das Kind aus dem Becken heraus.
- Die Frau bleibt solange in dieser Haltung im Wasser, bis eine Kollegin den kindlichen Kopf wieder fühlen kann.
- Ist die Fixierung gelöst, dann dreht sich die Frau mit ruckartigen Schaukelbewegungen in die Rückenlage und von einer Seite zur anderen.
- Die Hebamme unterstützt die fetale Gegenbewegung mit Druck auf die Bauchflanken der Mutter.
- Sowie der kindliche Rücken vorne zu tasten ist, muss die Frau aufstehen und aus dem Wasser steigen. Die Wehentätigkeit setzt nun meistens spontan ein, da die richtige Haltung des Kindes mehr Spielraum für die Uterusmuskulatur bietet.
- Zur Stabilisierung sollte die Gebärende im Storchengang gehen oder Treppen steigen, bis das kindliche Hinterhaupt Kontakt mit dem Muttermund hat (Vinaver 2001).

Dieses Verfahren ist immer dann erfolgreich, wenn die Deflexionshaltung durch mütterlichen Bewegungsmangel, einem kleinen Kopf in einem großen Becken, durch falsche Anwendung von Hockübungen im Yoga oder eine muskulär ausgelöste Bewegungshemmung entstanden ist. Diese Ursachen sind mit den sanften Mitteln Wasser und Rebozotechnik gut zu beheben, ohne dass sie negative Folgen für die fetale Eigenbewegung während der Geburt nach sich ziehen.

Einige Kinder werden während der Geburt an ihrer reflektiven Rotation als Antwort auf den Wehendruck gehindert, weil die Mutter zu **starke Wehenschmerzen** hat. Diese Ursache betrifft sehr häufig **Spitzensportlerinnen**, Ballett-Tänzerinnen und Reiterinnen. Wenn das Wasser als Schmerzmittel dienen kann und die Beckenmuskulatur, vor allem den M. piriformis, zum Abschwellen bringen kann, dann wird sich das Kind in der Beckenmitte in die vordere Hinterhauptslage drehen (Martius 1996). Dazu muss eine Wehenpause dem muskulären Geburtshindernis Zeit zum Abschwellen geben. Die Frau sollte im neutral temperierten Wasser liegen, bis die Schmerzen wieder nachlassen. Eine manuelle Unterstützung der Rotation ist dann meistens nicht mehr nötig.

Auch **psychologische Probleme** können in der Beckenmitte eine Fehlhaltung des Kindes auslösen, denn eine psychologische Grundregel sagt: Was an der Muskulatur geschieht, ist immer psychisch beeinflussbar. Deshalb hilft manchmal auch eine psychologische „Aufstellung des Problems" nach Hellinger, um die verzögerte Geburt durch die Haltungsveränderung (im doppelten Sinne) beim Kind wieder in Gang zu bringen (Schäfer 2000).

Hat die Gebärende in der Wehe starke Kreuzbeinschmerzen, dann muss man daran denken, dass ein Kind in hinterer Hinterhauptslage vielleicht mit dem Arm am Promontorium der Frau hängengeblieben sein kann.

Meistens ist dieser Arm auch von außen zu tasten. Wenn die Frau im Wasser liegt, kann der Arm von außen verschoben werden, weil Bauchdecken und Beckengürtel der Frau dehnbarer und nachgiebiger sind. Danach kann man mit zwei Fingern einen intravaginalen Reiz auf das kindliche Vorderhaupt ausüben. Der Widerstand des Fingers wird vom Kind während der Wehe durch die Flexion des Kopfes umgangen (Sutton, Scott 1996).

Nach manuellen Hilfen bei der regelrechten Einstellung des Kindes sollten die Wehen noch eine Zeitlang an Land verarbeitet und das Wasser möglichst spät eingesetzt werden. In der Austreibungsphase können die Schwerelosigkeit und der Dammschutz des Wassers aber doch genutzt werden.

13.4 Verzögerung des Symphysendurchtritts

Am Ende der Geburt tritt bei Erstgebärenden manchmal eine Verzögerung des Symphysendurchtrittes auf, weil der Symphysenwinkel des mütterlichen Beckens etwas spitz ist. Das Hinterhaupt des Kindes ist in der Tiefe tastbar und Gewichtsverlagerungen der Mutter haben nicht zur Geburt geführt. Dann kann der **Kniestand im Wasser** ein günstiges Beckenmaß bewirken. Gleichzeitig drückt eine zweite Person die Beckenschaufeln der Mutter zusammen (Davis 1992). Während der Wehe übt man pulsierende Druckbewegungen aus, die eine Erweiterung des Symphysenwinkels zur Folge haben. Im Wasser ist diese Manualhilfe so einfach, dass auch der Partner der Frau diesen Handgriff ausüben kann. Wie stark oder lange der Druck ausgeführt werden soll, kann man von der Gebärenden selbst erfahren, denn sie empfindet diese Hilfe als angenehm. Meistens wird sie für 2–3 Wehen gebraucht. Der kindliche Kopf hat dann die Enge passiert und macht sich durch Schmerzen am hinteren Damm bemerkbar.

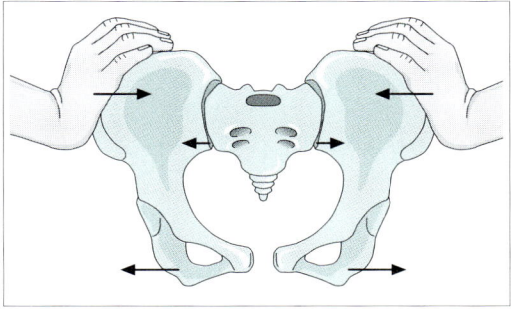

Abb. 13.**2**   Hüftgriff

13.5 Deflexionshaltung bei I. vorderer Schädellage

In den letzten Tagen vor Geburtsbeginn ist manchmal auch die Deflexionshaltung eines Kindes zu beobachten, das sich in der normalen I. vorderer Schädellage befindet. Die häufigste Ursache für diese Fehlhaltung ist mütterlicher Stress aufgrund von Angst, aber manchmal auch Angst beim Kind selbst. Die Herztöne sind dann bei kleinsten Störungen der Mutter schnell saltatorisch und die Kindsbewegungen nicht „rund" (Rockenschaub 1998). Das Kind zieht förmlich den Kopf ein und die Schultern hoch.

Ein **entspannendes Bad mit Badegespräch**, Musik und Wassermassage helfen auch dem Kind, sich zu entspannen. Mit Akupunktur im Wasser kann man die Wirkung noch intensivieren. Dann wird man evtl. den Kopf und anschließend die fetale Schulter mit der Hand durch die mütterliche Bauchdecke hindurch ins Becken drehen. Die reaktive Antwort wird ein prompter Wehenbeginn sein.

Für die Anwendung von Wasser als Adjuvans bei manuellen Einstellungshilfen gilt die Regel:
- Hindernisse, die durch muskuläre oder knöcherne Dispositionen ausgelöst sind, können im Wasser leicht korrigiert werden, weil das Wasser hier modulierend wirkt.
- Keinen Erfolg hat man mit den manuellen Hilfen, wenn der Geburtsstillstand durch unreife Mittelhirnstrukturen und damit unvollständig ausgeführte Reflexe des Feten ausgelöst wurde.

Bei ausbleibender fetaler Reaktion wird die Unterstützung der Rotation durchs mütterliche Becken mit Hilfe des Vakuumextraktors notwendig.

13.6 Asynklitische Einstellung

Auch bei einer asynklitischen Einstellung des kindlichen Kopfes durch ein Missverhältnis zwischen Kopfmaß und Beckeninnenmaß sind die Rotationshilfen gelegentlich erfolglos. Da im Allgemeinen keine fetale Notsituation besteht, kann man die sanften Methoden ausprobieren und bei Therapieresistenz von nicht korrigierbaren Haltungsanomalien ausgehen. Nicht selten kann man dann im Nachhinein feststellen, dass die Fehlhaltung des Kindes den Geburtsfortschritt gebremst hat, weil die vaginale Entbindung größere Gefahren für Mutter und Kind bedeutet hätte. Meistens findet man Ursachen wie eine partielle Plazentalösung, fetale Erkrankungen oder Fehlbildungen, die nur mittelbar mit der fetalen Fehlhaltung zu tun haben. Deshalb sollte eine Therapieresistenz immer auch als Signal für eine Geburtsbeendigung respektiert werden und zu operativen Geburtshilfen führen.

Literatur

Bus H: Untertauchen, Waterview XII/2002, Bad Sulza

Charney D et al.: Psychobiological Mechanisms of Posttraumatic Stress Disorders, Archives of General Psychiatry 4/1993, S. 294–305

Davies E: „Hebammen Handbuch", Kösel Verlag, München 1992

Enning C, Wassergeburtshilfe bei einer Beckenendlage. Die Hebamme 2/2001, S. 148

Martius G: Bedeutung des Geburtsmechanismus, Die Hebamme 2/1996

Liem Th: Praxis der kraniosakralen Osteopathie, Hippokrates Verlag, Stuttgart 2000

Queen, Charlotte's Text-Book, London 1945, S. 249

Rockenschaub A: Gebären ohne Aberglaube, Lauter/A 1998

Schäfer T: Was die Seele krank macht und was sie heilt, Knaur 87029, München 2000

Schröter P, Brunschwiler C: Wassertanzen, Video v. Institut für Aquatische Körperarbeit IAKA, Freiburg, www.aquatischekoerperarbeit.de

Sutton P, Scott P: Optimal Foetal Positioning, Birth Concepts New Zealand 1996; deutsche Übersetzung: Hippokrates Verlag Stuttgart 2001

Vinaver N, Internationale Konferenz Midwifery Today 18.–20.10.2001 Paris

14 Schulterdystokie

Eine Besonderheit der Wassergeburtsdokumentation ist die Überwachung der fetalen reflektorischen Adaptationsbewegungen während der Beckenpassage. Da die fetalen Bewegungen bei der Wassergeburt nicht nur eindeutiger, sondern auch häufiger als bei Landgeburten zu beobachten sind, können wir pathologische Bewegungsmuster früher erkennen. Die Dokumentation hilft besonders bei einer Schulterdystokie, die Ursache des Geburtsstillstands zu finden. Dieser kündigt sich meistens mit einer Dystokie, also einer Wehenunregelmäßigkeit an, die durch den vergeblich ausgeübten Schub der Muskulatur entsteht und im Wehenstillstand endet.

Die Dystokie mit wehenfördernden Mitteln zu behandeln, bevor die Ursache der „klemmenden" Schulter beseitigt wurde, führt zu schweren Verletzungen des Kindes. Eine ausreichend lange Wehenpause dagegen nimmt den Druck vom kindlichen Körper. Das Wasser kann die Dauer und die entspannende Wirkung der Wehenpause unterstützen. Damit entsteht mehr Platz im Beckeninnenraum, und die regelrechte Schultereinstellung wird möglich.

> Die Kombination eines Wehentropfes mit der Wassergeburt ist deshalb kontraproduktiv.

14.1 Geburtsmechanik aus der Sicht des Kindes

Bei der häufigsten und deshalb regelrechten fetalen Stellung (70 –98 % aller Schädellagen) befindet sich der kindliche Rücken auf der mütterlichen linken Körperseite in der I. Schädellage (Boivin 1829). Die Erfahrung der Hebammen, dass eine II. Schädellage eine verzögerte Eröffnungsphase erwarten lässt, unterstützt diese Daten. Wenn der Kopf des Feten in der mütterlichen Beckenmitte auf die Seite gedreht wird, muss die Körperhaltung reflektorisch an die Kopfstellung angepasst werden. Diese Kinds-

bewegungen sind auf der mütterlichen linken Seite zu sehen oder zu tasten (mit Monitoring „FMD" überwacht). Während die querstehende Schulter vom Beckeneingang bis zur Beckenmitte gedreht wird, löst der laterale Berührungsreiz am Rumpf eine Beugung von Kopf und Gliedmaßen aus. Die Rotation um die Längsachse des Feten, die für die Umstellung vom querovalen zum längsovalen Beckenraum notwendig ist, wird mit dem asymmetrischen tonischen Stellreflex ausgeführt.

Bei einer **regelrechten Wassergeburt** dauert die Rotation des kindlichen Körpers so lange an, bis die Schultern unter der Symphyse herausgedreht werden.

> Über der mütterlichen Symphyse muss die reflektorische kindliche Armbewegung wahrnehmbar sein. Ihr Ausbleiben deutet auf eine schwere Schultergeburt hin.

Nach der Passage des längsovalen Beckenausganges sehen wir die Drehung des kindlichen Kopfes auch von außen. Die Position des kindlichen Kopfes zur linken Schulter bewirkt eine reflektorische Beugung des rechten Armes (oft bei der Geburt noch in der Halsbeuge zu sehen). Der Durchtrittsumfang wird damit verringert, der hintere, gestreckte Arm kann vom Kind herausgezogen werden.

14.2 Tiefer Schulterquerstand (Exogen verursachte Schulterdystokie)

Die „unechte Schulterdystokie" kann auch als ein Steckenbleiben der Schulter im Beckenausgang oder als tiefer Schulterquerstand bezeichnet werden. Tonus und Reflexe des Feten sind zwar vorhanden, aber aufgrund des Platzmangels nicht erfolgreich. Diese Form der Schulterdystokie kündigt sich mit nachlassender Wehenkraft und einem verfrühten Pressdrang der

Mutter an. Nur langsam und mühsam verschwinden die Schultern hinter der Symphyse im Beckeneingang. Statt im queren Durchmesser bewegen sie sich nacheinander hindurchknöpfend zur Beckenmitte.

Die „erschwerte Schultergeburt" ist offensichtlich vom kindlichen Geburtsgewicht, von verkürzten Wehenpausen (iatrogene Dystokie oder falsche artefizielle Wehensteuerung) und von der Rückenlage der Gebärenden (iatrogenes Rotationsdefizit bei verkürztem Beckenausgangsdurchmesser) abhängig (Harder 1998). Auch eine neuromuskulär verursachte Rigidität kann die regelwidrige Einstellung der Schultern in den Levatorspalt der Beckenmuskulatur auslösen. Da alle diese Gründe von der Geburtsumgebung des Kindes und nicht von ihm selbst ausgehen, kann man die feststeckende Schulter auch als „exogene Schulterdystokie" bezeichnen.

Die rasche Geburt des Kindes nach einer exogenen Schulterdystokie scheint von der Erfahrung der Geburtshelferin (egal welcher Profession) abzuhängen, denn ihre handwerkliche Geschicklichkeit entscheidet über den Erfolg des Manövers. Mit gelernten Hebammengriffen (Hebamme = „Hebelnde Amme") kann dem „Riesenbaby" geholfen werden, seine Rotationsbewegung trotz enger Raumverhältnisse zu vollziehen (Smith 1998).

14.2.1 Besonderheiten bei der Wassergeburt

Das Wasser bietet einige Vorteile für das Management der exogenen Schulterdystokie bei tiefem Querstand: Die leichtere mütterliche Beweglichkeit in der Schwerelosigkeit des Wassers, die Erweiterung des Beckeninnenraumes und die bessere Sauerstoffversorgung des Kindes während der manuellen Hilfen sind die typischen Wassereffekte. Eine milde Hypothermie des Wassers wird außerdem den Druck auf die intrakranialen Blutgefäße des Kindes um etwa 7,5 mm Hg vermindern, sodass die Gefahr von subpartalen Gefäßverletzungen sinkt (Moore 1998). Auch der Druck auf die Armnerven während des Geburtsstillstandes wird reduziert, weil das Wasser die Elastizität des Gewebes im weichen Geburtskanal erhöht.

Die Manöver zur Behandlung eines tiefen Schulterquerstands sind daher im Wasser nicht nur einfacher durchzuführen, sondern sie gehen auch mit einer geringeren Verletzungsgefahr für Mutter und Kind einher.

14.2.2 Manualhilfen im Wasser

- Bevor man sich für ein Manöver zur Lösung der feststeckenden Schulter entscheidet, fordert man die Frau auf, sich vor der nächsten Wehe **abrupt auf die entgegengesetzte Seite zum fetalen Rücken zu drehen**.
- Ist die Frau im **Vierfüßlerstand**, dann reicht es, ihre Hüfte auf der Seite des fetalen Rückens hängen zu lassen, damit die kindliche Schulter unter den Symphysenwinkel geschoben wird. Im Wasser ist diese plötzliche Bewegung sehr einfach auszuführen und entspricht häufig dem Gefühl der Gebärenden. Wenn sie daraufhin eine Entlastung spürt, dann deutet dies auf eine spontane Lösung der Schulter aus der Fixierung hin. Die Wehentätigkeit wird dann wieder einsetzen und nun eine regelrechte Einstellung der Schultern bewirken. Das Kind sollte sofort nach der Körpergeburt aus dem Wasser gehoben werden, damit es durch eigene Atmung die verbrauchten Reserven wieder auffüllen kann.
- Auch das **Rütteln der vorderen Schulter über der Symphyse** ist bei einer im Wasser befindlichen Gebärenden sehr häufig erfolgreich (Geist, Harder et al. 1998). Die weitere Rotation wird das Kind mit seinem asymmetrischen tonischen Geburtsreflex selbst auslösen.

Nach diesen sanften Manövern ist das Neugeborene selten so deprimiert, dass es medizinisch behandelt werden muss. Die Frau selbst wird nur ein „Klemmen" festgestellt haben, das sie nicht allzu sehr beunruhigt. Die nach Schulterdystokien gefürchtete Blutung wird bei Wassergeburt nicht dramatisch ausfallen, sie erfordert daher keine prophylaktische Behandlung. Auch das Neugeborene braucht nach einem tiefen Schultergeradstand keine weiteren Therapien, trotzdem wird es sich beim Frühen Babyschwimmen von den Schmerzen seiner gedrückten Schultern und des ebenfalls in Mitleidenschaft gezogenen Plexus brachialis schneller wieder erholen.

14.3 Der Hohe Geradstand der Schultern (Endogene Schulterdystokie)

Eine endogene Schulterdystokie geht dagegen vom Kind selbst aus und tritt unabhängig von seinem Gewicht oder der Steuerung durch die mütterliche Beckenmuskulatur auf. Ein typisches Merkmal ist, dass sie plötzlich und unerwartet auftritt und sich erst bei Kopfdurchtritt durch eine Wehenschwäche ankündigt. Auch bei einer regelrechten Wehentätigkeit tritt das Kind nicht ohne äußere Hilfen (Positionenwechsel, Entlastung in Wehenpausen, die Frau verlangt nach der Rückenlage oder dreht sich tauchend um die Längsachse) tiefer ins Becken als bis zur Beckenmitte. Bereits jetzt könnte man die Ursache der im Beckeneingang steckenden kindlichen Schultern feststellen, doch meistens fällt nur die motorische Inaktivität des Feten auf. Sie zwingt die GeburtshelferInnen, die gesamte Rotation des Feten (und damit meistens auch die der Mutter um das Kind herum) zu übernehmen (Brunner et al. 1998). Der eingeschränkte Tonus des Feten wird die Manualhilfen allerdings durch die fehlende Reaktion erschweren.

14.3.1 Besonderheiten bei der Wassergeburt

Bis zum Zeitpunkt der Geburtsverzögerung war das Wasser als Adjuvans bei der Muttermundseröffnung hilfreich, danach wird es für die umfangreichen Manualhilfen eher hinderlich sein. Auch für das Neugeborene kann das Wasser nun zum Stressauslöser werden. Eingeschränkte fetale Reflexe während der Geburt weisen auf die mögliche Ursache einer geringen Reservekapazität des Feten hin. Die betroffenen Kinder tolerieren keine Verzögerung der Sauerstoffzufuhr, denn schlechte Blutgaswerte kombiniert mit der reflektorischen Unterdrückung der Atmung beim Wasserkontakt der fazialen Rezeptoren führen zu einer Verzögerung des selbständigen Atembeginns. Diesen Kindern

muss schon während der manuellen Körperentwicklung die Gelegenheit zur eigenen Atmung gegeben werden.

Ob man die Wassergeburt abbrechen muss oder ob sie über dem Wasser fortgesetzt werden soll, hängt von den einzusetzenden Manövern ab:
- Für ein Manöver im Vierfüßlerstand kann einfach der Wasserspiegel gesenkt werden.
- Für die Manöver in Rückenlage muss die Frau das Gebärbecken verlassen.
- Ist die Überstreckung nach McRoberts notwendig, dann kann die Frau sich rückwärts über den Beckenrand lehnen, während eine Person hinter ihr steht und Halt gibt.

Wenn eine **Episiotomie** geschnitten wird, sollte diese wegen der Gefahr des Nachreißens erst nach dem Verlassen des Wassers und nur zu einem Drittel in der üblichen Länge gesetzt werden. In jedem Falle ist nach der vom Kind ausgelösten Schulterdystokie mit **weiteren Behandlungsmaßnahmen** wie Sauerstoffzufuhr, Reanimation, Mund-zu-Mund-Beatmung usw.

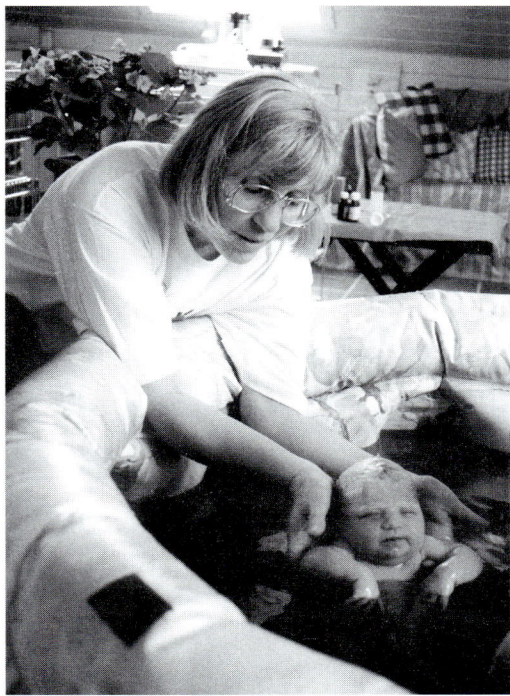

Abb. 14.**1** Stimulierendes Tauchbad vor dem Abnabeln

zu rechnen. Für das Neugeborene müssen Wärmequelle, Atemhilfen wie auch tonusanregende Maßnahmen (Abb. 14.1) bereit gehalten werden.

14.3.2 Manualhilfen für die im Wasser aufgetretene endogene Schulterdystokie

- Ist einmal der Zustand der so genannten **„Schildkrötenhaltung"** aufgetreten, dann hilft uns das Wasser, die Spannung zwischen Kopf und Schultern des Kindes zu minimieren. Dazu nutzt man den asymmetrischen Nackenstellreflex, indem man durch manuelles Überdrehen des kindlichen Kopfes ohne Zug und Druck in der Wehenpause die Beweglichkeit wieder herstellt (Martius 1987).
- Sitzt der Kopf zu fest auf, um eine äußere Überdrehung zu ermöglichen, dann muss die voreilige Kopfentwicklung des Kindes rückgängig gemacht werden. Dazu streift man den mütterlichen Damm wieder über das Kinn des Kindes und dreht mit der anderen Hand den Kopf leicht zur fetalen Bauchseite (Sandberg 1985). Das Wasser hat die kindliche Atmung bisher verhindert und das Dammgewebe dehnbarer gemacht (Hart, Lemay 2000).

Bei fetalem Stress fällt der pH-Wert um durchschnittlich 0,04/min., bei einem guten Ausgangswert bleiben also etwa fünf Minuten Zeit, bis das Kind in eine schwere Azidose geraten würde. Durch die gute Sauerstoffausnutzung bei der Wassergeburt ist die Karenz für den kritischen pHNA-Wert eher günstiger, deshalb kann man ohne Eile arbeiten.

- In der nächsten Wehe drängt eine Kollegin mit dem Handballen die fetale Schulter in den Beckeneingang hinein (nach Rubin) (Davies 1992). Sind die Reservekapazitäten des Kindes nicht erschöpft, dann wird es nun den zweiten Anlauf durch den Beckenausgang selbst bewältigen können.

Doch gerade die **kleinen Kinder** sind auch die schnell erschöpften Kinder. Bei ihnen erfolgt die weitere Spiralbewegung der Schultern durch die Beckenmitte hindurch selbst dann nicht, wenn sie mit manueller Hilfe von außen

in den Beckeneingang hineingedreht wurden. In der nächsten Wehe sollte eigentlich der obere Arm angebeugt unter der Symphyse erscheinen. Statt dessen macht sich in der Wehenpause wieder das Rotationsdefizit bemerkbar. Auch für die Gebärende selbst hätte die Adaptionsbewegung der kindlichen Arme während der Kopfentwicklung spürbar sein müssen. (Die Frau sagt mindestens „au" und fasst auf die schmerzhafte Stelle 2–3 cm oberhalb ihrer Symphyse). Doch Gebärende und Hebamme stellen fest, „das Kind macht plötzlich nicht mehr mit". Häufig folgt der ausbleibenden Adaptionsbewegung des Feten auch noch ein Wehenstillstand.

- Neben der künstlichen Wehenstimulation (Akupunktur, Homöopathie) nutzt man nun die **Schwerkraft an Land**. Dazu steht die Frau auf und stellt einen Fuß auf den Beckenrand. Oft wird allein durch das Aufstehen der Frau eine Wehe induziert. Mit der manuellen Lösung des hinteren kindlichen Armes kann nun der Körper des Kindes entwickelt werden.

14.4 Differenzialdiagnose der Schulterdystokien

Ein Geburtsstillstand in der Beckenmitte deutet auf ein „Rotationsdefizit" hin (Martius 1996). Während der kindliche Kopf in der Beckenmitte auf die Seite gedreht wird, bleiben die Schultern im hohen Geradstand über der Symphyse stecken. Die meisten Frauen befinden sich in dieser Phase der Wassergeburt im Vierfüßlerstand. Sie richten sich spontan auf, weil sie spüren, dass der Beckeneingang damit erweitert wird. Die reflektorische Antwort des kindlichen Körpers findet häufig bei der endogenen Schulterdystokie trotzdem nicht statt. Die Schultern drehen sich auch bei einem größeren Platzangebot nicht zum Querstand. Bei einem raschen Geburtsfortschritt (kleine Kinder, Multiparae, Oxytozintropf) tritt der Kopf bereits in den Beckenausgang, während die Schultern noch immer im Beckeneingang stehen.

Eine „echte Schulterdystokie" verläuft meist recht dramatisch, denn sie geht mit anderen kindlichen Komplikationen einher. Wenn man bei der Analyse aller „Schulterdystokien" solche herausrechnet, die durch ein relatives Missverhältnis zwischen fetaler Größe und mütterlichem Becken verursacht wurden, dann bleibt immer noch eine Anzahl komplizierter Schulterdystokien übrig. Bei diesen ist das Körpergewicht des Kindes nicht überdurchschnittlich hoch, und trotz rechtzeitiger und regelrechter Geburtshilfe werden die betroffenen Kinder mit einer eingeschränkten Vitalität geboren; ¼ der Schulterdystokien traten bei einem Geburtsgewicht unter 4000 g auf (Krause 2001).

Bei **kleinen Kindern,** deren Mütter im Wasser entbinden, muss dieser fetal ausgelöste Geburtsstillstand in der Beckenmitte von der **Dystokie** abgegrenzt werden, die mit einer erschwerten Schultergeburt einhergeht. Nicht nur der Zeitpunkt des Auftretens, sondern auch die Ursache unterscheiden sich.

> Während der tiefe Schulterquerstand ein mechanisches Steckenbleiben im Beckenausgang kennzeichnet, wird der hohe Schultergeradstand vom Aktionsmangel des normal oder untergewichtigen Kindes ausgelöst.

Da die motorische Kooperation des Feten während der Wassergeburt besser ist als bei einer Landgeburt, kann auch ein fetales Rotationsdefizit deutlicher festgestellt werden. Manchmal ist die Ursache für die fehlende Motorik eine abgeklemmte Nabelschnur, viel häufiger geht das Bewegungsdefizit jedoch mit einer Unreife der fetalen Stellreflexe einher. Deshalb erfordert der hohe Schultergeradstand neben den geburtshilflichen Manövern weitere Hilfen für das Neugeborene.

Bei sich abzeichnenden Einstellungsanomalien sollten für eventuell notwendige Manualhilfen folgende Vorbereitungen getroffen werden:
- Für die Haltungsänderung der Frau in den Vierfüßlerstand oder die Rückenlage (bei notwendiger Wehendrosselung), für eine manuelle Beinbeugung, den Symphysendruck oder eine evt. operative Geburtshilfe sind **weitere Hilfspersonen** einzuplanen.
- Die werdenden **Eltern** sollten mit den Behandlungsschemata und den durchführenden Personen bekannt gemacht werden, damit sie mit diesen kooperieren können.

- Ein **Pädiater** mit der entsprechenden Ausrüstung für Reanimation und Intubation des Neugeborenen sollte im Hintergrund zur Verfügung stehen.

Um sich für einen eventuellen Notfall vorbereiten zu können, müssen möglichst früh die **Warnsignale einer Schulterdystokie** wahrgenommen werden. Nur eine gründliche Anamnese liefert Hinweise, die einen hohen Geradstand oder tiefen Querstand der Schulter erwarten lassen. Im Verlauf der frühen Eröffnungsphase werden sich solche Hinweise dann zu eindeutigen Symptomen entwickeln (O'Leary, Leonetti 1990).

Bekannte Risiken in der Schwangerschaft (Punkt 1–4) und **intrapartale Symptome** (Punkt 5–8) weisen auf eine mögliche Schulterdystokie hin:
1. Adipositas oder zu hohe Gewichtszunahme in der Schwangerschaft
2. Zustand nach mehr als 14-tägiger Partusistenbehandlung
3. Fetale Überreife
4. Gestationsdiabetes
5. Schmerzhafte, wehenschwache Eröffnungsphase
6. Grünes Fruchtwasser bei großem Kind
7. verzögerte Austreibung
8. vorzeitiger Pressdrang

14.4.1 Ursachen des Rotationsdefizites

Die Rotationsbewegungen während der Beckenpassage sind von der Ausreifung des fetalen Mittelhirns und der Großhirnrinde abhängig (Kolb, Wishaw 1991, Ellis, Peckham 1991). In der Vorwehenphase ist die zweite Hinterhauptslage ein Zeichen für eine eingeschränkte Motorik aufgrund einer mangelnden Hirnreife. Bei der Rotation durch die Beckenmitte ist in dieser fetalen Stellung der Wehendruck auf die rechte Hirnhälfte gerichtet, wo Gleichgewichtssinn und motorische Steuerung beeinflusst werden (Odent 1998). Auch eine akut eingeschränkte Vitalität und mangelnde Reserven des Feten können für die verminderten oder fehlenden Reflexe verantwortlich sein.

Die langfristige Prognose der eingeschränkten Kindsbewegungen (Schmidt, Hara, Cseh 1983) zwingt uns, mit einer Reanimation nach einer endogenen Schulterdystokie zu rechnen. Wegen der mangelnden Hirnreife sind auch später in der Neonatalzeit auftretende Lateralitätsprobleme zu beobachten, die ggf. mit kinästethischen Stimulationstherapien behandelt werden können (Kapitel 25 Frühes Babyschwimmen).

Für die **Anamnese einer endogenen Schulterdystokie** scheint es deshalb sinnvoll, auch Symptome, die eine fetale Entwicklungsverzögerung bewirken können, einzubeziehen:

- Blutungen in der Frühgravidität
- Generalisierte Infekte im 2. Trimenon
- Fettreiche Ernährung der Mutter (viele Trans-Fettsäuren)
- Ohnmacht, Unfälle der Mutter
- Blutdruckabfall mit nachfolgenden okkulten fetalen Hirnschädigungen
- Schwere Gestose und fetale Wachstumsretardierung
- Erhöhte Katecholamine im Blut oder Hypocortisolämie
- Thrombozytenzahl <100 000/ul
- Behandlung mit Beta-Blockern oder Methyldopa
- Elterliche Lateralitätsprobleme (Stottern, Legasthenie, Koordinationsstörungen)
- Persistierende II. Schädellage nach der 39. SSW
- Zustand nach prophylaktischer Kortikoidbehandlung
- Erbliche zerebrale Erkrankungen in der Familienanamnese

Eine ausführliche Anamnese kann auch nachträglich noch die Zusammenhänge des eingetretenen Notfalles mit der schwangerschaftsbedingten Disposition eines Kindes herstellen.

Bei der Wassergeburt fällt die Unterscheidung zwischen einer fetalen und einer mütterlichen Ursache leichter, weil die Bewegungsaktivitäten des Feten im Wasser eindeutiger ausfallen. Deshalb erfasst eine saubere Dokumentation der fetalen Adaptionsbewegungen während der Wehenphasen auch die auf eine endogene Schulterdystokie hindeutende mangelhaft ausgeprägte, fetale Motorik. Das fetale Bewegungsprofil sollte durch Tastbefund oder elektronisches FMD (in das CTG integrierte „Fetal Motoric Diagramm") dokumentiert werden, bevor eine manuelle Schulterentwicklung vorgenommen wird.

14.5 Adaptation des Neugeborenen

Die Adaptation eines Neugeborenen nach einer manuellen Schulterlösung wird mit **Wassertraining** unterstützt. Im folgenden „Frühen Babyschwimmen" der ersten Lebensmonate kann die verzögerte Reifung der fetalen Stellreflexe und des Mittelhirns nachgeholt werden. Bis dahin werden die Grundfunktionen wie Körpertemperatur, Atemrhythmus und motorische Koordination durch Bäder, Güsse und Schwitzgänge trainiert (Kraft 1994). Etwa 5 Stunden nach der Geburt kann man mit dem Wassertraining beginnen (s. Kap. 24, Wasserbaby-Service).

Direkt nach der Abnabelung des Kindes kann sein **erster Tauchgang** folgen. Das Neugeborene erlebt dabei die Geburtssituation noch einmal, denn es muss dabei wieder ohne Sauerstoffversorgung auskommen. Mit dem Atemschutz-Reflex wird es die Atemwege für etwa 5 Sekunden verschließen. Durch die spezifische Hirnreaktionszeit (Morris 1992) muss es noch weitere 3 Sekunden nach dem Verlassen des Wassers auf die reflektorische Öffnung der Atemwege warten. Die atemlose Zeit beträgt also etwa 8 Sekunden (s. auch Notfallmaßnahmen S. 123f).

Zunächst wird das Neugeborene zwei- bis dreimal flach unter der Wasseroberfläche hindurch geschoben, damit es die neue Situation der Sauerstoff-Selbstversorgung realisieren kann. Zwischen den einzelnen Tauchgängen müssen mindestens 3 Sekunden liegen, da erst dann der nächste Atemzug zu erwarten ist.

Nach **drei flachen Tauchgängen** folgt **ein tiefer**, mit dem das Kind auch Wasserdruck und Auftrieb kennen lernt. Während es vom Grund des Gebärbeckens (zwischen 40 und 70 cm tief) selbständig an die Wasseroberfläche schwimmt, wird es sich vielleicht an seine Wahrnehmungen vor der 20. SSW zurück erinnern. Ist dies gelungen, dann wird das Neugeborene nach Meinung einiger Autoren später jederzeit in der Lage sein, im Element Wasser zu überleben. Sogar an geringere Wassertemperaturen, die für andere Menschen nur schwer ertragbar sind, wird es sich automatisch anpassen. Um diese Adaptationsfähigkeit ins Gedächtnis zu rufen, sind wie bei jeder reflektorischen Aktion mehrere Wiederholungen notwendig (Doman 1992).

Deshalb findet der **nächste Tauchgang** nach etwa fünf Stunden statt, wenn das Neugeborene seinen Erholungsschlaf beendet hat. Dazu benutzt man sauberes Wasser mit 0,25 %iger Salzkonzentration in Gebärbecken, Badewanne oder Planschbecken. Der Wasserspiegel sollte wieder zwischen 40 und 70 cm betragen. Die Wassertemperatur sollte der Temperatur bei der Geburt entsprechen. In senkrechter Haltung macht das Kind nun Hüpfübungen und taucht dann in Bauchlage ab (s. auch Kap. 24, Wasserübungen). Wieder wird es selbständig an die Wasseroberfläche paddeln.

Macht das Baby einen orientierungslosen Eindruck, dann genügt es, das Kind an den Händen zu berühren, ohne es hochzuziehen. Einige Neugeborene tauchen in Rückenlage wieder auf (reflektive Haltung im Wasser), andere kommen in Bauchlage nach oben und brauchen eine stützende Hand unter ihrem Kinn. Ist das Wasser wärmer als bei der Geburt, dann folgt nun ein kalter Guss.

Anschließend wird das Wasserbaby auf der Brust der Mutter **aufgewärmt** (s. Kap. 24, Aufwärmen). Mit dem ersten Bad nach fünf Stunden beginnt dann der Wasserbaby-Service im Wochenbett. Die Fortführung durch speziell geschulte Hebammen sollte mit den Eltern schon vor der Geburt besprochen und vereinbart worden sein.

Literatur

Boivin V: Handbuch der Geburtshülfe, Cassel u. Marburg 1829, Statistik d. Hospitale de la Maternité de Paris, S. 184 ff

Brunner JP et al.: „The All-Fours Manoevre for Reducing Shoulder Dystocia During Labour" in J.of Reproductive Medicine, 43/1998

Davies E: „Hebammen Handbuch", Kösel Verlag, München 1992

Doman G: What to do about your brain injured child, Philadelphia 1992

Ellis L, Peckham W: „Prenatal stress and handedness amoung offspring" in „Minotstudie", North Dakota 1991

Geist Chr, Harder U et al.: Hebammenkunde, De Gruyter 1998

Harder U: Schulterdystokie, erschwerte Schultergeburt – Handlungsschema für Hebammen, Ztschr. „Die Hebamme" Nr. 11, 1998

Hart G, Lemay G: Leave the Chin in, The Shoulder Dystocia Handbook, Eugene 2000, S. 67ff

Kraft K: Naturheilverfahren und Homöopathie, Enke Stuttgart 1994

Krause M: „Kann eine Sectio die Plexus-Brachialis-Schädigung nach Schulterdystokie verhindern?", Die Hebamme 1/2001

Kolb B, Wishaw I: „Brain and Behavior", 1991, www.worthpublishers.com

Martius G: Die äußere Überdrehung des Kopfes zur Behandlung des hohen Schultergradstandes, Geb-Fra 47/1987

Martius G: Bedeutung des Geburtsmechanismus. Die Hebamme 2/1996

Moore P: Body temperature linked to survival after stroke, Lancet 352, S. 1833, 1998

Morris D: Babywatching – Das 1. Jahr im Leben, Lifetime, Oxford 1992

Odent M: Where does the handedness come from? Newsletter Primal Health Research Centre London 1/1998

O'Leary O, Leonetti B: „Shoulder Dystocia: Prevention and Treatment" in Am.J.Obstetr.Gynecol 1/1990

Sandberg E: The Zavanelli-Maneuver: A potentially revolutionary method for the resolution of shoulder dystocia, Am.J.Gynecol. 152/1985

Schierlitz L et al.: Three-dimensional magnetic resonance imaging of fetal brains, Lancet 357/2001, S. 1177 – 1178

Schmidt W, Hara K, Cseh I: Fetale Bewegungsaktivität und Akzelerationen im CTG, GebFra 43/1983

Smith M: Shoulder Dystocia: Never Easy, Ztschr. „Midwifery Today" Nr. 46, 1998

15 Vaginale Beckenendlagengeburt

15.1 Anamnese

Die Selektion der Kinder, die in Beckenendlage spontan geboren werden sollen, muss auf einer **exakten Anamnese** beruhen. Um das Risiko einer spontanen Geburt aus BEL erkennen zu können, sollte die fetale Haltung und bei uterinen Fehlbildungen auch die Gefäßversorgung der Gebärmutter diagnostiziert werden. Häufig liefert die Familienanamnese weitere Hinweise auf fetale Ursachen der Poleinstellung wie eine motorische Retardierung, Reflexunsicherheit oder erbliche Entwicklungsverzögerung des Mittelhirns.

- **„In der Schwangerschaft geschädigte Kinder** verharren gehäuft in BEL, da deren Drehung zur Schädellage wegen der Verminderung der Kindsbewegungen infolge der bestehenden Schädigung ausbleibt" (Martius 1996).
- **Fetale Fehlbildungen** behindern ebenfalls die motorische Entwicklung und führen daher relativ häufig zum Verharren in Beckenendlage. 25 % aller BEL-Babys leiden an Fehlbildungen (Confino 1985, Collea 1980).
- **Uterine Fehlbildungen** wie der Uterus bicornis behindern die fetale Wendung dagegen meistens nur mechanisch, sie sind daher im Wasser gut zu behandeln. In Einzelfällen ist aber auch die Embryonalentwicklung durch eine plazentare Mangelversorgung gestört, weil die den Uterus umgebenden Gefäße ebenfalls nicht regelrecht ausgebildet sind. Aus einer fetalen Mangelversorgung resultieren häufig regelwidrige BEL-Haltungen wie die reine Fußlage oder die Knie-Fußlage.
- Auch die **erbliche Hüftdysplasie** kann zum Verharren in Beckenendlage führen, denn sie verhindert eine motorische Adaption des Feten. Wegen der Geschlechtsbezogenheit der Hüftdysplasien – auf die pränatale Östrogenüberflutung reagieren die weiblichen Feten empfindlicher – muss die Anamnese nach dem Vorkommen von Hüftdysplasien insbesondere bei weiblichen Familienmitglie-

dern forschen. Fünfzig Prozent aller Babys mit Hüftdysplasie sind als erstes Kind (größere Östrogenüberflutung als bei Multiparae in BEL und mit einer Hüftdysplasie in der Familienanamnese geboren (Odent 1998, Rudolph 1987). Nicht der mütterliche Beckenschiefstand, sondern die Sensivität der Östrogenrezeptoren ist also erblich. Daher ist diese Form der angeborenen Hüftdysplasie nach BEL-Geburt in den ersten zwei Lebensmonaten sehr erfolgreich zu behandeln.
- Auch **Zwillingsschwangerschaften** oder reifungsverzögernde **Schwangerschaftserkrankungen** (Diabetes mellitus, Essentielle Hypertonie, Schockzustände) können für die ausbleibende Wendung in der 35. SSW verantwortlich sein. „Maternaler Stress steigert die Intensität ungeordneter fetaler Bewegungen" (Kitzinger 2000), weshalb die Lateralisierung der Großhirnhemisphären ab der 18. SSW fehlgesteuert sein kann.
- Die **Unreife des Gleichgewichtsorgans** im Innenohr vereitelt gelegentlich die erfolgreiche Wendung von Beckenendlagen. Daher weisen erfolglose Wendeversuche auf eine Kontraindikation zur Wassergeburt bei BEL hin.

15.2 Indikationen und Kontraindikationen einer BEL-Geburt im Wasser

15.2.1 Kontraindikationen

Kontraindikationen für die BEL-Wassergeburt:
- In der Manualhilfe ungeübter Geburtshelfer / Hebamme
- Fetale Erkrankungen und Fehlbildungen
- Entzündliche Erkrankungen
- Frühgeburtlichkeit
- Pathologisches CTG
- Weheninduktion mit Prostaglandinen

- Hinweise auf eine metabolische Azidose (MBU, Mekonium)
- Verzögerte Eröffnungsphase (> 5 Std)
- Intrauterine Wachstumsretardierung
- Skelettveränderungen (Diagnose: MRT)
- Erfolglose Wendeversuche

Den meisten Kontraindikationen zur Wassergeburt ist gemeinsam, dass es bei Wehenbeginn zu einer **erhöhten PGE$_2$-Ausschüttung** kommt, die beim Kind eine Atemdepression bewirkt. Die reflektorisch unterdrückte Atmung beim Wasserkontakt der fazialen Rezeptoren, verbunden mit einer metabolischen Azidose des Neugeborenen führt zur Verzögerung des selbständigen Atembeginns. Dabei kann die Reservekapazität des Kindes leicht überschritten werden, wie unerfahrene Wassergeburtshelfer schon erleben mussten.

Wachstumsretardierte Feten haben darüber hinaus das Risiko eines unreifen Mittelhirns mit noch nicht ausgebildeten Stellreflexen. Bei ihnen treten vermehrt hochgeschlagene Arme, eine unkoordinierte Motorik bei der Beckenpassage (CTG mit MFD) und regelwidrige Steißlagen (Fußlagen) auf. Die durch eine „chronische plazentare Minderperfusion verursachten hirnorganischen Veränderungen" (Krause 2001) entstehen zwar in der Schwangerschaft, ihre folgende Spätmorbidität wird aber oft der Manualhilfe bei der BEL-Geburt angelastet.

Die pathologische Beckenendlage gilt es zu erkennen und die betroffenen Kinder im Sinne einer Schadensbegrenzung mit Kaiserschnitt zu entbinden. Zur eigenen Sicherheit des Geburtshelfers kann post partum nach Hinweisen auf hirnorganische Veränderungen mit Magnetresonanz- oder Laserspektroskopie (Beckmann 1996) neben der Plazentahistologie gesucht werden.

15.2.2 Indikationen

Alle mechanischen Hindernisse bei einer Beckenendlage profitieren vom Wasser, da das Wasser die Elastizität des knöchernen und muskulären Beckens fördert.

- Reife Kinder mit einem Gewicht zwischen 3 und 4 kg haben das geringste Risiko bei einer spontanen BEL-Geburt (Krause, Feige 1998), im Wasser wäre die obere Gewichtsgrenze vermutlich höher anzusetzen.
- Ist eine Häufung von BEL-Geburten in der Familienanamnese der Gebärenden zu finden, dann darf man mit einer leichten Spontangeburt im Wasser rechnen. Bei einem gesunden Kind wird das Wasser den Geburtsstress und die Dauer der BEL-Geburt reduzieren.
- Da bei BEL-Geburten häufiger Nabelschnurvorfälle auftreten (die im Wasser aber keine Konsequenzen haben und oft durch den Wasserdruck verhindert werden), erscheint die BEL als eine Indikation zur Wasseranwendung während der Kopfentwicklung.

15.3 Die vaginale Beckenendlagengeburt im Wasser

Bei der BEL im Wasser sollte die **Wassertemperatur** etwas höher liegen als bei der Schädellagen-Geburt. Die Beobachtungen in der Praxis ergaben, dass die meisten Babys in Schädellage in 30–33 °C temperiertem Wasser geboren wurden, während die Frauen bei BEL eine neutrale Wassertemperatur (33–35 °C) wählten.

Da der vorangehende Teil des BEL-Kindes im Kontakt mit dem unteren Uterinsegment weniger Wehen auslöst als ein Schädel, wäre die wehendrosselnde „Milde Hypothermie" auch wenig sinnvoll. Doch die Obergrenze der neutralen Temperatur sollte auch bei einer Beckenendlagen-Geburt im Wasser eingehalten werden.

Eine BEL-Geburt kann im Wasser sehr leicht und sehr schnell verlaufen. Durch den weichen vorangehenden Teil hat die Gebärende weniger Wehenschmerzen, die zervikale Retraktion ist stärker ausgeprägt als die Distraktion. Das Wasser unterstützt diese Wirkung noch, dadurch merkt die Gebärende erst beim Druck auf den Beckenboden, wie fortgeschritten die Geburt schon ist. Die für eine BEL-Geburt typische Bewegungsfreudigkeit der Mutter wird vom Wasser begünstigt, da es eine breitere

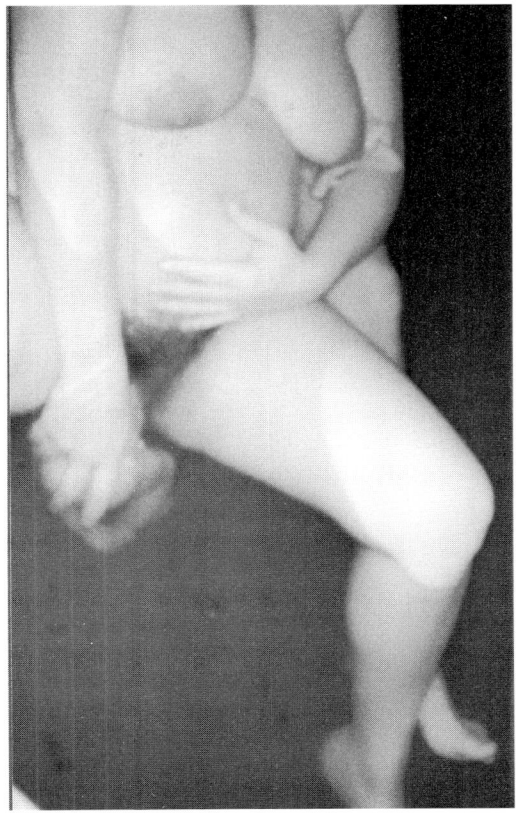

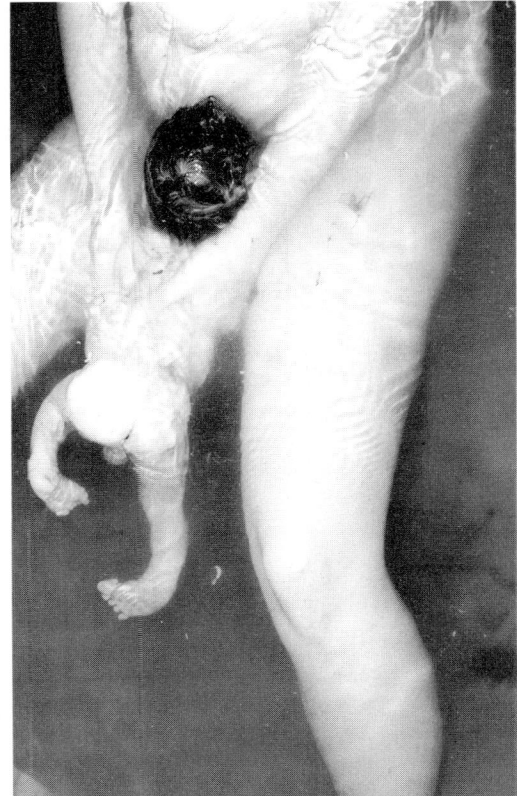

Abb. 15.**1**   Normale Beckenendlagengeburt ohne
Hämatome im Wasser

Abb. 15.**2**   Manualhilfe ist nicht nötig

Auswahl an Körperhaltungen ermöglicht. Die
Bewegungsfreiheit hilft der Gebärenden, die fetale Passivität auszugleichen. **In aufrechter
Position** verspürt die Frau einen geringeren
Pressdrang, das Wasser wird diesen noch weiter reduzieren. Ein vorzeitiges Pressen, das die
fetale Rotationsbewegung behindern würde, ist
deshalb gut zu vermeiden, wenn die Gebärende
im Wasser stehen kann.

Während bei der Landgeburt in Beckenendlage
die Auskühlung des nassen kindlichen Körpers
und die Kontraktion der Nabelgefäße verhindert werden muss, übernimmt das warme
Wasser diesen Schutz. Bei **Manualhilfen** sollte
dennoch ein Tuch um den Körper des Kindes
gelegt werden, um mit sicherem Griff weniger
Druck ausüben zu können. Auch das Hoch-
schlagen der Arme kann durch das typische

Merkmal der Wassergeburt, die Verlängerung
der Wehenpause, verhindert werden.

Die **Fruchtblase** sollte so lange wie möglich in-
takt bleiben, damit Druckdifferenzen für Kopf
und Kleinteile des Kindes minimiert werden.
Die livide Verfärbung des vorangehenden Teiles
ist bei der Wassergeburt in BEL nur selten zu
beobachten (Abb. 15.**1**, 15.**2**).

Auch ein **Mekoniumabgang** ist selten und
muss als Distress-Zeichen gedeutet werden, da
er nicht wie bei der Landgeburt mechanisch zu
erklären ist.

Die durch das Wasser begünstigte Weite des
Beckenausganges ermöglicht eine druckfreie
und **verkürzte Geburtsdauer des nachfolgenden kindlichen Kopfes**. Daher brauchen die

meisten Multiparae mit guter Geburtsvorbereitung keine Manualhilfen bei der Wassergeburt aus reiner Beckenendlage.

Wenn die „normale BEL" im Wasser in vielen Fällen keine Hilfe durch dritte Personen erfordert, kann sie schwerlich als regelwidrige Lage bezeichnet werden. Da Schwerkraft und Kälte, die Hindernisse für eine äußere Rotation des kindlichen Körpers bei der BEL-Geburt, im Wasser wegfallen, kann man sogar den Eindruck gewinnen, dass in dieser Umgebung die „verkehrte" Poleinstellung normal sei. Erfahrene Geburtshelfer betrachten die reine BEL als eine normale Längslage mit andersartiger Poleinstellung (Retzke 2000, Bouvin 1829, Krause 1998). Während Fußlagen, Armlösungen und manuelle Kopfentwicklungen zu einer erhöhten Morbidität führen, hat die reine Steißlage keine Nachteile für Mutter und Kind. Sie scheint an das Medium Wasser hervorragend angepasst zu sein, was in der Evolutionstheorie eher auf eine Wasserphase des frühen Menschen hindeutet (Morgan 1987).

15.3.1 Manualhilfe nach Bracht

Die Manualhilfe nach Bracht ist im Wasser viel einfacher als an Land, daher kann man sie mit Recht als Assistenz bezeichnen. Wie bei der Schädellage können vom Kind die Geburtsreflexe zur Rotation durchs mütterliche Becken genutzt werden. Durch die Schwerelosigkeit im Wasser braucht der kindliche Körper nicht angehoben zu werden, während er zur mütterlichen Symphyse ansteigt. Der Schwebezustand ermöglicht ihm die aktive Drehung bei der Beckenpassage des nachfolgenden Kopfes. Auch das Herausschnellen des Kopfes mit begleitendem Druckabfall muss bei der Wassergeburt nicht verhindert werden, da der physikalische Wasserwiderstand dieses (neben dem intakten Damm) übernimmt. Das Wasser unterstützt die Kooperation zwischen Mutter und Kind, vor allem die relative Schwerelosigkeit eröffnet vielfältige Möglichkeiten der Bewegung während der fetalen Beckenpassage. Scheint eine Manualhilfe dennoch notwendig zu sein, dann sollte diese lediglich die vom Wasser verzögerte Austreibung beschleunigen. Die Gründe für die Eile sind in der Dokumentation zu vermerken.

15.3.2 Armlösung im Wasser

Hochgeschlagene Arme sind – wie die Schulterdystokie bei Schädellage – die Folge von versäumten reflektorischen Adaptionsbewegungen während der Beckenpassage. Ist das Kind noch unreif, in einem schlechten Zustand oder einer zu schnellen Wehenfolge ausgesetzt, dann wird die Adaption durch den asymmetrischen Stellreflex während der Steißentwicklung ausbleiben. Die einseitige Gliedmaßenbeugung hätte folgen müssen, weil im Beckeneingang der kindliche Kopf über die Schulter gedreht wird. Bleibt diese Bewegung aus, dann werden die kindlichen Arme in der weiten Beckenmitte hochgeschlagen, während der Steiß den engen Beckenausgang passiert. Bei fetaler Unreife oder zerebraler Vorschädigung hat diese Reflexantwort bereits im Beckeneingang nicht stattgefunden. Eine unvollkommene Steißlage erfordert daher häufig eine manuelle Armlösung. Kinder in reiner Steißlage mit hochgeschlagenen Armen leiden dagegen häufig an einem herabgesetzten Muskeltonus durch vorangegangenen Distress.

Bei der **klassischen Armlösung** fällt das „Stopfen" meistens weg, da bei einem größeren Platzangebot des mütterlichen Beckenausganges die Arme leichter manuell gelöst werden können.

Bei der **kombinierten Armlösung** ist es nicht nötig, den kindlichen Körper an den Beinen hochzuziehen. Stattdessen kann die im Wasser schwebende Hüfte leicht nach oben geführt werden, um dabei den hinteren Arm zu lösen. Ebenso ist das Senken des Körpers im Wasser sehr leicht mit einer Hand zu bewerkstelligen, während der vordere Arm gelöst wird. Dieses Vorgehen ermöglicht es dem Kind, trotz der manuellen Hilfe seine Eigenbewegungen zu nutzen.

15.3.3 Kopflösung nach Veit-Smellie

Auch die nachfolgende Kopflösung ist im Wasser einfacher, denn das Kind braucht durch das tragende Wasser nicht auf dem Arm zu reiten. Während der Arm des Geburtshelfers/der Heb-

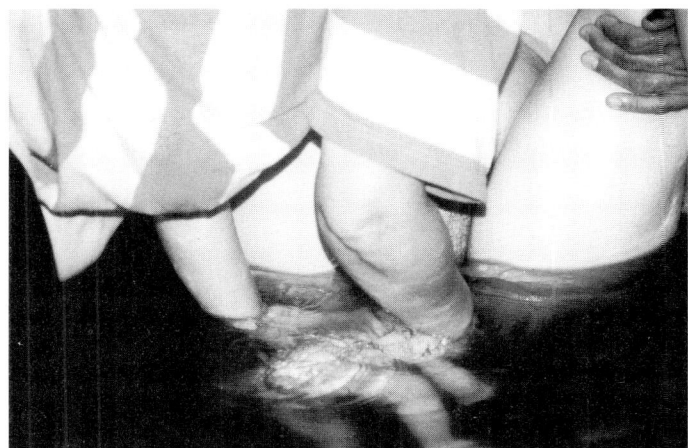

Abb. 15.**3** Klassische Armlösung und Veit-Smellie im Wasser

amme unter dem Kind liegt und mit dem Finger im kindlichen Mund das Kinn auf die Brust zieht, kann der Körper die steigende Bewegung selbst ausüben (Abb. 15.**3**). Meistens sind damit reflektorische Bewegungen, hier das Anbeugen der Gliedmaßen, beim Kind auslösbar.

So wirkt das Wasser einerseits als Schutz vor Geburtsverletzungen durch Manualhilfen und andererseits als Unterstützung der kindlichen Eigenaktivität. Für die Reifung des Vestibularsystems und des Mittelhirns ist diese Geburtsaktivität von großem Wert.

Literatur

Beckmann K, Schmidt S: Untersuchung der Adaption des Neugeborenen mittels Nahinfrarotlaserspektroskopie unter besonderer Berücksichtigung des Entbindungsmodus, Tagungsberichte der 168. Tagung der Mittelrheinischen GGG, Hanau 1996, S. 209

Boivin V: Handbuch der Geburtshülfe, Cassel Marburg 1829, Nur ein Siebtel der BEL waren keine natürlichen Geburten, weshalb seit Smellie u. Baudelocque († 1797) die BEL zu den normalen Geburten gerechnet wird. S. 220 ff

Collea JV, Chein C, Quilligan EJ (1980): The randomized management of term frank breech presentation: A study of 208 cases. Am J Obstetrics & Gynecol No 2, Vol 137, S. 235–244

Confino E, Gleicher N, Elrad H, Isajovich B, David MP: The Breech Dilemma – A Review, Obstetric Gynecol Survey, Vol 4, 1995 Nr. 6, S. 330–337

Kitzinger S: Rediscovering Birth, London 2000

Krause M: „Nürnberger BEL-Studie: Ist der Kaiserschnitt der bessere Geburtsmodus für das Kind?" Die Hebamme 3/2001

Krause M, Feige A: Beckenendlage, München 1998

Martius G: Bedeutung des Geburtsmechanismus, Die Hebamme 2/1996

Morgan E: „Kinder des Ozeans", München 1987

Odent M: Back to the oestrogen mimickers. Newsletter Primal Health Research Centre London 1/1998

Retzke U: „Regelwidrigkeiten des Geburtsmechanismus: Lageanomalien" in Geburtshilfe, Hrsg Schneider H, Husslein P, Schneider KTM, Berlin 2000

Rudolph A.M: Hüftdysplasie in der Familienanamnese, Paediatrics Vol.18/1987, S. 1805 – 1808

16   Zwillingsgeburt im Wasser

16.1   Anamnese und Vorsorge

Bei Zwillingsschwangerschaften scheint eine Wachstumsverlangsamung und Unreife entweder eines oder beider Kinder zur Regel zu werden, wie der hohe Anteil von Zwillingskindern mit geringem Geburtsgewicht in den Perinatalstatistiken zeigt. Da die Reifung des Kindes erst nach der 30. SSW einsetzt (Mc Gillivray 1975), die meisten Zwillinge aber bereits bis zur 38. SSW geboren sind, trifft eines der beiden Kinder meistens beide Komplikationen gleichzeitig. Der größere Zwilling entwickelt sich wie ein Einling, während das Wachstum des leichteren Zwillings stärker verlangsamt ist als beim Durchschnitt aller Gemini (Reisner, Forbes, Cornblath 1965). Aufgrund dieser Beobachtung vermuteten wohl die alten Hebammen, dass eine Zwillingsschwangerschaft eher 42 Wochen dauern würde.

Diese Beobachtungen zeigen, dass sich oft die Risiken einer Mehrlingsschwangerschaft und der Frühgeburt addieren (Baalen, Versmold 2000). Da man bei Zwillingsschwangerschaften mit dem statistischen Risiko von mindestens einem mangelversorgten Kind rechnen muss (Schröder 1998), sollte die **präventive Einnahme von mehrfach ungesättigten Fettsäuren** in die Schwangerenvorsorge integriert werden (s. auch S. 39). Das Ziel einer guten Schwangerenvorsorge muss ein normales Geburtsgewicht beider Kinder sein. Mit diesem Ziel erreicht man neben einem geringeren Risiko bei der Spontangeburt auch eine geringere Anfälligkeit für neonatale Hirnschäden (Illingworth, Wodds 1960).

Schon in der **Frühschwangerschaft** kann die Plazentation der Zwillingsembryonen mit der Einnahme von Omega-3-Fettsäuren günstig beeinflusst werden. Diese Nahrungsergänzung unterstützt die Spiralisierung der Plazentagefäße und die schwangerschaftserhaltenden Hormone der Mutter. Die in Zwillingsschwangerschaften häufig ab der 30. SSW auftretenden Ödeme lassen sich durch die herzentlastende Wirkung der mehrfach ungesättigten Fettsäuren ebenfalls günstig beeinflussen. Gleichzeitig wird die fetale Gewichtszunahme und die Kalzifizierung des Skeletts beschleunigt (Rothe 1998). Bei einem ausreichenden Konsum dieser Fettsäuren liegen die Kinder in der 32.–35. SSW mit etwa 200–400 g über dem durchschnittlichen Gewicht von Zwillingsfeten. Am Ende der Schwangerschaft können dann beide Zwillinge ein normales Geburtsgewicht über 3000 g erreichen, ohne in der 38. SSW vorzeitig geboren zu werden.

Auch das Immunsystem der Zwillingsmutter kann mit mehrfach ungesättigten Fettsäuren wirksam unterstützt werden. Für die Anregung der Prostaglandinsynthese bei der Infektabwehr hat sich Nachtkerzenöl (Kapseln) bewährt. Auch bei leichten Gestosen und daraus resultierenden fetalen Wachstumsretardierungen haben sich 2 g Nachtkerzenöl pro Tag in der ersten Schwangerschaftshälfte bewährt.

Am **Ende der Schwangerschaft** wird der gesteigerte Prostaglandinverbrauch zum Wehenbeginn mit steigenden Dosen des Nachtkerzenöls beantwortet (2–6 g pro Tag). Die typische Wehenverzögerung der frühen Eröffnungsphase bei einer Zwillingsgeburt (Queen Charlotte's Textbook 1943) kann mit der Kombination von Nachtkerzenöl und Bädern in neutral temperiertem Wasser erfolgreich behandelt werden. Eine kurze Geburtszeit ist zum Vorteil beider Kinder anzustreben.

Bei den meisten Zwillingsschwangerschaften zeigt sich in der 36. Woche, ob eine normale Spontangeburt stattfinden kann. Bis dahin sollte der erste Zwilling bereits ins mütterliche Becken eingestellt sein und der zweite Zwilling sich in die Schädellage gedreht haben. Eine normale Zwillingsgeburt setzt die **Schädel-lage beider Kinder** voraus. Zwillingskinder, die über die 36. SSW hinaus in der Beckenend-lage verharren, sind häufig wachstumsretar-diert oder nicht geburtsreif. Die Geburtslei-tung muss sich immer am unreiferen Kind ori-entieren.

16.2 Vorteile einer Gemini-Geburt im Wasser

Für Zwillinge stellt nicht die Geburt das eigent-liche Risiko dar, sondern die pränatal ent-wickelten Geburtsrisiken. Die Mangelversor-gung des zweiten Feten, die häufigste Ursache der neonatalen Morbidität von Zwillingskin-dern, lässt sich durch therapeutische Wasser-anwendungen in der Schwangerschaft günstig beeinflussen. Auch bei der Spontangeburt un-terstützen die Wassereffekte auf Kreislauf, Ge-burtsdauer und Flexibilität der Mutter den komplikationsfreien Geburtsverlauf.

> Der offensichtlichste Vorteil einer Wassergeburt ist die bessere Sauerstoffversorgung des zwei-ten Zwillings während der Geburt seines Ge-schwisters.

Dieser Vorteil ist zusammen mit einer zügigen Geburtsleitung die Basis einer sicheren Wasser-geburtshilfe bei Zwillingen. Deshalb ist die ge-sunde Zwillingsschwangerschaft mit Schädel-lage beider Kinder eine Indikation für eine Wassergeburt.

Wie bei der Spontangeburt aus Beckenendlage ist die **Erfahrung des geburtshilflichen Teams** eine notwendige **Voraussetzung** für die Gemi-ni-Geburt im Wasser. Der günstige Einfluss des Wassers auf die fetale Sauerstoffversorgung kann allerdings die Risikorate der geburtshilf-lichen Verletzungen senken.

16.3 Kontraindikationen der Gemini-Geburt im Wasser

> Anamnestische Merkmale, die schon die Ein-lingsgeburt im Wasser ausschließen (s. S. 49), lassen natürlich auch keine spontane Zwillings-geburt und damit keine Wassergeburt zu. Auch Ereignisse, die auf Distress der Kinder hinwei-sen, sind eine Kontraindikation zur Wasser-geburt.

Kontraindikationen
- Regelwidrige Lagen
- Spontane Wendung in BEL nach 36. SSW
- Vorzeitiger Blasensprung
- Fetaler Gewichtsunterschied >300 g
- Grünes Fruchtwasser
- Infekte
- Distress-Zeichen der Kinder
- Kindsbewegungen während der Wehen
- Zögerlicher Wehenbeginn
- Medikamentöse Weheneinleitung
- Herzbelastung der Mutter
- Gestosen

Wie die unreifen Kinder sind auch die **man-gelernährten Feten** bei der Geburt generell stärker gefährdet als die reifen Kinder. Die Kombination eines gesunden mit einem mangelernährten Zwilling ist häufig, meist liegt eine unzureichende Plazentareifung ab der 20. SSW zugrunde. Wenn die Spiralisie-rung der plazentaren Gefäße in dieser Reife-stufe nicht ausreichend stattgefunden hat, bleibt das fetale Wachstum ab der 20. Woche hinter dem des anderen Zwillings zurück. Ist der mangelernährte Fet auch noch der zweite Zwilling, dann wird er keine Reserven für die Geburtsarbeit haben und Geburtshilfe brau-chen.

Ist der erste Zwilling das Small-for-date-baby, dann muss die Geburt vorzeitig eingeleitet werden. Damit wird dem zweiten Zwilling die Gelegenheit genommen, die erforderliche Lun-genreife zu entwickeln. Behandelt man diese vor der Geburtseinleitung mit Kortikostero-iden, dann kann zwar eine spontane Geburt stattfinden. Doch wegen der gesteigerten Pro-staglandinsynthese und dem Verdacht auf Unreife des fetalen Mittelhirns sollte die Geburt nicht im Wasser stattfinden.

Die Multiparität führt oft zu einer **Wehenschwäche nach der Geburt des ersten Zwillings**. Mit einer medikamentösen Weheninduktion schließt man allerdings eine Wassergeburt des zweiten Zwillings aus, da das Wasser zum Zeitpunkt des erneuten Wehenbeginns kontraproduktiv, nämlich wehenhemmend wirkt.

Liegt der **zweite Zwilling** in den letzten zwei Schwangerschaftswochen noch immer in **Querlage**, dann ist mit einem mangelhaften Tonus der Uterusmuskulatur bei der Geburt zu rechnen, die ihm zum Verhängnis werden könnte. Auch wenn sich ein Zwilling am Ende der Schwangerschaft aus der Schädellage wieder in die Beckenend- oder Querlage zurückdreht, dann muss von einer **fetalen Stress-Situation** ausgegangen werden.

Kindsbewegungen, die während der Geburt **innerhalb der Wehe** auftreten, zwingen zur intensiven Suche nach der Ursache und zum Abbruch der Wassergeburt.

Die **Herztonkontrolle** beider Kinder sollte eine Stabilität des zweiten Zwillings gegenüber den Reaktionen des ersten Zwillings auf die Beckenpassage erkennen lassen. Zeigt der zweite Zwilling synchrone Dezelerationen, dann wird er nicht genügend Reserven haben, um einen verzögerten Atembeginn nach der Wassergeburt tolerieren zu können. Die Wassergeburt muss dann abgebrochen werden.

16.4 Die Gemini-Geburt im Wasser

Eine normale Zwillingsgeburt kann in mild hypothermiertem bis neutral temperiertem Wasser (30°–35 °C) stattfinden. Die typische Wehenverzögerung in der frühen Eröffnungsphase einer Zwillingsgeburt (Queen Charlotte's Textbook 1943) kann mit der Kombination von Nachtkerzenöl und Bädern in neutral temperiertem Wasser erfolgreich behandelt werden. Eine kurze Geburtszeit ist zum Vorteil beider Kinder anzustreben.

Bei Zwillingsgeburten ist der **Zeitfaktor** für die Rate der Geburtskomplikationen entscheidend (Persson, Grennert 1979). In der Wassergeburtshilfe hat sich die aktive Geburtsleitung mit einem **Zeitfenster von 7 Minuten** für den zweiten Zwilling bewährt. Es ist einfacher, eine Querlage zu verhindern, als eine Querlage zu entwickeln (Queen Charlotte's Textbook 1943).

Die Frau sollte eine **aufrechte Gebärposition** einnehmen, um die Beckenpassage des ersten Kindes zu beschleunigen. Sobald der erste Zwilling geboren ist, veranlasst die plötzliche Volumenminderung des Uterus die Gebärende, die Seiten ihres Bauches festzuhalten. Damit stabilisiert sie gleichzeitig die Längslage des zweiten Zwillings.

Sowie der **erste Zwilling** aus dem Wasser gehoben wurde, sollte er zum Schutz vor feto-fetalen Transfusionen **abgenabelt** werden (Boivin 1829). Danach übernimmt ihn ein Familienmitglied, das ihn durch Hautkontakt („Känguruhen") aufwärmt.

Inzwischen legt sich die Gebärende, die ihren Bauch immer noch festhält, im Wasser hin, damit die Hebamme die **Fruchtblase des zweiten Zwillings** während einer Wehe öffnen kann. Manchmal muss dazu der Fundus uteri angerieben werden, die Frau homöopathisch oder mit Aroma-Ölen zur Wehenproduktion angeregt werden. Auch das Coffein (zu einer Luxusgeburt im Wasser passt der Luxus eines süßen Espressos – für alle) hilft durch die Stabilisierung des zyklischen AMP (AdenosinMonoPhosphat) als second messenger in der hormonellen Regulation, die Wehentätigkeit aufrecht zu erhalten (Roy R, 1988).

> Bis zur Amniotomie der zweiten Fruchtblase sollten nicht mehr als 10 Minuten nach der Geburt des ersten Zwillings verstrichen sein. Verzögert sich die Wehenpause, dann muss die Frau aus dem Wasser steigen und zur Weheninduktion behandelt werden. Die Wassergeburt muss dann allerdings abgebrochen werden.

Nach der Amniotomie im Wasser steht die Gebärende sofort wieder auf, um die **Beckenpassage des zweiten Kindes** zu beschleunigen. Meistens wird das Kind durch die mütterliche

Bewegung sehr rasch ins Wasser hinein gebo-ren. Den zweiten Zwilling kann die Mutter selbst in Empfang nehmen. Wenn das Kind auf ihrer Brust liegt, wird der erstgeborene Zwil-ling möglichst schnell daneben gelegt, um den Kindern die vertraute pränatale Situation wie-der herzustellen.

Dann wartet man, bis der zweite Zwilling die Nachwehen mit Schreien anzeigt. Mit der drit-ten Wehe ist die **Plazenta** meistens gelöst und kann mit verhaltener Cord-Traction entwickelt werden. Sie wird in eine saubere Schüssel ge-legt und genau inspiziert.

Nach der Plazentageburt wird auch das **zweite Kind abgenabelt**. Damit kann der letztgebore-ne Zwilling den Nachteil der verlängerten Ge-burt durch eine höhere Blutzufuhr aus der Pla-zenta ausgleichen (Elbourne: Cochrane 1998). Wenn die Frau jetzt aufsteht, wird die Rei-nigungsblutung ausgelöst. Diese fängt man mit

einem Gefäß auf, misst und dokumentiert sie. Danach kann sich die Mutter mit ihren Kindern wieder ins Wasser zurücksetzen, wenn die Was-sertemperatur auf nun angenehme 35–37 °C er-höht wurde.

16.5 Externe Wendung des zweiten Zwillings in Querlage

Mit der externen Wendung eines querliegen-den Kindes nach der Geburt des ersten Zwil-lings wird man erfolgreicher sein, wenn diese im Wasser stattfindet. Dazu liegt die Gebären-de auf dem Rücken in der Wanne und eine zweite Person nimmt die Wendung in die Rich-tung der fetalen Kleinteile sofort nach der Ge-burt des ersten Kindes vor. Mit der manuellen Diagnostik der fetalen Lage wird die Therapie verbunden, um Zeit zu sparen. Der jetzt noch wehenlose Uterus lässt eine externe Wendung

Abb. 16.**1** Glückliche Landung – Zurück in Mutters Arme

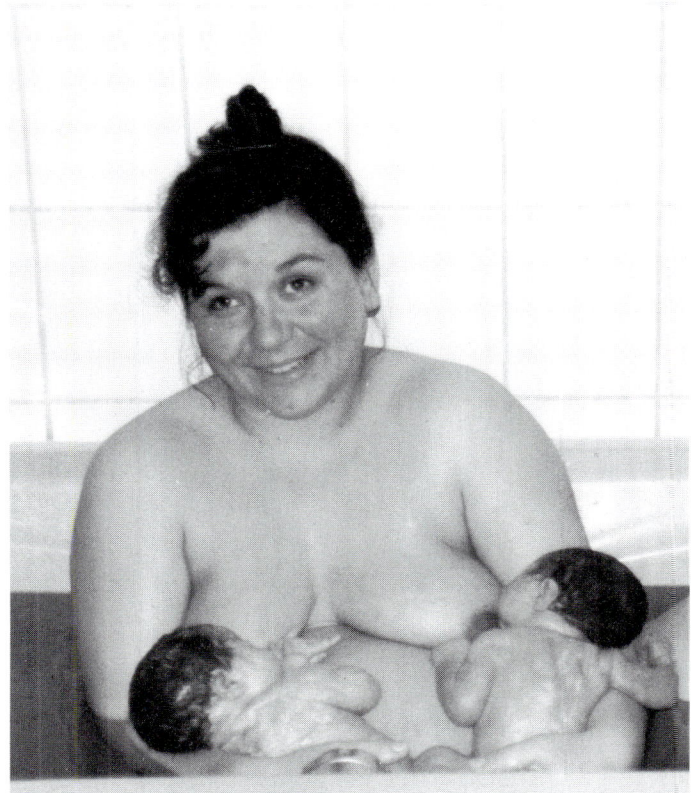

zu. Dabei gewährleistet die Sparschaltung des mütterlichen Kreislaufs im Wasser eine gute fetale Herzfrequenz. Während der gedrehte Zwilling noch in der Längslage festgehalten wird, eröffnet eine zweite Person aus dem Geburtshilfeteam schon die Fruchtblase. Beim Einsetzen der Wehe steht die Frau auf und kann ihr zweites Baby nun meist selbst entwickeln.

Ob das Kind **im oder über dem Wasser geboren** wird, hängt von den kindlichen Herztönen nach der Amniotomie ab. Dezelerationen sprechen eher für eine Geburt über Wasser, geringe Herzfrequenzabweichungen bei einer normalen Baseline zwischen 120 und 170 Schlägen pro Minute lassen eine Geburt unter Wasser zu. Das Neugeborene sollte in der Wehe herausgehoben werden (Modus I).

Literatur

Baalen van A, Versmold H: Langzeitbeobachtung von Zwillingen, Medizinische Verlagsgesellschaft Umwelt und Medizin, Frankfurt 2000

Boivin V: Handbuch der Geburtshülfe, Cassel Marburg 1829, Entbindung nach Zwillingsgeburt, S. 366 ff

Elbourne DR: Cochrane Pregnancy and Childbirth Database, Review No.03818, Oxford 1998

Illingworth RS, Woods GE: The incidence of cerebral palsy and mental retardation, Arch.Dis.Child 35/1960

McGillivray I: Management of multiple pregnancies, Human Multiple Reproduction, S.124, London 1975

Persson PH, Grennert L: Towards a normalization of the outcome of twin pregnancy, Acta Genet.Med. Gemellol.28, 341, Rom 1979

Queen Charlotte's Text-Book of Obstetrics Medicina Literis, Churchill Ltd, 6th Edition, London 1943

Reisner SH, Forbes AE,Cornblath M: The smaller of twins and hypoglycaemie, Lancet Vol.524, no1/1965

Roy R: Selbstheilung durch Homöopathie, München 1988

Rothe W: Therapeutische Anwendung von Fischöl in der Frauenheilkunde, Sanum-Post 45/1998, S. 19–23

Schröder W: Leitung der Mehrlingsgeburt, Der Gynäkologe 31/1998, S. 267–274

Wochenbett

17 Blutungen im Wochenbett

17.1 Rückbildung von Uterus und Wochenfluss

Nach einer Wassergeburt verläuft das Wochenbett in einem anderen Rhythmus als nach einer Landgeburt. Die **Gebärmutter** bildet sich, abhängig von der Wassertemperatur bei der Entbindung, schneller zurück. Je stärker die Körperkerntemperatur während der Geburt angestiegen war, desto länger dauert die postpartale Rückbildung. Je kühler das Wasser war, desto schneller erfolgt die Rückbildung. Bei einer Geburt in 30 °C kühlem Wasser ist der Fundus uteri schon am 5. Tag nicht mehr tastbar und der Wochenfluss oft schon am Tag des Milcheinschusses beendet.

Nach einer Wassergeburt – selbst in warmem (37 °C) Wasser – fällt die **Blutung** geringer aus als nach einer Landgeburt. „Die Befürchtung, dass durch die Weitstellung der Gefäße bei hoher Wärmezufuhr vermehrt verstärkte Nachblutungen in der Plazentarperiode auftreten, hat sich nicht bestätigt" (Eldering 1999). Bei Wassertemperaturen über 35 °C wird die Gebärende einen Blutverlust von 300–500 ml haben und der Wochenfluss wird etwa 3 Wochen andauern. Bei mild hypothermiertem (30–33 °C) Wasser sinkt der Blutverlust jedoch mit jedem abfallenden Grad. Bei einer Wassertemperatur von 30 °C beträgt der Blutverlust nach der Geburt nur noch etwa 100 ml und der Wochenfluss dauert nur 5–8 Tage. Lag die Wassertemperatur unter 30 °C (Kaltwasser- oder Ozeangeburt) wird der Wochenfluss mit dem Milcheinschuss beendet.

Das durchschnittliche Hb wird nach fünf Stunden p. p. in der Regel über 12 g % liegen, höher als nach Landgeburten (Watson 1990). Der durchschnittliche Blutverlust bei einer Wassergeburt liegt bei 200 ml, die durchschnittliche Wochenflussdauer bei 6 Tagen. Das kühle Wasser kann eine prophylaktische Applikation von intravenösem Oxytozin nach der Wassergeburt ersetzen.

17.2 Differenzialdiagnose: Beschleunigte Rückbildung – Lochialstau

Die beschleunigte Rückbildung nach einer Wassergeburt sollte nicht mit den Symptomen eines Lochialstaus verwechselt werden. Die Involutionsdauer allein ist kein hinreichendes Kriterium für den behandlungsbedürftigen Lochialstau. Nach der Wassergeburt ist eine verstärkte Kontraktionsfähigkeit des Uterus feststellbar, die nach den ersten 24 Stunden in rhythmische Nachwehen übergehen sollte.

> Wenn bei einer Dauerkontraktion der Uterusmuskulatur die Symptome Schmerz, foetider Geruch des Lochialsekretes und Anstieg der mütterlichen Körpertemperatur fehlen, dann handelt es sich nicht um einen Lochialstau.

Die schmerzhafte Dauerkontraktion kann mit warmen Bädern leicht in ihre rhythmische Aktion zurückgeführt werden. Auch Wechselduschen bringen die Zirkulation des uterinen Gefäßsystems wieder in Gang (Vogel 1993). Ein Lochialstau kann mit Wasseranwendungen im Wochenbett vermieden werden.

Will eine Frau den ihr lästigen Wochenfluss beenden, dann kann sie kalte Sitzbäder nehmen (Ausnahme: nicht bei einer Brustentzündung!). Die meisten Frauen beenden den Wochenfluss oder den verbliebenen Ausfluss mit kalten Sitzbädern, wenn diese über den 10. Tag hinaus andauern. Innerhalb von wenigen Tagen werden sie Erfolg haben.

Aus diesen Erfahrungen erklärt sich das hohe Ansehen der Wassergeburt bei den Wöchnerinnen. Insbesondere die berufstätigen Mütter können von ihrer schnelleren Rekonvaleszenz durch die Wasseranwendung profitieren. Auch Kliniken haben festgestellt, dass die „Wassergeburtsfrau" nach der Geburt die Klinik früher verlässt. Das Klientel der Wassergeburtsfrauen ist zu über 90 % in der Gruppe der „Ambulant Gebärenden" vertreten, was unter wirtschaftlichen Aspekten für die Fallpauschalen der Krankenhäuser nicht uninteressant ist.

17.3 Die atonische Blutung nach einer Wassergeburt

Auch heute noch ist die postpartale Blutung mit der Gefahr einer Verlustkoagulopathie eine gefürchtete Komplikation in der Geburtshilfe. Die Einführung des Oxytozins als routinemäßige Blutungsprophylaxe konnte das statistische Risiko der Komplikation erheblich senken. Die Wassergeburtshilfe kann diesen Erfolg noch steigern: Die Verlustkoagulopathie kann durch die Kombination einer Oxytozingabe mit Hydrotherapie (Wasser- und Landaufenthalte im 1½-stündigen Wechsel) erfolgreich verhindert werden. Zusätzlich unterstützt die kältere Umgebungstemperatur die Vasokonstriktion durch Konvektionsverlust beim Verlassen des Wassers.

Sollte die Blutung dennoch nicht zum Stehen kommen, dann ist bei einer atonischen Blutung nach der Wassergeburt eine Prostaglandinbehandlung notwendig.

17.4 Die verstärkte Nachblutung

Von der atonischen Blutung muss die „verstärkte Nachblutung" (Geist, Harder et al. 1998) differenzialdiagnostisch abgegrenzt werden:

- Die **atonische Blutung** ist durch Kontraktionsmittel nur schlecht beeinflussbar und überschreitet eine Blutmenge von 1000 ml.
- Die **verstärkte Nachblutung** beträgt dagegen ca. 500 ml–1000 ml, bei einer Wassergeburt 300 ml–1000 ml. Ein Kennzeichen der verstärkten Nachblutung ist, dass sie schnell zum Stehen kommt. Nach der „verstärkten Nachblutung" wird der Wochenfluss länger andauern. Eine Wochenflussdauer von 4–6 Wochen muss für die Wassergeburt als verzögert bewertet werden. Sie erfordert eine Kontrolle des Blutbildes und ggf. eine Behandlung der Anämie.

Einige Frauen entwickeln schon bei Wassertemperaturen über 35 °C eine verstärkte Nachblutung. Nicht immer findet man die Ursache, die während der Geburt zur Erhöhung der Körperkerntemperatur und zur Steigerung des arteriellen Druckes geführt hat. Während normalerweise die Wassergeburt eine sehr kleine Ablösungsblutung und eine rasche, kurze „Reinigungsblutung" auslöst, ist nach Geburten mit vorzeitigem Blasensprung, bei Varikosis, Blutdruckerkrankungen oder endometrialen Entzündungen eine verstärkte Nachblutung zu beobachten. Güsse, Sitzbäder oder Duschen mit kühlem bis kaltem Wasser (25–33 °C) können hier als Therapeutikum eingesetzt werden.

17.5 Die intermittierende Blutung

Aufgrund der geringeren Blutungsneigung nach einer Wassergeburt besteht die Gefahr, dass Blutungen, die von einer unvollständig gelösten Plazenta verursacht sind, nicht als Alarmzeichen auffallen. Deshalb muss besonders auf verspätet auftretende Blutungen im Wochenbett geachtet werden.

Diese Blutungen treten erneut auf, wenn der Wochenfluss schon versiegt war. Sie sind meistens ziemlich heftig. Das Blut ist dunkel und reichlich, doch nach kurzer Zeit steht die Blutung wieder. Dieses Blutungsverhalten zeigt den Verbleib von Serosa- und Plazentaresten oder festhaftenden Plazentateilen an. Die weitere Diagnostik (Ultraschall, CRP-Wert, Hb und Gerinnungsfaktoren) wird die Wahl der Therapie bestimmen.

Differenzialdiagnostisch sind die intermittierenden Blutungen im Wochenbett von hormonell ausgelösten Blutungen (Spottings) abzugrenzen. Diese fallen meistens sehr viel schwächer aus.

17.6 Spottings nach der Wochenbettphase

Während die intermittierende Blutung nur selten auftritt, berichten Wassergeburtsfrauen häufig von hellroten, plötzlich auftretenden Spottings, etwa 10–30 Tage p.p. Durch die frühe Beendigung des Wochenflusses nach einer Wassergeburt machen sich die laktationssteuernden Hormone durch plötzlich auftretende Schmierblutungen bemerkbar.

Besonders Erstgebärende erleben nach einer Wassergeburt ausgeprägte hormonelle Schwankungen bei steigender Laktation. Die dadurch ausgelösten Spottings sind durch Wasser nur indirekt beeinflussbar, da sie nicht vom Gefäßsystem verursacht wurden. Die hormonelle Balance kann über die Stillabstände und die Muttermilchmenge reguliert werden. Homöopathische Mittel wie Ipecacuanha, Cimicifuga oder Calcium carbonicum kombiniert mit Bädern, die auf Hypophyse und Ovarien wirken (z.B. Moor-, Plazentaextrakt- oder Geraniumbäder), können unterstützend eingesetzt werden. Auch Wechselduschen stabilisieren über das Kreislaufsystem die hypophysäre Steuerung der Hormonachse (Vogel 1993).

Literatur

Eldering G: Die Wassergeburt, Die Hebamme 3/1999, S. 116

Geist Chr, Harder U et al.: Hebammenkunde, De Gruyter 1998

Vogel A: Der kleine Doktor, München 1993, S. 266ff

Watson B: A Study of Haemoglobin Levels in Women Before and After Childbirth, Midwives Chronicle 1990, Bd 103, Nr. 1228

18 Adaptationsstörungen der Wöchnerin

18.1 Badezusätze bei Wochenbettbeschwerden

Frauen, die sich für die Wassergeburt als Entbindungsart entschieden haben, wählen häufig auch im Wochenbett balneologische Therapeutika:

- **Krampfadern** und **Hämorrhoiden** kann mit flüssigen Moor- oder Plazentabädern die Schmerzhaftigkeit genommen werden. Auch dem Badewasser zugesetzter Zaubernuss-Absud (Weed 1989) oder Rosskastanien-Extrakt hilft bei Krampfadern.
- Löwenschwanz- oder Hanfblätterabsud vertreibt erfolgreich **Migräneanfälle** (Rätsch 1992). Gleichzeitig unterstützen die Kräuterbäder die Laktation.
- Hormonelle Störungen, welche die **Rückbildung** und den **Milchfluss** nur schwer in Gang kommen lassen, können mit Zusätzen von ätherischen Ölen aus Geranie, Lavendel oder Ylang-Ylang gebessert werden (Keller 1994, Tisserand 1985, Watson 1999).
- Bei bereits epithalisierten **Dammwunden** oder **Zustand nach atonischen Blutungen** unterstützen Zypressenöl und Rescue-Bachblüten, im Badewasser gelöst, die Heilung.
- Auch die Baum-Essenzen (Salocher, Buchser 1996) der Ulme oder Lärche können das Wochenbad **erfrischend** und **kräftigend** machen.
- Algenbäder wirken dagegen **entspannend**, füllen die Mineralienspeicher auf und nehmen den Schmerz von geschwollenem Brustgewebe.

Jeder Kulturkreis kennt für das Wochenbett balneologische Heilmittel, die immer ganzheitlich auf die Psyche, die Stillfähigkeit und die Rückbildung wirken. Es wäre schade, den Wassergeburtsfrauen diese einfach zu beschaffenden Heilmittel für ihren Hausgebrauch vorzuenthalten.

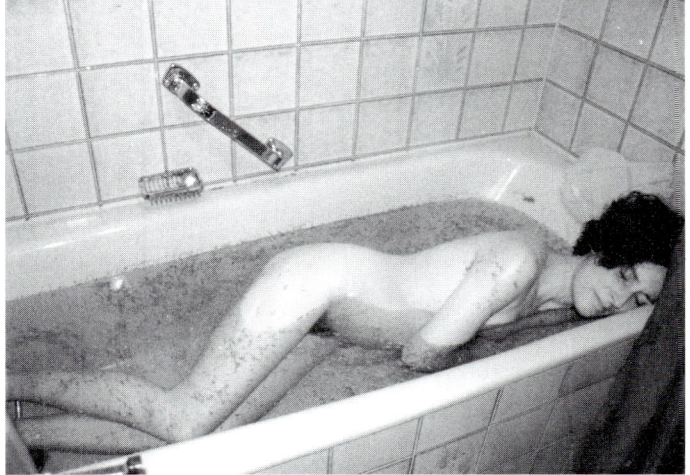

Abb. 18.**1** Heilendes Kräuterbad im Wochenbett

18.2 Die Wochenbett-massage

Auch Massagen wurden von allen „Wasserheilern" schon immer als Bestandteil der Hydrotherapien angesehen, da Güsse und Umschläge oft mit der „Abreibung" (Kneipp 1886) oder anderen Handgriffen verbunden waren. Die Wochenbettmassage ist in vielen Kulturen (z. B. Mexiko, Indien) auch als Infektionsschutz für das Wochenbett bekannt (Kitzinger 2000, Roy 1988). Speziell die Spannungsentlastung der rechten unteren Bauchseite nimmt nicht nur den Schmerz, sondern vermeidet Infekte durch die Mobilisierung des Dickdarmes.

Technik:
- Mit einem Massageöl aus Ingweröl, Kümmelöl oder Geraniumöl wärmt die Hebamme ihre Hände auf.
- Dann sucht sie mit den Fingerspitzen beider Hände den Sitz der Ileozökalklappe auf. Der Mittelpunkt auf der gedachten Linie zwischen Bauchnabel und rechter Darmbeinschaufel wird Mc Burney-Punkt genannt (Abb. 18.**2**). Zwei Fingerbreiten über dem Mc Burney drückt man nun sanft auf die in der Tiefe liegende, oft druckdolente Ileozökalklappenregion.
- Durch Verschieben des Gewebes zur linken Schulter hin, danach zurück zur rechten Hüf-

te, dann wieder zur linken Schulter und zurück in Fußrichtung, schafft man Spannung und Entspannung in einer wiegenden Bewegung. Dabei findet die Hebamme eine der Wöchnerin angenehme Position ihrer Hände.
- Einige Atemzüge lang wird diese Position gehalten, bis eine Entspannung des Darmes spürbar ist. Nach einer kurzen Pause wiederholt man die Bauchmassage.
- Mit 6 Massagen kann man erstaunliche Erfolge erzielen.

18.3 Begleittherapien bei psychischen Störungen im Wochenbett

18.3.1 Depressive Störungen

Der so genannte **Baby-Blues** tritt zwischen dem dritten und fünften Tag bei zwei von drei Wöchnerinnen auf und ist als eine Adaptionserscheinung zu werten. Gelingt die Adaption an die Mutterrolle für Körper und Seele nicht, dann folgt auf den Baby-Blues **eine postpartale Depression** (PPD). Von ihr wird eine von 10 Wöchnerinnen betroffen sein (Ayers, Pickering 2001, Mader 1998). Frauen mit posttraumatischen Stress-Symptomen im letzten Schwangerschaftstrimenon werden von der sanften Gebärform der Wassergeburt profitieren, sollten aber eine sorgfältige Wochenbettbetreuung erhalten, die eine rechtzeitig Hilfe bei Depressionen, chronischem Schlafmangel und Stillstörungen umfasst (Cox, Holden, Sagovsky 1987, Geisel 1997).
- Entspannungstherapien im Wasser sind als adjuvante Therapien sehr erfolgversprechend.
- Auch Solebäder (2–2,5 %iger Salzgehalt) in Verbindung mit UV-Licht (40 min. à 10 000 Lux pro Tag) bringen Entlastung bei postpartalen Depressionen (Hautzinger 1998).
- In Indonesien sind noch heute Schwitzkuren nach der Geburt als Prophylaxe gegen schlechte Stimmungen üblich. Mit dem Rücken zum Feuer und einem schweißtreibenden Mittel wird die frisch Entbundene aufgewärmt, nimmt dann ein kaltes Bad und beendet mit dieser täglichen Zeremonie ihr Wochenbett schon am dritten Tag (Braun 1959).

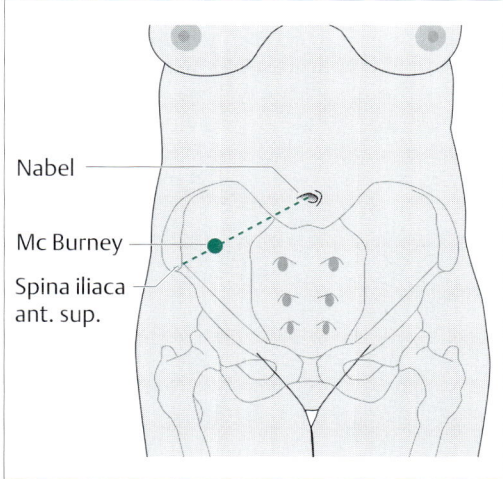

Nabel

Mc Burney

Spina iliaca ant. sup.

Abb. 18.**2**   Lokalisierung der Ileozökalklappe

18.3.2 Wochenbettpsychosen

An einer der langwierigen und immer behandlungsbedürftigen Formen der manischen, depressiven oder schizophrenen Wochenbett-Psychose dagegen erkranken 0,2 % aller Wöchnerinnen (HES-Database 2002). Während sich die Zahl der postpartalen Depressionen durch eine frauenfreundliche Geburtshilfe senken lässt (Rose, Bisson, Wessely 2001), bleibt die Zahl der postpartalen Psychosen davon unbeeinflusst und ist länderübergreifend ähnlich hoch. Auffallend ist, dass psychosekranke Wöchnerinnen sehr schnelle und leichte Wassergeburten erlebt haben, der Ausbruch der Erkrankung danach jedoch umso plötzlicher und foudrouyanter eintrat. Wasser wirkt auf die Hypophysensekretion und beschleunigt die Entwicklung der Psychose bei mangelndem ACTH eher. Bei allen psychosegefährdeten Schwangeren nimmt die Euphorie im letzten Trimenon sichtbar zu, manchmal gipfelt sie in Regressionen, die eine frühzeitige Therapie unumgänglich machen (Dalton 1991). Auch aus diesem Grund ist eine ausführliche Schwangerschaftsanamnese für die Entscheidung für oder gegen die Wassergeburt so wichtig. Psychiatrische Erkrankungen stellen eine Kontraindikation für Wassergeburten dar.

Literatur

Ayers S, Pickering AD: Do get Women PTSD as a Result of Childbirth? in Birth Bd28/2001, Nr 2

Braun GK 1959 in Untersuchungen zur Ethnographie der Geburt, B. Eggert, München 1986

Cox JL, Holden JM, Sagovsky R: Development of the 10-Item Edinburgh Postnatal Depression Scale, Br.J.Psychiatry 150/1987

Dalton K: Guide to Progesterone for Postnatal Depression, London 1992, Fax: 0044-171-4862102

Dalton K: Mütter nach der Geburt, Frankfurt, 1991

Geisel E: Tränen nach der Geburt, München 1997

Hautzinger M: Die unangenehmen Plagen vor den Tagen, Stuttgarter Zeitung v. 3.2.1998, Institut f. Klinische Psychologie, Tübingen

HES-Database – Hospital Episode Statistics über 630.000 Geburten im Jahr 2000, „Dr Foster's Good Birth Guide", London 2002

Keller E: Handbuch der ätherischen Öle, München 1994

Kitzinger S: Rediscovering Birth, London 2000

Kneipp S: Meine Wasserkur, Wörishofen 1886

Rätsch C.: Hanf als Heilmittel, Löhrbach 1992

Rose S, Bisson J, Wessely S: Psychological Debriefing for Preventing Post-Traumatic Stress Disorder-PTSD, Cochrane Library Issue4/2001, Oxford Update Software

Roy R: Selbstheilung durch Homöopathie, München 1988

Salocher P, Buchser D: Enertree, München 1996

Tisserand M: Die Geheimnisse wohlriechender Essenzen, Aitrang 1985,

Watson L: Jacobson's Organ, London 1999, Penguin Press

Weed S: Naturheilkunde für schwangere Frauen und Säuglinge, Berlin 1989

19 Beckenbodentraining

Die **Beckenbodenmuskulatur** ist bei jeder Frau anders beschaffen. Glatte und quergestreifte Muskelzellen weisen in jede Richtung und ergeben ein Patchworkmuster (Lahodny 1991), das für die individuelle Konstitution des Beckenbodens verantwortlich ist. Bei der Wassergeburt relaxiert das Wasser die glatte und quergestreifte Muskulatur gleichzeitig. Wegen der **Hydrospasmolyse** (Lahodny 2002) finden im Wasser weniger Überdehnungen der Beckenbodenmuskeln statt.

19.1 Verletzungen des Beckenbodens bei der Geburt

Wie bei Hochleistungssportlerinnen festgestellt wurde (Schorn 1993, Tate 1991), wird die Elastizität der Beckenbodenmuskulatur nach einer Geburt am besten wieder hergestellt, wenn die Frau schon vorher eine kräftig ausgebildete Beckenbodenmuskulatur hatte. Überdehnungen wurden besser vermieden und auch die Rückbildung der stark beanspruchten Mm. puborectalis und pubococcygeus und der Levtorschenkel war beschleunigt, wenn die Sportlerin im Wasser entbunden hatte. Durch die Spasmolyse im Wasser wurde das Durchtrittsvolumen im Beckenausgang um 40 % gesteigert, ohne Risse oder Überdehnungen zu verursachen. Auch die feinen Risse der kleinsten Muskelfasern verheilten innerhalb der ersten 10 Tage nach der Geburt, so dass die Frauen ab der zweiten Woche wieder ihre sportlichen Aktivitäten aufnehmen konnten (s. Abb. 19.**1**).

Die eigentlichen Verletzungen des Beckenbodens finden durch **geburtsmedizinische Praktiken** wie die Rückenlage oder forciertes Mitpressen statt (Fischer 2002). Wenn die Frau bei der Entbindung auf den Rücken gelegt wird, zielt der Druck und die Auswalzung der Geburtswege vor allem auf den hinteren Becken-

boden und den Analsphinkter. Die beiden Levatorschenkel werden aufgedehnt, die sie verbindende Sehne reißt. Sie muss nach der Geburt wieder hergestellt werden, damit Inkontinenzen vermieden werden (Rockel-Loenhoff 2002). Bei einem Dammriss II. Grades ist die Schlinge dieser Sehne oft sichtbar. Bei Wassergeburten zerreißt sie nur selten (Lahodny 2002).

Die stehende Gebärposition vermeidet auch bei der Wassergeburt **Dammverletzungen**, so dass nur selten Harn- oder Stuhlinkontinenzen entstehen. Dagegen leiden Frauen, die im Wasser geboren haben, ebenso wie Landgeburtsfrauen (Nicodem 1998) später an Inkontinenzen, wenn sie in einer liegenden Gebärposition ohne Dammschutz geboren hatten.

> Die beste Prophylaxe einer Überdehnung der Geburtswege ist die aufrechte Gebärhaltung im Wasser.

Dies wird auch durch die Beobachtung bestätigt, dass es bei aufrecht gebärenden Frauen auch dann nicht zu einem Zervixriss bei einer Wassergeburt kommt (Leyendecker 2002), wenn es sich um ein großes Kind handelt oder wenn die Frauen vorzeitig, d.h. schon im Beckeneingang, aktiv mitgepresst hatten.

Für die **Kontinenz von Rektum und Blase** ist die Funktionsfähigkeit der Muskelzellen, d.h. die volle Aufladung ihrer Mitochondrien, nötig. Nach Überdehnungen und Rissen kann mit einem Enzymtest die zytochromatische Verarmung in den geschädigten Zellen nachgewiesen werden. Wenn das Sehnengewebe nach der Abheilung eines Geburtsschadens durch Bindegewebe ersetzt worden ist, dann fehlt der Zusammenhalt der Levatorenschenkel. Die Überdehnung der Beckenbodenmuskulatur bei einer Geburt in Rückenlage ergibt dorsal 15–20 cm und ventral 5–7 cm mehr Raum (Lahodny 2002). Die Überdehnung der hinteren Beckenbodenmuskeln hinterlässt also größere

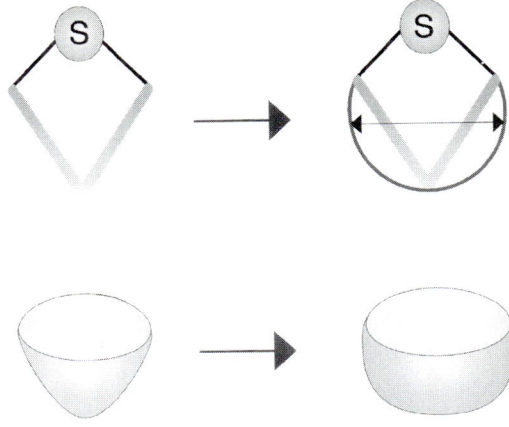

Abb. 19.**1**
Das Zauberwort heißt **hydrothermische Spasmolyse** und bedeutet warmwasserbedingte Beckenboden- und Gebärmutterhalsrelaxierung bei der Wassergeburt.
Die hydrothermische Spasmolyse betrifft sowohl die glatte Muskulatur des Gebärmutterhalses als auch die quergestreifte Muskulatur des Beckenbodens. Die Warmwassereinwirkung bewirkt eine Relaxation des M. puborectalis und M. pubococcygeus. Die Folge ist eine fast 40 %ige Lumenerweiterung im Beckenausgang, in der Ebene der V-förmigen Begrenzung durch den M. puborectalis.
Sowohl der rechtsseitige als auch der linksseitige M. puborectalis gewinnt durch Erschlaffung an Länge, entsprechend dem größeren Umfang einer Kalotte zum vorher bestehenden geraden Muskelverlauf.
Der Beckenraum wird topfförmig. Die Erschlaffung der Levatorschenkel und der Levatorplatte bewirkt eine Vergrößerung des Beckenraumes, sodass der kindliche Kopf nun besser Platz findet. Die funktionelle Folge ist das raschere Tiefertreten des Kopfes und eine Geburtsdauerverkürzung um mindestens 30–40 %.
(Zeichnung: J. Lahodny)

Schäden, die oft bis zum Lebensende nicht reversibel sind (Faridi 2002).

19.2 Rückbildungsgymnastik im Wasser

In den meisten Ländern der Welt werden die Säuglinge von ihren Müttern auf dem Boden gewickelt. Dazu hocken die Wöchnerinnen mehrmals täglich auf dem Boden. Der Rhythmus des Säuglings bestimmt also die Gymnastik der tiefen Hocke für die Mutter. Dies ist die natürlichste Rückbildungsgymnastik der Welt.

Auch bei Wassergeburtsfrauen gibt es gelegentlich eine verzögerte Rückbildung der Beckenbodenmuskulatur, die ein besonderes Training zur Rückbildung erfordert. Haltungsschwächen der Wirbelsäule, Hüftschäden und organische Erkrankungen gehen häufig einher mit der mangelnden Elastizität des Beckenboden. Als Begleittherapie hat sich das **Aquatraining für Mütter** sehr bewährt. Auch die Kombination von Bewegungstherapien wie „Tiger Feeling", Fitnesstraining zum Abspecken oder „Walking" mit dem Wassertraining kann in der Rückbildungsphase empfohlen werden. Da man nie den Beckenboden einzeln trainieren kann, sollte für jede Frau ein individuelles, ganzheitlich wirkendes Programm zusammengestellt werden.

Mit Spaß und Spiel kann in Gruppen für Mütter mit oder ohne Babys der schwangerschaftsbedingten Lordose entgegengewirkt werden. Die Bandscheiben, die in den ersten sechs Monaten nach einer Geburt noch immer aufgelockert und damit bei Belastungen gefährdet sind, werden beim Wassertraining geschont. Die meisten **Bandscheibenschäden** entstehen bei Frauen im ersten halben Jahr nach einer Geburt. Das Tragen von großen Geschwisterkindern, falsches Heben und Zwangshaltungen beim Stillen führen zu Verletzungen und Bandscheibenvorfällen. Da das Skelett der Entbundenen etwa 1½ Jahre zur Rückbildung braucht und die hormonelle Steuerung der Laktation auch die Bandscheiben auflockert, gilt die Regel:

> Stillzeit ist Bandscheiben-Belastungszeit. Besonders Zwillingsmütter sind von Inkontinenz- und Bandscheibenerkrankungen im ersten Jahr nach der Entbindung betroffen.

Ein drei-Stufen-Programm (Ulfers 2000) im Wasser vermittelt, wie die elementaren Eigenschaften des Wassers (Widerstand, Auftrieb, Bewegung) auch in der Rückbildungsphase nach der Geburt genutzt werden können. Basisbewegungen zum Kraft- und Muskeltraining und Herz-Kreislaufübungen wie Tauchen und Schwimmen ergänzen diese.

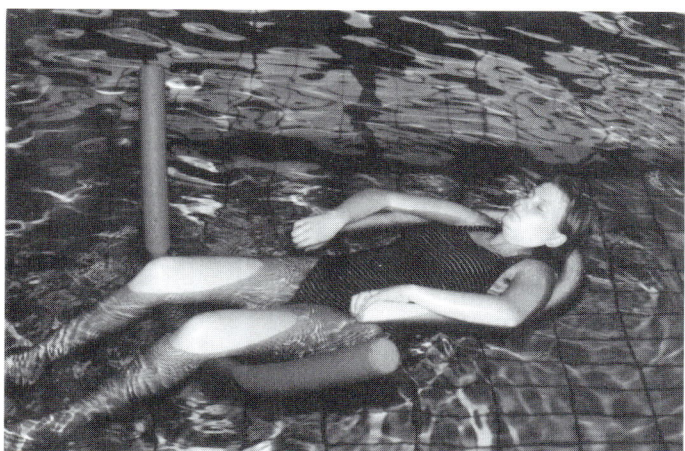

Abb. 19.**2**   Wassertraining für Mütter

Übung „Frosch-Hüpfen"
- Aus dem Stand die Knie anziehen, dabei vom Boden abstoßen.
- Um die Wette durchs Becken hüpfen, wer zuerst am anderen Beckenrand ankommt, hat gewonnen.

Übung „Zirkusball"
- Ein großer roter Gymnastikball (Durchmesser 110 cm) schwimmt auf dem Wasser. Jede Teilnehmerin hat eine kleine Schwimmnudel im Nacken und liegt auf dem Wasser.
- Mit den Füßen wird der Ball gemeinsam über Wasser gehoben und gedreht. **Koordination** und **Muskel**training werden dabei ideal kombiniert.
- Am Ende der Übung entsteht fast immer ein spontanes „Fußballspiel", das für 15 ausgelassene Minuten die Spannung des angestrengten Trainierens wieder löst.

Übung „Reiterspiel"
- Jeweils zwei Frauen stehen im tiefen Wasser ohne Bodenkontakt. Mit einem Theraband wird die vordere Frau eingefangen; sie muss dann die Partnerin durch das Becken ziehen.

Übung „Wasserski"
- Eine Frau steht auf einem Schwimmbrett, die Partnerin zieht sie so durchs Schwimmbecken. – Wer bleibt am längsten auf dem Schwimmbrett stehen?

Bevor die Übungen für die Erwachsenengruppe beginnen, sind erst einmal die Babys dran. Wenn sich diese müde gespielt haben, sitzen sie in ihren Kindersitzen am Beckenrand und schauen zu. So kann jede Mutter sofort zum **Stillen** aus dem Wasser gehen, wenn das Kind sich meldet. Alle Eltern haben Freude an der langen „1. Reihe von Logenplätzen" ihrer kleinen Zuschauer.

Die **Rückbildung** des schwangerschaftsbedingten, trichterförmigen **Brustkorbes** wird mit variierenden **Atemmustern** im **Aquajogging** unterstützt. Vor allem **Ausdauer** und **Kondition** können mit dem Jogging im Wasser wieder gesteigert werden.

Übung: Auf der Stelle laufen
- Mit dem Laufen auf der Stelle nutzt man den Wasserwiderstand aus. Dazu legt man sich leicht nach vorne, nimmt evtl. ein Podest zur Hilfe, auf dem man abwechselnd den einen und anderen Fuß beim Laufen absetzt.
- Angestrebt wird das pausenlose Durchhalten für 20, später für 30 Minuten beim durchgehenden Rhythmus einer Begleitmusik.

Beispiel einer Unterrichtseinheit
(nach M. Ulfers 2001)
- Warm-up-Übungen (5 Minuten)
- Kreislauf-Aufwärmübungen
- Kräftigung der großen Muskelgruppen (15 Minuten)
- Cardio-Warm-Up (s. S. 35), 5 Minuten
- Entspannungsübungen (15 Minuten)
- Warm-down (5 Minuten)

Wie im Aquafitness für Schwangere sollte vor und nach dem Training ein **Check-up der Gesundheitsdaten** (s. S. 113) erfolgen.

Literatur

Faridi, Bruchsal A: Wie schonend ist die vaginale Entbindung? Vortrag in der Frauenklinik Bruchsal, 9.3.2002

Fischer H: Die Logik der Gebärhaltungen, Die Hebamme 2/2002, S. 83–87

Lahodny J: Vaginale Inkontinenz- und Deszensuschirurgie, Enke Stuttgart 1991

Lahodny J: Beckenboden und Wassergeburt, 7. Kongress Eltern-Kind-Zentrum Graz, 5.10.2002

Leyendecker G et al: Neue Aspekte zur Pathogenese von Endometriose und Adenomyose, Kap. Anatomie der Zervixmuskulatur, S. 301–394, Der Frauenarzt 3/2002

Rockel-Loenhoff A: So viele Nähte wie nötig, DHZ 1/2002. Nicodem C: Effective Care in Pregnancy and Childbirth, upright position versus recumbent position during 2. stage of labour. Review 03335 Cochrane Library 1998

Schorn NM, McAllistair, Blanco JD: Water immersion and the effect of labour, J. Nurse Midwifery 38/1998, S. 336–342

Tate et al (ACSM = American College of Sports Medicine): Guidelines for Exercise Testing and Prescription, Exercise for Special Populations, Philadelphia 1991

Ulfers M: Seminarhandbuch zum Wassertraining für Mütter, Suhl 2000

20 Stillen nach einer Wassergeburt

20.1 Erstes Stillen

Eine Wassergeburt lässt Mutter und Kind viel Zeit für die entscheidenden Schritte der Kontaktaufnahme, der Neu-Orientierung und das erste Anlegen. Die ersten Saugversuche von Wasserbabys werden häufig erst nach 20 Minuten, manchmal sogar erst zwei Stunden nach der Geburt beobachtet. Viele Neugeborene schauen sich zunächst um, als wollten sie sich orientieren. Nach Blickkontakt, Identifizierung der mütterlichen Stimme und der taktilen Reize robben sie dann zur linken Brust der Mutter, bleiben dort liegen und lauschen. Jetzt ist es an der Zeit, das Kind beim Namen zu nennen, es zu begrüßen. Islamische Eltern nehmen zu diesem Zeitpunkt das Ritual des „Ohrflüsterns" vor.

Danach versuchen die meisten Mütter, ihre Babys für die Brust zu interessieren. Sie wissen aus der Geburtsvorbereitung, dass ihr Baby zuerst den dunklen Brustwarzenhof mit der Mamille in der Mitte erkennen muss, danach wird es die Brust mit dem Geruchssinn identifizieren, und dann wird es vorsichtig kosten und schlecken (Varendi 1996).

> Die Identifizierung der mütterlichen Brust scheint für einige Wasserbabys schwierig zu sein, da der Fruchtwassergeruch der Brust durch das Badewasser abgeschwächt wird.

Am schnellsten werden die Wasserbabys aktiv, deren Fruchtblase frühestens bei der Passage des mütterlichen Beckenausganges gesprungen ist. Am längsten brauchen die Neugeborenen, deren Mütter eine Epiduralanästhesie erhielten.

Nach einer Geburt mit vorzeitigem Blasensprung hat das Neugeborene einen verzögerten Suchreflex. Die meisten Mütter erfassen dies intuitiv und zeigen ihrem Baby immer wieder, wo sie die Brustwarze riechen und schmecken können. In Forschungsprojekten hat man diesen Babys an die Brust geholfen, indem man die mütterlichen Brustwarzen mit Fruchtwasser betupfte („Parfum d'Amnion"). Viele Neugeborene unterstützen ihre Suche, indem sie die Brustwarze ausgiebig belecken. Mit ihrem Speichel markieren sie die mütterliche Brust als zu ihnen gehörig. Bei den im Wasser geborenen Babys wird das Belecken der Brustwarzen besonders deutlich beobachtet. Vielleicht müssen Wasserbabys den Nestgeruch deutlicher prägen, um die Brustwarze wiederzufinden. Bis zum zweiten Lebensmonat ist ein Wasserbaby in der Lage, die Brust der Mutter – auch nachts – selbständig aufzusuchen, wenn diese nicht in Kleidung versteckt ist. Das Stillen im Halbschlaf ist für die Mutter angenehm und kräfteschonend.

Nach dem Erfassen der Brustwarze wird der **Saugreflex** ausgelöst, wenn die Mamille tief genug im Mund des Babys steckt. Der Punkt, der zum Auslösen des Saugreflexes berührt werden muss, befindet sich am oberen hinteren Gaumen. Saugt das Baby, dann sollte es angehalten werden, ausdauernd zu saugen. Manchmal beansprucht das erste Anlegen länger als eine Stunde. Auf der anderen Brustseite findet die gleiche Reihenfolge des Saugenlernens, das „Suchen", „Belecken" und „Saugen", noch einmal statt. Nach 2–3 Stunden schlafen die meisten Babys ein und erwachen erst wieder nach ca. fünf Stunden, um dann wie ein routinierter Säugling an der Brust zu trinken.

20.2 Milcheinschuss

Der Verlauf des ersten Anlegens prägt das weitere Saugverhalten eines Kindes für die ersten Tage. Unarten wie Saugverwirrungen, unterbrochene Saugphasen oder zu langes Suchen behält das Baby bei, bis es mit dem positiven Saugerfolg einer süßen Muttermilch das Verhalten verändert.

Mit dem Milcheinschuss beginnt nun auch die individuelle Ausprägung des Stillverhaltens. Meistens setzt nach einer Wassergeburt der Milcheinschuss früher ein als nach einer Landgeburt. Schon am zweiten Tag klagen viele Mütter über geschwollene Brüste. Bei Vielgebärenden kann der Milcheinschuss schon fünf Stunden nach der Wassergeburt stattfinden. Wasserbabys haben häufig keinerlei Geburtshilfe erfahren, Pyramidalbahnen und Atlas (1. Halswirbel) sind unbeeinträchtigt, so dass sie stärker saugen können. Daher empfinden Wassergeburtsfrauen das Saugen der Babys bis zum Milcheinschuss häufig als schmerzhaft. Sobald die Muttermilch reichlich fließt, verschwindet dieser Schmerz.

Bei über den Milcheinschuss hinaus anhaltenden Schmerzen sollte nach Infekten oder Saugverwirrungen gefahndet werden. Da Wasserbabys, besonders wenn sie regelmäßig am Babyschwimmen teilnehmen, in sehr kurzen Abständen den Milchbedarf und damit die Muttermilchproduktion steigern, ist nicht viel Zeit, um Entzündungen oder Rhagaden zum Abheilen zu bringen. Eine rechtzeitige, therapeutische Unterstützung und eine intensive Stillberatung nach der Wassergeburt sind deshalb notwendig.

Nach dem Milcheinschuss, spätestens aber nach vierzehn Tagen, ist jedes Baby in der Lage, verschiedenste Saugtechniken zu entwickeln und entsprechend einzusetzen. Es wird zum Saugspezialisten, der die Brust ebenso als Nuckel wie als Milchquelle nutzen kann. Auch verschieden geformte Sauger kann das Baby jetzt unterscheiden. Ist der Saugreflex einmal in motorisch gesteuertes Melken verwandelt, dann kann auch keine Saugverwirrung mehr geprägt werden. Babys haben nun Freude am Saugen und lieben die Vielfalt der Saugmöglichkeiten!

20.3 Stillberatung

Eine typische Frage von Wasserbaby-Müttern in der Hebammenberatung ist: „Mein Baby saugt mich aus. Was muss ich tun, um dem nachkommen zu können?"

> „Wasserbabys" trinken in der Regel eine größere Menge Muttermilch in einer kürzeren Zeit als ihre an Land geborenen Altersgenossen.

Daher muss die stillende Mutter entsprechend für Nachschub sorgen. Einschränkende Diäten sind zu vermeiden, ihre theoretischen Begründungen sind eher fragwürdig. Eine Wasserbaby-Mutter braucht mehr Vitamin C, mehr ungesättigte Fettsäuren aus Kaltwasserfischen (Meeresgemüse für Meergeborene) oder Nachtkerzenöl (Kapseln). Der Genuss von frittierten Fetten sollte tabu sein. Der Familie einer gesunden Stillenden fällt auf, dass sie plötzlich öfter und größere Mengen an Nahrung braucht. Die Versorgung mit Kohlehydraten zur Stabilisierung des Glukosestoffwechsels sollte alle drei Stunden gewährleistet werden (Dalton 1992).

Ein typisches Merkmal der Wasserbabys ist, dass sie laut und ausdauernd nach Nahrung schreien, bei Erfolg aber sofort ruhig sind. Allen Wasserbaby-Eltern fällt auf, wie laut das Geschrei ist, wenn ein Wasserbaby Hunger hat. Es lässt sich schlecht ablenken durch Herumtragen o.ä., ist aber sofort ruhig, wenn seine Bedürfnisse gestillt sind. In den ersten sechs Wochen haben die Mütter daher nicht viel Zeit, andere Dinge neben dem Stillen, Essen und Schlafen zu erledigen. Die Zeit des mütterlichen Wochenschutzes wird von einem Wasserbaby voll ausgeschöpft und sollte deshalb sorgfältig geplant werden.

Bis zum dritten Lebensmonat haben Wasserbabys ihr Gewicht verdoppelt, bis zum fünften Lebensmonat fordern sie die überdurchschnittliche Stillfähigkeit ihrer Mütter heraus. Danach wird das Stillen eines Wasserbabys einfach, denn die Milchleistung ist so hoch eingependelt, dass auch bei beruflicher Belastung nur selten Einbrüche der Milchproduktion stattfinden.

20.4 Stillberatung für lang stillende Mütter

Wassergeburtsfrauen, die vor allem dem gehobenen Mittelstand unserer Gesellschaft angehören, sind oft selbständige oder berufstätige Mütter. Viele Wasserbaby-Mütter nehmen ihre

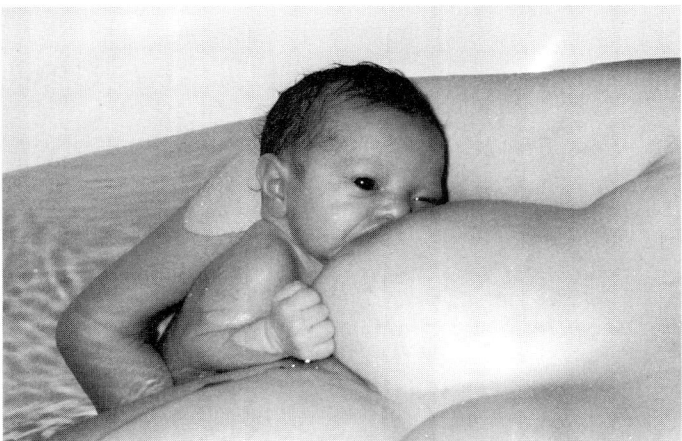

Abb. 20.**1**   Stillen im Wasser –
Genuss für Mutter und Kind

Berufstätigkeit zwischen dem zweiten und sechsten Monat wieder auf und wollen daneben gut stillen können. Sie brauchen eine besondere Stillberatung, da sie voraussichtlich eine lange Stilldauer neben ihrem Beruf haben werden. Für die „Langzeitstillenden nach einer Wassergeburt" (= über ein Jahr Stilldauer) sollten Hebammen deshalb eine gezielte Beratung anbieten können. Das Stillende ist mit dem Ende des zweiten Lebensjahres ihres Kindes absehbar (Empfehlung der Nationalen Stillkommission).

Immer wieder erregen Mütter öffentliches Aufsehen, wenn sie länger als zwei Jahre, manchmal sogar schon, wenn sie länger als ein Jahr stillen. Doch es gibt auch Stillgruppen, deren gegenseitige Unterstützung sich auf das dritte und vierte Lebensjahr des Kindes bezieht. Meistens handelt es sich um Kinder mit einer Neigung zu Eiweißallergien oder um Kinder, die mit anaeroben Keimen in Ohren und Atemwegen zu kämpfen haben und um Kinder, die besonders empfindlich auf Schwermetalle in der Nahrungskette reagieren (diese sind vor allem an Eiweiße oder Fette gebunden). Intuitiv erfassen die Mütter, dass ihre Kinder, die sich auch nach dem zweiten Lebensjahr nicht von der Mutterbrust trennen können, bestimmte Nahrungsmittel konsequent meiden (Saarinen 1982). Wenn man solche Daten erfragt, kann man diese Kinder leicht von jenen mit psychologischen Beweggründen für das ausgedehnte Stillen abgrenzen. Bei der letztgenannten Gruppe wird man zu Abstillhilfen raten und Koope-

rationspartner wie Erziehungsberatungsstellen, Psychologinnen o.a. mit einbeziehen. Die erste Gruppe dagegen benötigt neben einer medizinischen Beratung eine besondere Stillberatung zur Aufrechterhaltung der Laktation über das erste Stilljahr hinaus.

Langzeitstillende haben größere Stillabstände, meisten 4–6 Stunden, die sich auf den Tag verteilen. Mit drei Muttermilchmahlzeiten sind die meisten Kleinkinder zufrieden. Im Speiseplan dieser Kinder fehlen regelmäßig andere Milchprodukte, oft auch Fleischprodukte. Deshalb kann man die Stillmahlzeiten auch nicht einfach weglassen oder ersetzen. Im Gegenteil, die Mütter müssen darauf achten, dass ihre Eiweißaufnahme erhöht ist. Sie müssen tatsächlich für zwei essen, nicht in Bezug auf die Menge, sondern in Bezug auf die Qualität. Leicht verwertbares Eiweiß bezieht der Mensch z.B. aus Kaltwasserfischen und Meeresfrüchten, weshalb viele Hebammen den Langzeitstillenden zu Lachsöl raten.

Doch schon in der Frühphase der Stillzeit, in den ersten sechs Wochen nach der Geburt, muss man die Frauen gründlich über den Laktationsprozess informieren. Nachdem die Muttermilch eingeschossen ist, muss sie mit dem Let-Down-Reflex (Milchflussreflex) entlassen werden (Lothrop 1980). Außerdem wird in der dritten bis vierten Stillwoche die Menge und Geschwindigkeit des Milchflusses reguliert. Hormonelle wie kindliche Probleme verhindern oft, dass die fettreiche Hintermilch in den ersten zehn Trinkminuten vom Kind aufgenommen wird. Mit einem besonderen Ernährungsrhythmus (alle 3 Stunden eine kleine eiweißreiche Mahlzeit) und einem Mittagsschlaf der Mutter kann die Muttermilchproduktion – oft auch mit Hilfe einer Milchpumpe – reguliert werden. Gerade Frauen, die schnell wieder in ihren Beruf einsteigen wollen, müssen auf eine reichlich fließende und nahrhafte Muttermilchproduktion achten.

20.5 Saugprobleme

Ein häufiger auftretendes kindliches Saugproblem ist die **eingeschränkte Dehnbarkeit des Magenpförtners (Pylorus)**. Besonders die männlichen Neugeborenen leiden an dieser Unreife des Verdauungssystems. Bei ihnen ist die Funktion des Magenpförtners in verschiedenen Graden eingeschränkt. Leider ist diese Schwierigkeit erst mit zunehmender Trinkmenge des Kindes feststellbar, dafür wachsen sich weniger ausgeprägte Magenpförtnerspasmen von selbst aus. Babys, die nach der Geburt regelmäßig und häufig im Wasser sind, können den durch dieses Krankheitsbild verursachten Flüssigkeitsmangel über die Haut ausgleichen. Dazu stillt die Mutter ihr Kind täglich zwei- bis dreimal im Wasser sitzend. Erst nach drei Wochen wird man an der mangelnden Gewichtszunahme des Kindes das Verdauungsproblem bemer-

ken. In der Anamnese der betroffenen Mütter findet man oft eine Depression in der Schwangerschaft. Zur Prävention einer Wochenbett-Depression bietet sich in diesen Fällen für Mutter und Kind das therapeutische Bad in der Zeit bis zur operativen Behandlung des Kindes an.

Auch **Saugverwirrungen** sind im Wasser leichter zu beheben als an Land. Kinder, die nicht selbst den Geburtsbeginn ausgelöst haben, neigen auch zum unausgereiften Saugreflex. Sie brauchen die Konditionierung zum angepassten Saugverhalten. Mit „Fingerfeeding" oder „**Wassertraining**" ist diese schnell nachzuholen: Mutter und Kind steigen in körperwarmes Wasser, das Baby wird in Bauchlage an die Brust gelegt (s. Abb. 20.2). Wenn das Badewasser in isotonischer Lösung gesalzen ist, wird das Kind beim Saugen vermeiden, die süße Muttermilch mit dem Badewasser zu vermischen. Dazu muss es seine Zunge unter der Brustwarze haben und die Mundwinkel dicht abschließen. Schon nach zweimaligem Stillen im Wasser hat das Baby im allgemeinen gelernt, mit seinen Melkbewegungen den entsprechenden Unterdruck im Mund herzustellen. Dann lässt man das Kind in verschiedenen Körperhaltungen, auf den mütterlichen Oberschenkel sitzend, mit den Füßen zum mütterlichen Rücken liegend, o.ä. Positionen, an der Brust trinken. An Land wird es bald ein routinierter Säugling sein, der in allen Lebenslagen an der Brust saugen kann.

Abb. 20.**2** Wasser hilft auch bei Saugverwirrungen

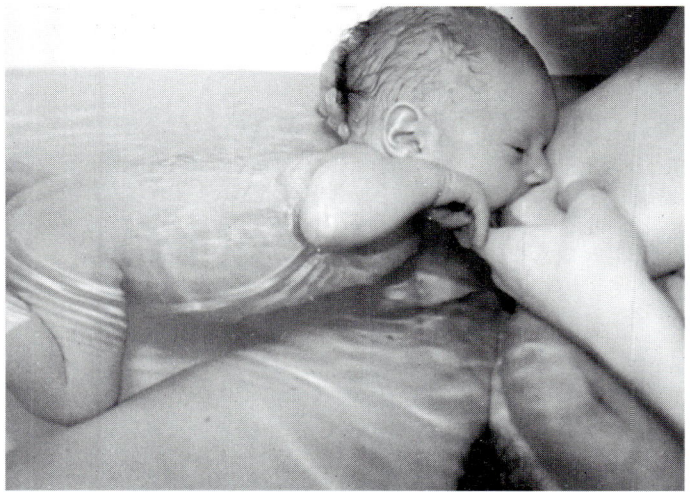

Immer noch ist in Deutschland die Lehrmeinung der Ärzteschaft weit verbreitet, ein Bad im Wochenbett könne **Brustinfektionen** verursachen. Es gibt jedoch keine einzige Untersuchung, die einen Zusammenhang zwischen Brustentzündungen und dem Baden im Wochenbett bestätigt. Die praktische Erfahrung der WassergeburtshelferInnen deutet eher auf das Gegenteil hin, nämlich dass geschwollene Brüste während des Milcheinschusses sehr günstig von Bädern in Kräutersud, ätherischen Ölen oder Meersalzwasser beeinflusst werden. Wenn das Badewasser nicht zu warm ist, findet auch keine Lochialblutung statt. Selbst wenn etwas Wochenfluss ins Badewasser ginge, warum sollte er in der Gebärmutter nicht, dagegen äußerlich gefährlich sein? Auch Enterobakterien sind immer im Badewasser zu finden und keineswegs für die Frau selbst pathogen.

20.6   Stillen im Wasser

Jedes Neugeborene hat seine eigene Persönlichkeit. Es gibt die „passiven" und die „aktiven" Säuglinge. Schon kurz nach dem Milcheinschuss fällt auf, dass nicht jedes Baby gerne in Rückenlage an der mütterlichen Brust liegt. Einige machen Armbewegungen, die an den „Milchtritt" einer Katze erinnern. Wenn die Mutter ein so aktives Baby im Wasser stillt, dann wird es nicht nur Arm-, sondern auch Beinbewegungen während des Saugens machen. Im Wasser ergeben diese Bewegungen einen Sinn, denn das Baby kann sich damit an der Wasseroberfläche halten. Deshalb legt man einen **„aktiven Säugling"** in Bauchlage an und hält nur seinen Hinterkopf beim Stillen fest. Die Wassertemperatur sollte höchstens neutral sein, da das Kind viel Muskelkraft aufwendet. Die Eltern werden erstaunt sein, was ihr Baby kann. Mit jedem Schluck stimuliert es in rhythmischen Bewegungen die mütterliche Brust. Mit den Beinen sucht es den Körper der Mutter und es setzt seinen Greifreflex an den Zehen ein. An Land wird es von nun an am liebsten in aufrechter Haltung gestillt werden. Später wird es beim Babyschwimmen gestillt, wenn es vom aktiven Turnen hungrig geworden ist.

Die **„passiven Säuglinge"** dagegen lieben es, wenn die Muttermilch direkt in ihren Mund hineinfließt, ohne dass sie viel Energie aufwenden müssen. Für sie stimmt die Metapher vom „Schlaraffenlandbaum mit gebratenen Tauben" oder dem „Bierfass mit der direkten Leitung zum Trinkenden". Wenn diese Kinder im Wasser gestillt werden, sollten sie auch dort in Rückenlage angelegt werden. Da sie ruhig liegen und keine Energie durch Muskelkraft erzeugen, muss das Wasser warm sein. Oft schlafen die Kinder nach dem Stillen im Wasser, diesen Schlaf sollte man wegen drohender Auskühlung jedoch nicht zu lange andauern lassen.

Das Stillen im Wasser ist für Mutter und Kind eine angenehme Erfahrung. Viele Frauen stillen in den ersten drei Monaten zweimal täglich im Wasser. Die mütterliche Brust liefert in kürzerer Zeit eine größere Milchmenge und die Kinder trinken besser, weil sie weniger angestrengt saugen müssen. Auch Kinder, denen man die Anstrengung des Saugens ersparen muss, können so doch ausreichend gestillt werden.

Außerdem sind die **Stillprobleme**, die das leichte Fließen der Muttermilch behindern, gut mit Wasser zu behandeln. Verhärtete Stellen, geschwollenes Brustgewebe oder verdickte Lymphknoten in den Achselhöhlen können mit dem Stillen im Wasser schnell und erfolgreich behandelt werden. Oft werden daneben weitere Therapien wie ätherische Öle, Homöopathie oder Akupunktur eingesetzt, dann dient die Wasseranwendung als Adjuvans. Selbstverständlich gilt auch hier die Kneippsche Regel: „Patienten mit ansteigendem Fieber gehören nicht ins Wasser". Bei ihnen reduziert man die Wasseranwendung auf Umschläge und Wickel (Kneipp 1886).

Literatur

Dalton K: Mütter nach der Geburt, Fischer 1992
Kneipp S: Meine Wasserkur, Wörrishofen 1886
Lothrop H: Das Stillbuch, 26. Aufl., Kösel Verlag München 2001
Saarinen UM: Prolonged breastfeeding as prophylaxis for recurrent otitis media, Acta Paediatrica Scand. 71/1982, S. 567–571
Varendi, Porter, Winberg: Die Attraktivität des Fruchtwassers, Acta Paediatrica 10/1996

Das Neugeborene

21 Die Beurteilung des Neugeborenen

Die Beurteilung der Vitalität eines Neugeborenen nach dem Apgar-Schema ist eine Dokumentation des aktuellen Zustandes und ermöglicht keine langfristige Prognose über die weitere Entwicklung des Kindes (Heller, Schnell, Schmidt 2001). Daher wird dieses Schema heute um die arteriellen Nabelblutwerte erweitert, die eine genauere Aussage zu asphyxieassoziierten Diagnosen im Kindesalter zulassen (Retzke 2002). Doch Modus und Zeitpunkt der Nabelarterienpunktion verändern die Werte ebenso wie das Geburtsmilieu die Punkteverteilung im Apgar-Schema. Beide Parameter dienen nur dann diagnostischen Zielen, wenn sie dem Geburtsmodus angemessen erhoben werden.

Dazu müsste das Apgar-Schema bei Wasserbabys jedoch um die typischen Merkmale, die ein im Wasser geborenes Kind nach einer unauffälligen Geburt aufweist, erweitert werden. Die auffallenden Verhaltensweisen eines Wasserbabys sind die geöffneten Augen, das Hinausdrücken (Expulsion) der Lungenflüssigkeit und die Schwimmbewegungen zur Mutter. Ein Wasserbaby, das nicht die Zeit hatte, alle diese Schritte in der richtigen Reihenfolge zu gehen, erhält einen Punkteabzug und wird vorzeitig aus dem Wasser gehoben. Das Neugeborene hat dann mit konservativer Geburtshilfe eine „beschleunigte Wassergeburt" (7–9 Punkte) erfahren.

21.1 Die Reihenfolge der Schritte ins Leben

- Ein vitales Wasserbaby nimmt nach beendeter äußerer Rotation den ersten Blickkontakt mit der Mutter auf.
- Danach stößt es sich mit Hilfe des symmetrischen Stellreflexes vom uterinen Fundus ab und verlässt die Geburtswege.
- Nun wird es die Lungenflüssigkeit ausstoßen, erkennbar an der Brustkorbbewegung und einem Sekret mit höherer Viskosität als das umgebende Wasser (Johnson 1996).
- Der vierte Schritt in die Welt sieht im Wasser wie unkoordinierte Schwimmbewegungen aus. Mit dem Asymmetrischen Tonischen Labyrinth-Reflex macht das Kind seitengleiche Ruderbewegungen der Gliedmaßen, die schnell in diagonale Bewegungen verwandelt werden. Der Zeitpunkt des Beginns einer gesteuerten Fortbewegung zeigt die Bildung neuer Synapsen im Zentralnervensystem an, die nun eine Automatisierung der Bewegung erlauben. Als Reifezeichen sollte diese kindliche Aktivität dokumentiert werden (Ajayi-Obe 2000).

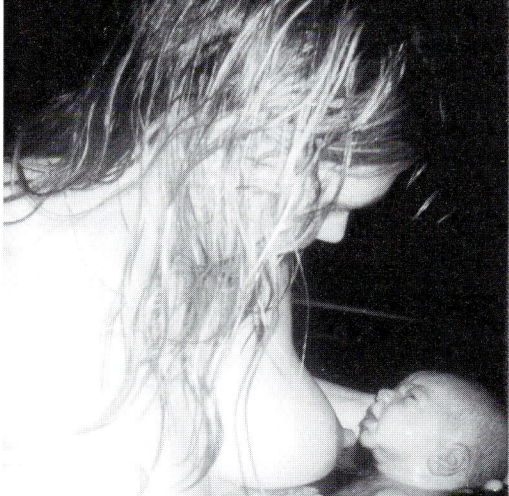

Abb. 21.**1** So sieht die Mama also aus!

Die Vitalität des gesunden Wasserbabys lässt sich am besten mit einem **modifizierten Apgar-Schema** messen (s. S. 122).

Nachdem ein Wasserbaby in die Arme seiner Mutter gefunden hat, liegt es mit dem Gesicht auf der mütterlichen Brust. Jede Frau drückt das Baby instinktiv an ihre Brust. Da das Kind so nicht atmen kann, wird es sich selbst befreien, indem es den Kopf in den Nacken wirft und sich mit robbenden Bewegungen (an Land sieht eine Schwimmbewegung aus wie Robben) auf die linke Körperseite der Mutter fortbewegt. Dort, auf seiner rechten Seite liegend, hat es dann die Rotationsbewegung um die linke Körperachse vom Geburtsbeginn im Beckeneingang bis zur mütterlichen Brust zu Ende geführt.

21.2 Die Bedeutung des „Ersten Augenblickes"

Ein Vitalitätszeichen des neugeborenen Wasserbabys ist auch das **Öffnen der Augen**. Der aktive Blickkontakt scheint nicht von der Reife des Neugeborenen abhängig zu sein. Jedes Wassergeburtsbaby öffnet noch vor der Geburt der Hüften und unter Wasser die Augen. Diese Beobachtung sollte sich in der Bewertung nach Apgar niederschlagen, denn offensichtlich ist der erste Blick **vom Gesundheitszustand abhängig**:
- Bei eingeschränkter Vitalität wird es nur einmal kurz blinzeln.
- Muss das Kind schon von seinen Reserven zehren, dann wird es die Augen nicht öffnen (Alertbereich).

- Ein Baby, das Hilfe braucht und eigentlich nicht im Wasser hätte geboren werden sollen, reißt die Augen mit starrem Blick auf. Bei diesem Kind wurden einige alarmierende Signale während der Wehenphase übersehen, die Alertphase ist bereits überschritten.

Mit einem starren Blick geht oft auch ein **herabgesetzter Muskeltonus** einher. Dadurch wird das Neugeborene nicht vom Geburtsausgang direkt zur Wasseroberfläche rudern, sondern stattdessen auf den Wannenboden sinken. Die motorischen Reflexe bleiben aus und die Lungenflüssigkeit wird nicht resorbiert oder ausgespuckt. **Dieses Kind ist in Gefahr und braucht sofortige Hilfe**. Hier muss die Wassergeburt durch Herausheben des Kindes sofort beendet werden.

Wasserbabys mit weniger als 6 Punkten im Apgar-Schema benötigen außerdem Atemhilfen. Nach weiterer Diagnostik wie Blutgasanalyse, Temperaturkontrolle und Glukosestatus sollte ein Notfallmanagement erfolgen.

Literatur

Ajayi-Obe M et al.: Reduced development of cerebral cortex in extremely preterm infants, Lancet 356/2000, S. 1161–1163

Heller G, Schnell R, Schmidt S: Welchen Einfluß hat die subpartuale Asphyxie auf die spätere gesundheitliche Entwicklung? in Gynäkologe 34/2001, S. 126–129

Johnson P: Birth under water, Brit. J. Obst. Gynecol. 3/1996, S. 202–208, MIDIRS 6: 3/1996, S. 321

Retzke U: Der Stellenwert des CTG heute, Die Hebamme 1/2002, S. 5

Name _____ geb. _____

APGAR-Schema nach Wassergeburt

Punktzahl	0	1	2	1"	5"	10"
Herzschlag	fehlt	< 100	> 100			
Atmung	fehlt	unregelmäßig	regelmäßig			
LFER	fehlt	Bewegung des Brustkorbs	offener Mund			
Hautfarbe	blass/blau	Extremitäten blau	rosig			
Muskeltonus	schlaff	Greifreflex	Schwimmbewegungen			
Augen	geschlossen	einmal geöffnet	Blickkontakt/Blinzeln			
			Gesamtpunktzahl			

LFER (Lungfluid Expulsion Reflex) Lungenflüssigkeits-Ausscheide-Reflex
Beurteilung: 0–6 Punkte: behandlungsbedürftig; 7–9 Punkte: konservative Hilfen; 10–12 Punkte: lebens-
frisch

22 Notfallmaßnahmen

Zur Zeit wird noch immer diskutiert, ob ein Neugeborenes nicht doch Wasser aspiriert, wenn es seine Reserven verbraucht hat. „Die natürlichen Schutzreflexe werden durch die Asphyxie außer Kraft gesetzt, und es kommt zu einer verstärkten Atemtätigkeit, was zur Aspiration führt" (Eldering 1999).

Der **Atemreflex** ist einer der wichtigsten und ältesten Reflexe, die das menschliche Gehirn steuert. Er verschwindet erst mit dem Tod, wenn die meisten anderen Reflexe bereits verschwunden sind. Die Funktion eines Reflexes ist es, in Stresssituationen die Vitalfunktionen ohne gezielte Steuerung aufrecht zu erhalten, sozusagen über eine Direktschaltung. Warum sollte der Atemreflex also in Stresssituationen nicht angemessen funktionieren?

Die Beobachtung von Wassergeburten gesunder, reifer Kinder zeigt, dass die Atmung unter Wasser durch mehrere Sicherheitsfunktionen verhindert wird, wenn sie dem Leben schadet:
- durch den Wasserkontakt an den perioralen Rezeptoren des Trigeminusnervs
- durch die mangelnde interkostale Bewegung aufgrund einer PGE_2- und Stresshormon-Überflutung bei einem regelwidrigen Geburtsprozess
- und durch die Wärmereduktion zur Drosselung des Sauerstoffbedarfes.

Diese drei Mechanismen werden auch als „Atemschutzreflex" bezeichnet. Aus der Biologie ist bekannt, dass die Natur oft dreifache Sicherungen einbaut, die in einer gewichteten Rangfolge durch externe Auslöser wirksam werden. An dieser biologischen Folge müssen sich die Notfallmaßnahmen für hilfebedürftige Wasserbabys orientieren.

22.1 Animation der kindlichen Atmung

Wenn die Signale fetalen Disstresses während der Austreibungsphase nicht erkannt wurden und ein Kind in schlechtem Zustand aus dem Wasser gehoben werden muss, dann ist damit zu rechnen, dass es trotz des Luftkontaktes nicht atmen wird. Der hohe Stresshormonspiegel im Plazentablut und das Prostaglandin E_2 werden den Atembeginn weiterhin verhindern. Deshalb sind folgende Maßnahmen zur Anregung der Atmung notwendig:
- **Stressmindernde Berührungstechniken** für die Mutter (z.B. Massagen, Einreibungen, Streicheln, Handauflegen) bewirken eine sinkende Katecholamin-Ausschüttung.
- Die **Abnabelung** sollte so spät wie möglich erfolgen, damit der Blutaustausch zwischen Plazenta und Neugeborenem die Regeneration der kindlichen Blutwerte unterstützen kann (Elbourne 1998).
- Ist die **Plazenta schon geboren** worden, sollte der Blutaustausch mit dem kindlichen Kreislauf trotzdem weiterhin möglich sein. Dazu legt eine geburtsbegleitende Person die Plazenta in eine Schüssel mit warmem Salzwasser und umwickelt die Nabelgefäße mit einem feuchten warmen Tuch. Gleichzeitig tastet sie den Nabelschnurpuls und informiert die reanimierenden Geburtshelfer/Hebammen. Bei den Hebammen vieler Länder ist bekannt, dass eine warme, feucht gehaltene Plazenta die Spontanatmung des Neugeborenen beschleunigen kann (Kitzinger 2000).

Beim Kind wird die selbständige Atmung durch **Stimulation** angeregt:
- Während das Kind senkrecht gehalten mit dem Rücken an dem wärmespendenden Körper seiner aufrecht knienden oder hockenden Mutter liegt, wird zuerst sein **Gesicht abgetrocknet.** (Ein kleines Handtuch ist immer

im Notfallkoffer!) Jetzt können die Rezeptoren um den Mund herum Luftkontakt registrieren.

- Danach wird mit trockenem Tuch und Finger oder mit dem Absauger ein **Vagusreiz am oberen Gaumen** gesetzt. Dabei wird gleichzeitig Salzwasser von den glossopharyngealen Nervenenden des Zungengrundes entfernt.
- Mit einer **Sauerstoffdusche**, evtl. mit Zusatz von Aconit (Schmitz 2001), wird dem Kind die Atmung erleichtert.

Dieses Vorgehen führt in der Regel innerhalb von einer Minute zum Erfolg.

22.2 Dekompensiertes Neugeborenes mit Apgar-Werten unter 6

Bei dekompensierten Neugeborenen mit Apgar-Werten unter 6 und deprimierter Herzfrequenz reichen diese Maßnahmen nicht aus. Der Konvektionsverlust durch die nasse Haut des Kindes beim Verlassen des warmen Wassers verstärkt die Zentralisation des Kreislaufs, das Kind kühlt schnell aus. Die fazialen und pharyngealen Trigeminusrezeptoren werden

den Atemreflex nicht auslösen, solange kein Luftstrom sie berührt.

- Als erstes muss dieses Kind mit dem Rücken auf die Brust der Mutter gelegt und mit einer **Rotlichtlampe** aufgewärmt werden.
- Zur Animation der Atmung wird sein **Gesicht von oben angeblasen**, damit der Luftstrom stark genug ist und dennoch keine Atemblockade bewirkt.
- Mit dem Absauger oder einem trockenen Tupfer wird der **Mund getrocknet** und gleichzeitig der Vagus am oberen Gaumen stimuliert.
- Erst jetzt ist die atemanregende **Massage des kindlichen Brustkorbes** erfolgreich.
- Atmet das Kind weiterhin nicht selbst, dann kann eine **Mund-zu-Mund-Beatmung** oder eine **Beutelbeatmung** folgen.

22.3 Reanimation

Erst nach erfolglosen Stimulationsversuchen ist bei Neugeborenen mit **Apgar-Werten unter 5** eine anhaltende Reanimation sinnvoll. Neueste Forschungen bestätigen die Erfahrungen von Geburtshelfern und Hebammen, dass die Intubationsbeatmung erst am Ende aller „animierenden Maßnahmen" (Rockel-Loenhoff 2001)

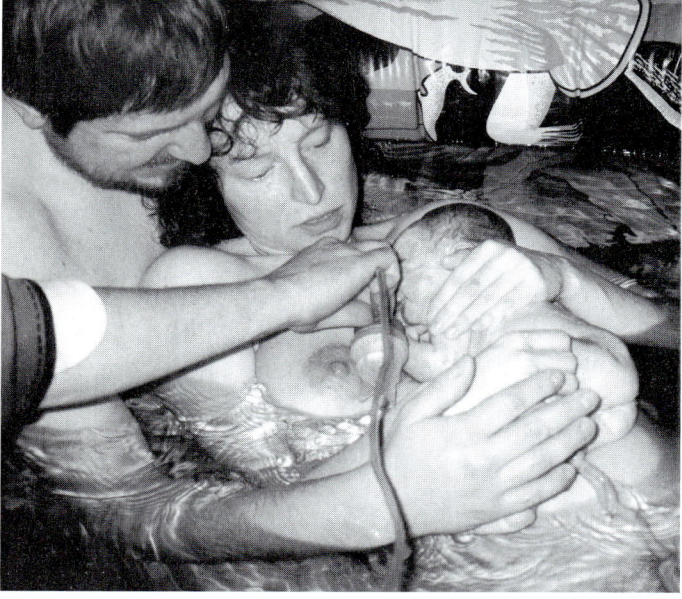

Abb. 22.**1** Aconit-Dusche nach einer schweren Wassergeburt

Erste Hilfe vor der Reanimation	
1. Person:	**2. Person:**
• Kind senkrecht aus dem Wasser heben	• Kindliches Gesicht von oben anblasen
• Kind an die Brust der aufrecht knienden Mutter legen	• Kindliche Mundhöhle trocknen
• Rotlicht zum Aufwärmen beider Körper	• Vagusreiz am oberen Gaumen, Absaugen
• Brustkorbmassage	• Mund-zu-Mund-Beatmung
	• Sauerstoffdusche (Aconitzusatz)
	• Beutel-/Intubationsbeatmung

stehen sollte, da bei einer Mund-zu-Mund-Beatmung die Ausatemluft der Mutter etwa die Zusammensetzung der Einatmenluft eines Neugeborenen enthält und damit vorrangig eingesetzt werden sollte.

> Wenn allerdings die Herzfrequenz des Kindes unter 100 Schlägen pro Minute bleibt und die Atmung zur Schnappatmung wird, dann ist eine **Intubation** mit höheren Druckwerten als bei der Mund-zu-Mund- oder Beutelbeatmung notwendig.
> Die Reanimation muss beginnen, wenn die Animationsversuche nach einer Minute nicht zum Erfolg geführt haben.

Während der Notfallmaßnahmen sollte auch immer daran gedacht werden, dass die Eltern ihr Kind beim Namen rufen, damit es sich orientieren kann (Stern 1992). (Solche Notfälle bei der Geburt führten übrigens zu der Tradition, dass der Name eines Kindes schon vor der Geburt festgelegt wird!) Die Sicherheit und Ruhe des Personals überträgt sich auf Eltern und Kind, sie ist die wichtigste Voraussetzung, Notfallmaßnahmen geordnet und mit Erfolg anzuwenden!

22.4 Nachbehandlung von animierten Wasserbabys

War die Notfallbehandlung des Neugeborenen erfolgreich, dann sollten die Blutwerte bestimmt und gegebenenfalls Substitutionsthera-

pien eingeleitet werden. Ergänzt werden diese durch kreislaufentlastende Bäder, nachdem sich Mutter und Kind ausgeschlafen haben.

> **Beruhigungs-/Entlastungsbad**
> • ½ Labkraut
> • ½ Johanniskraut
> zusammen aufbrühen
> • Sud ins Badewasser (37°)
> • 5 min. in Rückenlage entspannen
> • Känguruhen

Die Wochenbettbetreuung sollte auch die Anleitung zum **frühen Babyschwimmen** beinhalten, denn hier kann ein individuelles Programm für das Kind entwickelt werden (s.a. Wasserbaby-Service der Hebamme, S. 132).

Literatur

Elbourne DR: Cochrane Pregnancy and Childbirth Database, Review No.03818, Oxford 1998
Eldering G: Die Wassergeburt, Die Hebamme 3/1999 S.116
Kitzinger S: Rediscovering Birth, London 2000
Rockel-Loenhoff A: Animation und Reanimation in DHZ 7/2001, S.11
Schmitz HP: Aconit-O_2-Dusche in der Neugeborenen-Nofallbehandlung, Handbuch der Homöopathie, Bretten 2001, www.orthoshi-seminare.de
Stern DN: Die Lebenserfahrung des Säuglings, Klett-Cotta Stgt 1992

23 Die Adaptation des Neugeborenen nach einer Wassergeburt

Neonatologen erwarten bei im Wasser geborenen Kindern Anpassungsstörungen, Unterkühlung, Polyglobulie und Wasseraspiration. Diese Erwartung geht auf eine Studie (Regli, Wunder 1999) zurück, die bei im Wasser geborenen Kindern fünfmal so häufig einen Apgarwert < 7 und doppelt so häufig einen niedrigen Nabelschnur-pH-Wert gefunden hat. Die respiratorische Adaption war in dieser Studie bei den Wasserbabys eher besser, die Infektionsrate niedriger als bei der Kontrollgruppe.

23.1 Atemsystem

Die Wassergeburtshilfe wird zur Beurteilung der alveolaren Belüftung nach der Geburt neue Kriterien finden müssen. Durch den physikalischen Druck ergibt sich eine günstige Relation zwischen Sauerstoffbedarf und -verbrauch (Katz 1988). Dabei bestimmt die Verweildauer unter Wasser die Reserven und den Sauerstoffbedarf eines Menschen.

Da ein Neugeborenes nach dem Verlassen des Wassers später atmet und vor allem viel später erst regelmäßig atmet, wird es im Apgar-Schema einen Punkteabzug für die Vitalität erhalten, obwohl es in der Zeit bis zur eigenen Atmung mindestens genauso vital ist, wie ein an Land geborenes Baby. Die Verzögerung der eigenen Atemtätigkeit ist nicht als Nachteil für die Gesundheit des Neugeborenen zu werten, sondern als Vorteil, weil gerade die langsame Belüftung der Alveolen vor Emphysemen und Atelektasen schützt. Auch der Druck auf Leber und Nierengefäße wird dadurch langsamer und schonender aufgebaut (Goodwin, Godde 1976).

Der Vergleich von Neugeborenen mit spontanem Atembeginn und Sectiokindern ohne Reanimation zeigte, dass die **Eigenatmung** erst nach 9 Sekunden aufgenommen wurde, während die Sectiokinder zur sofortigen Atemaufnahme animiert worden waren. Trotzdem hatten die Sectiobabys am 4. Lebenstag weniger Luft, aber mehr Flüssigkeit in der Lunge als die Spontangeborenen (Milner, Vyas 1982). Bei im Wasser geborenen Kindern vergingen bis zur Aufnahme der Spontanatmung bis zu 40 Sekunden. In dieser Zeit war die ergänzende Sauerstoffversorgung über die Plazenta allerdings noch erhalten.

Der **Surfactant-Factor** in den Alveolen verhindert das Eindringen von Wasser. Der Wasserwiderstand begünstigt die Ausstoßung der Lungenflüssigkeit, auch bei Kindern mit einem verminderten Tonus der Interkostalmuskulatur (Milner, Saunders, Hopkin 1977). Zusätzlich gewährleisten die durch den Wasseraufenthalt der Mutter sinkenden Katecholamine (Stresshormone) einen intakten **LFER (LungFluidsExpulsionReflex)** beim Neugeborenen, da der Muskeltonus der fetalen Atemwege weniger gedämpft wird. Deshalb muss ein Wasserbaby seltener auf die Schaumbildung zur Atelektaseverhütung zurückgreifen.

Die **Durchblutung der Nabelgefäße** bleibt nach der Geburt des Kindes bis zur Plazentalösung unverändert, wenn diese vom Wasser warm gehalten werden. Erst bei der Kontraktion des Uterus wird die Zufuhr des sauerstoffreichen Blutes unterbrochen. Die uterinen Kontraktionen zeigt ein Wasserbaby im Allgemeinen durch Schreien an. Sowie die Wehe abgeklungen ist, hört das Kind auf zu schreien. Solange die Plazenta nicht durch Uteruskontraktionen an der Perfusion gehindert wird, findet ein rhythmisches Pendeln zwischen plazentaren und kindlichen Blutanteilen statt. Selbst bis zu zwei Stunden nach der Plazentageburt werden noch Pulsationen beobachtet, die dem Kind offensichtlich eine Homöostase seiner Blutwerte (Hb, Hkt) ermöglichen. Vermutlich müssen auch die Normwerte für das **Blutbild** eines neugeborenen Wasserbabys neu bestimmt werden.

Die ungünstigen **Nabelschnur-pH-Werte** in der Studie von Regli et al. (1999) haben ihren Ursprung wahrscheinlich im Zeitpunkt der Blutentnahme. Eine Vergleichsstudie von Thöni (2002) ergab für die Wassergeburtsbabys eher bessere Werte als für an Land geborene Kinder. Während die durchschnittlichen Spitzenwerte sich in beiden Gruppen (Wasserbaby : Landbaby = 7,27 : 7,26) nicht signifikant unterschieden, fällt das bessere Abschneiden einzelner Wasserbabys mit einem Spitzenwert von 7,35 auf. Im Alertbereich von 7,15 bis 7,21 gab es ebenfalls keine signifikanten Unterschiede zwischen Wasser- und Landgeburten.

Die plazentare Steuerung der feto-maternalen Temperatur-Balance verhindert eine fetale Tachykardie durch die mütterliche Wärmeabgabe im Wasser (Weston et al 1987). Je besser der plazentare Blutfluss, desto geringer ist der **Temperaturverlust**, den das fetale Gefäßsystem ausgleichen muss (Cefalo, Hellegers 1978). Rechnet man also die veränderten Fließeigenschaften des Blutes durch das umgebende warme Wasser mit ein, dann dürfte sich die Prognose der Kinder anhand der Na-pH-Werte zwischen Land- und Wassergeburten kaum unterscheiden. Lediglich die Dauer der persistierenden Werte (bei Landgeburten 5 Minuten beobachtet), ist vermutlich zu verdoppeln (Butterwegge 1997). Bei der Bewertung der Blutwerte selbst muss man allerdings den Schluss ziehen, dass ein Nabelschnur-pH-Wert zwischen 7,26 und 7,36 als Norm für ein Wassergeburtsbaby anzusehen ist (Thöni, Mussner 2001).

23.2 Hautfarbe

Da die verspätete Atmung auch ein späteres Auftreten des rosigen Hautkolorits des Kindes nach sich zieht, scheint der Eindruck der Adaptationsstörung zu stimmen. Dass die später einsetzende regelmäßige Atmung und Belüftung der Lungen auf eine schlechtere Vitalität schließen lässt, muss jedoch bezweifelt werden. Angesichts der lebhaften Motorik und des sichtbaren Interesses des Neugeborenen an seiner neuen Umwelt, muss man von einer guten Vitalität trotz der verspätet einsetzenden rosigen Hautfarbe ausgehen. Dieser Widerspruch deutet weniger auf eine Adaptationsstörung

des Neugeborenen als auf eine abweichende Bewertung seiner Vitalitätszeichen hin.

23.3 Körpertemperatur

Aus der Traumaforschung wissen wir, dass eine sinkende Körpertemperatur bei Disstress ein biologischer Schutzmechanismus des Menschen ist. Studien zur kontrollierten Hypothermie bei Frühgeburten sprechen gegen eine konstante Wassertemperatur bei der Wassergeburt, da sie die Wärmeabfuhr der Mutter verhindern würde. Die Temperatur eines Neugeborenen bewegt sich zwischen 36,5–38 °C und sollte durch **eine neutrale Umgebungstemperatur (33–35 °C)** weder gesenkt noch gesteigert werden. Dann werden die kindlichen Organe nicht auskühlen und die Druckverhältnisse im zerebralen Gefäßsystem nicht ansteigen. Schwedische Studien (Hagberg 1996) zeigen einen Zusammenhang zwischen frühkindlichen Hirnblutungen nach fetaler Überwärmung während der Geburt und dem zerebralen arteriellen Druck. Daher sollte die Wärmezufuhr nur bei einem diagnostizierten Wärmeverlust des Neugeborenen mit metabolischer Azidose als Behandlung eingesetzt werden (Barensprung 1958). Da bei einer Wassergeburt der Temperaturverlust des Kindes geringer ausfällt als bei einer Landgeburt (Konvektionsverlust), wird man selten mit Wärmelampe oder Wärmebettchen therapieren müssen.

23.4 Die kindliche Darmflora

Die physiologische Besiedelung des Verdauungstraktes eines Neugeborenen mit Bakterien beginnt bei der Passage des mütterlichen Genitaltraktes (Tannock 1990). Die Übertragung der vaginalen Keimflora ist der Wegbereiter für die Entwicklung der typischen Dominanz von Bifidobakterien im Darm. Colibakterien und anaerobe Streptokokken schaffen durch Sauerstoffentzug und Säurebildung optimale Wachstumsbedingungen für Bifidobakterien und hemmen das Wachstum einer Begleitflora. Der niedrige Eiweiß- und Eisengehalt der Muttermilch trägt zur Hemmung pathogener Bakterien im kindlichen Darm bei. Eine bifidushemmende Besiedelung des Darmtrakts mit pathogenen Keimen droht bei Infektionen der mütterlichen Geburtswege, die eine der häufigsten Ursachen der Frühgeburt sind (Saling 1992). Außerdem tragen die zunehmende Zahl operativer Entbindungen, die Trennung von Mutter und Kind und der großzügige Einsatz von Antibiotika zur verzögerten Besiedelung mit Bifidobakterien bei (Heine 1998). Normalerweise ist die typische Dominanz der Bifidobakterien schon am 7.–10. Lebenstag nachzuweisen.

Bei Wassergeburten muss gefragt werden, ob das Wasser eine Verdünnung der mütterlichen Vaginalflora bewirkt und damit die Impfung des Neugeborenen mit diesen Keimen beeinträchtigen könnte. Bisherige Erfahrungen mit der Wassergeburt zeigen, dass im Uteruskavum keine, doch im vaginalen Introitus wenige Bestandteile des Wassers gefunden werden (Eldering 2001). Die besiedelte Oberfläche der vaginalen Geburtswege wird also durch das mütterliche Bad verkürzt. Dagegen erhöht die längere Dauer der Austreibungsphase im Wasser die Gelegenheit zur kindlichen Impfung mit den Vaginalkeimen der Mutter. So ist die Fläche der Keimbesiedelung wohl kleiner als bei der Landgeburt, dafür die Dauer der Impfung länger.

Die entscheidende Rolle für eine ausreichende Bifido-Besiedelung spielt also die Balance zwischen den pathogenen und den nützlichen Bakterien in der vaginalen Keimflora. Diese kann schon vor der Geburt mit einer gezielten Diät oder durch eine gezielte Behandlung mit Döderleinschen Stäbchen günstig beeinflusst werden. Auch die mehrmals täglich erfolgende Applikation lyophilisierter Bifidobakterien kann therapeutisch eingesetzt werden, wenn die physiologische Besiedelung bei der Geburt gestört ist (Bennt 1992).

23.5 Prägung der Stresstoleranz

Mütterlicher Disstress in der Schwangerschaft führt zu fetalem Disstress und macht das Kind anfälliger für Geburtstraumen (Perry 1997). Während normalerweise die Plazenta das Cortisol zu einer unschädlichen Variante umwandelt und damit den Fetus vor der Stressantwort schützt, wird diese Fähigkeit bei einer Überschreitung der mütterlichen Toleranzgrenze gehemmt. „Wenn das Kind einmal Angst und Stress kennengelernt hat, dann werden die Neurotransmitter zum mächtigsten Instrument in der Prägung seiner Hirnstrukturen" (Chugani 1996). Die Cortisolüberflutung der fetalen Großhirnrinde ist für eine eingeschränkte Synapsenbildung verantwortlich, die auch nach der Geburt noch anhält. „Infektionen und Geburtskomplikationen stehen deshalb im Verdacht, die Reifung und Verknüpfung bestimmter Nervenzellen bei der Gehirnentwicklung zu stören. Diese Veränderungen könnten das neurologische Korrelat sein, das Zubin und Spring als Vulnerabilität (erhöhte Verletzlichkeit) bezeichneten". (Vollenweider, Scherpenhuyzen, Ludewig 2002).

Aktuelle Forschungen am Primal Health Research Centre London (Odent) versuchen herauszufinden, welche Erkrankungen des Menschen mit der neonatalen Prägung der Stresstoleranz zusammenhängen. Untersucht werden z. B. Koliken, exzessives Schreien, Sehfehler, Autismus und Koordinationsstörungen – die auffallendsten frühkindlichen Erkrankungen mit lebenslangen Folgen. Aber auch Bluthochdruck, Herzinfarkt oder Gallenerkrankungen scheinen pränatal geprägt zu sein.

Hier bietet die Wassergeburt den gefährdeten Müttern und Babys Schutz vor Disstress, Schmerz und Depression. Ein **niedriges Stresshormonniveau bei der Geburt im Wasser** ist eine gute Basis für die weitere Entwicklung der Kinder. In den ersten sechs Lebenswochen ist die Stresstoleranzgrenze eines Menschen noch beeinflussbar, das frühe Babyschwimmen schließt deshalb direkt nach der Geburt an.

Literatur

Barensprung F: Untersuchungen über die Temperaturverhältnisse des Foetus, Arch. Anat. Physiol. 2/1958 S. 135–138

Bennt R, Nord C, Zetterström R: Transient colonization of the gut of newborn infants by orally administered bifidobacteria and lactbacilli, Acta Pädiatr. 81/1992, S. 784–787

Butterwegge M, Kappen R: Forensische Probleme durch die Veränderungen des Säure-Basen-Status in der Nabelschnur post partum, Kongreßband der 113. Tagung der Norddeutschen GGG (Gesellschaft für Gyn. U. Geburtshilfe), Hannover 1997

Cefalo RC, Hellegers AE: The Effects of Maternal Hyperthermia on Maternal and Fetal Cardiovascular and Respiratory Function, Am.J.Obstet.Gynecol 131/ 1978, S. 687–694

Chugani H: Measures of activity of the primitive brain stem and sensory cortex of newborns, Newsweek 19.2.1996

Eldering G: Die Wassergeburt, Vortrag 18.5.2001, geburtsh. Fortbildung Frauenklinik Frauenfeld/CH

Goodwin J, Godde J: Perinatal Medicine:The basic science underlying medical practice, Willaims & Wilkins Company, N.Y. 1976, S. 216–218

Hagberg B, et al: The changing panorama of cerebral palsy in Sweden, Acta Paediatr. 85/1996

Heine W, Uhlemann M, Mohr Ch: Physiologische Besiedelung des Darmtrakts in der Kindheit, Monatsschrift Kinderheilkunde Suppl. 1/1998, S. 7–12

Katz VL et al.: Fetal and urine respnses to immersion and exercise, Obstetr.Gynecol 72/1988, S. 225–230

Milner AD, Saunders RA, Hopkin IE: Effects of continuous distending pressure on lung volumes and lung mechanics in the immediate neonatal period, Biol.Neonate 31/ 1977

Milner AD, Vyas H: Lung Expansion at Birth, J Pediatr. 12/1982

Odent M: Newsletter u. Database, www.birthworks.org/primalhealth

Perry B: Hyperactivity and impulsive behaviour of children with high cortisol levels, Baylor College of Medicine, UK1997

Regli M, Wunder D, Schneider H, Hänggi W: „Wassergeburt als alternative Geburtsmöglichkeit: Eine Fallkontrollstudie" in GebFra 59/1999, S. 626–633

Saling E: Effective measurement for prevention of late abortions and premature births, Sakamoto S, Takeda Y: Advances in perinatal medicine, Amsterdam 1992, S. 15–20

Tannock GJ, Fuller R, Smith SL, Han MA: Plasmid profiling of memebers of the family enterobacteriaceae, lactobacilli, and bifidobacteria to study the trasmission of bacteria from mother to infant, J Clin Microbiol.28/1990, S. 1225 – 1228

Thöni A: Kreisbett, Hocker oder Wanne – was ist die beste Gebärmethode? Die Hebamme 2/2002, S. 95–99

Thöni A, Mussner K: Gebären und geboren werden im Wasser – Bericht von 777 Wassergeburten, 20. Kongress für Perinatale Medizin, Berlin 30.11.2001

Vollenweider, Scherpenhuysen, Ludewig (2002): Zwischen Wahn und Wirklichkeit. Spektrum der Wissenschaft – Gehirn und Geist, 4 / 2002, S. 36

Weston CFM et al.: Haemodynamic Changes in Man during Immersion in Water at Different Temperatures, Clinical Science 73/1987

24 Der Wasserbaby-Service der Hebamme

Die guten Erfahrungen mit dem Medium Wasser wollen viele Mütter für sich und das Kind auch nach der Wassergeburt nutzen. Dazu können Hebammen ein spezielles Wassertraining als zusätzliche Leistung im Rahmen der Wochenbettbetreuung anbieten.

> Der Wasserbaby-Service beginnt immer mit dem postnatalen Wassertraining für das Baby und wird bei Bedarf mit einem therapeutischen Bad für die Frau fortgesetzt.

Aus diesem Grund empfehle ich den **Vätern**, in den ersten sechs Wochen das Wassertraining mit ihrem Baby zu übernehmen. Fast alle Väter genießen diese Aufgabe als Pendant zum Stillkontakt zwischen Mutter und Baby. Täglich gehen sie mit ihrem Kind ins Wasser und singen oder sprechen dabei. Am fünften Tag etwa, wenn das Innenohrwasser aus dem kindlichen Ohr abgeflossen ist, wird das Neugeborene den Klangunterschied über und unter Wasser wahrnehmen. Die Hebamme notiert diesen Tag und empfiehlt evtl. einen Hörtest als Vorsorgeuntersuchung.

Hat das Baby eine **schwere Geburt** überstanden, dann muss mit dem ersten Bad gewartet werden, bis es eine erfolgreiche Trinktechnik an der mütterlichen Brust entwickelt hat. Durch die katecholaminsenkende Wirkung des Wassers können die Folgen von prä- oder subpartal erworbenen Stressbelastungen günstig beeinflusst werden. Baby-Yoga und Baby-Watsu in 34–35 °C warmem Wasser sind geeignete Therapieformen (Freedman 2001, Schulz 1997).

Small-For-Date-Kinder, Kolik-Kinder und Kinder, deren Anamnese eine Geburtseinleitung mit Sedativumbehandlung (Hattori, 1991), eine operative Geburtsbeendigung nach Geburtsstillstand (Roemer 1991), fehlendes Bonding (Raine 1994) oder praenatal durchgemachte Infekte (Mednick 1988) aufweist, sollten möglichst bald wieder ins Wasser zurückkehren

dürfen. Das frühe Babyschwimmen in den ersten Lebenswochen wird ihre Rekonvaleszenz unterstützen.

> Allen anderen Kindern kann schon ab der 6. Lebensstunde ein postnatales Wassertraining angeboten werden, wenn sie gesund sind.

Kranke Neugeborene, Kinder mit erhöhter Körpertemperatur (oft in der Zeit des Bilirubinabbaus) und soorkranke Kinder können das Wassertraining erst ausüben, wenn sie wieder gesund sind. Wenn die Behandlung des Arztes erfolgreich war, wird er seine Unbedenklichkeit für das tägliche Baden aussprechen. Eine gute Kooperation zwischen Hebamme und Kinderarzt kann den Heilungsprozess und damit die Wartezeit bis zum ersten Bad beschleunigen.

> Jedes Neugeborene profitiert von den frühen Bewegungen im Wasser, in dem es seine Koordination, sein Gleichgewicht, seinen Seh- und Hörsinn weiterentwickeln kann.
> In den ersten Tagen nach der Geburt steht zunächst das Training der Temperaturregulation im Vordergrund.

24.1 Wasserqualität und -temperatur

Das Wasser für das erste Babybad sollte Trinkwasserqualität und die gleiche Temperatur haben, in die das Kind hineingeboren wurde. Da es auf die Bedingungen des ersten Umweltkontaktes geprägt ist, moniert ein Neugeborenes sowohl zu warmes als auch zu kaltes Wasser, seine Messlatte dazu ist die Wassertemperatur bei der Geburt.

Im Wasser sollte nur wenig Salz sein, weil jedes Kind zur Orientierung einen Schluck davon kosten wird und die kindlichen Nieren noch nicht viel Salz verarbeiten können. Mit 0,25 % sauberem Meersalz kann das Badewasser leitfähig und tragend gemacht werden. Kräuter, Öle oder parfümierte Badezusätze gehören nicht in ein Neugeborenen-Bad.

24.2 Leitfaden

Als Leitfaden für den Vater dient eine individuell zusammengestellte Übungsreihe, die täglich wiederholt wird und so die Kontinuität und Verlässlichkeit für das Baby wahrt. Selbstverständlich sollten die Übungen so frei zusammen gestellt werden, dass der Vater sie weiterentwickeln kann. Einige wenige Grundregeln befähigen ihn, das Wassertraining selbständig durchzuführen. Die Hebamme wird ihm bei Unsicherheiten helfen, sonst aber diskret beobachtend im Hintergrund bleiben, bis er sich sicher fühlt.

24.3 Einstieg ins Bad

Das Kind wird senkrecht, mit den Füßen zuerst, ganz langsam ins Wasser gelassen. Dabei soll der Vater beobachten, wann das Kind seine Füße nicht mehr anzieht, sich also an die Wassertemperatur gewöhnt hat. Wenn der ganze Körper bis zu den Schultern im Wasser ist, kann die Position verändert und das Baby auf den Rücken gelegt werden. Dazu legt der Vater seine Hand unter den kindlichen Hinterkopf, auf keinen Fall ins Genick. Die andere Hand gibt den Füßen Halt. So schwebt das Kind im Was-

ser. Viele Babys spielen jetzt mit der Atmung, sinken und steigen zur Wasseroberfläche. Das macht ihnen sichtlich Spaß.

> **Schaukelübung**
> - Das Baby liegt mit dem Hinterkopf auf der offenen Handfläche des Vaters, es kann seinen Kopf drehen. Mit der anderen Hand nimmt der Vater den vorderen Oberschenkel des Kindes und schiebt ihn unter dem Körper hindurch nach hinten, das Kind liegt nun in der Bauchlage. Seinen Kopf hat es selbständig mitgedreht. Die meisten Kinder lassen ihr Kinn dabei über der vorderen Schulter stehen, sie haben bei der Wassergeburt keinerlei Beeinträchtigung oder Spannung am 1. Halswirbel (Atlas) erfahren (Möckel 2002).
> - In dieser selbstgewählten Haltung schaukelt man das Baby nun sanft hin und her. Dazu singen die Väter gerne ein Lied. Einige Babys drehen dabei den Kopf nach vorne, der Vater sollte darauf vorbereitet sein und die Drehung zulassen können. Meistens reicht es, mit der anderen Hand unter dem hinteren Fuß das Gleichgewicht des Babys zu unterstützen (Melchert 2001).

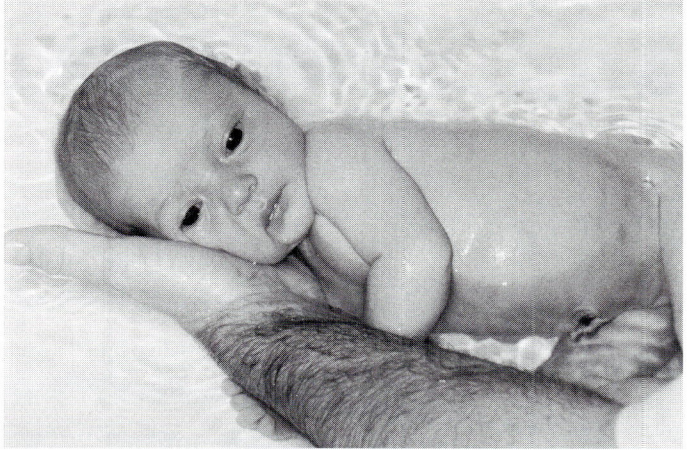

Abb. 24.**1** Vaterbonding beim Badewannen-Training

24.3.1 Wasserübungen für Neugeborene

Nach einer horizontalen Übung sollte immer eine vertikale Übung folgen. Die nächste Übung soll dem Kind mehr Muskelaktivität abverlangen, damit es seine Körpertemperatur durch Aktivität aufrecht erhält.

Hüpfübung
- Das Baby wird unter den Achseln sicher am Brustkorb gehalten. Damit es aufrecht steht, muss man es leicht nach vorn neigen, den Kopf wird das Kind selbst aufrichten. Seine Füße stehen auf dem Wannenboden, wenn man es in die Hocke sinken lässt.
- Die Berührung der Fußsohlen wird das Baby veranlassen, hochzuhüpfen. Man gibt der Kraft nach und lässt es so hoch hüpfen wie es kann. Dabei kommt es auch aus dem Wasser heraus.

Beim ersten Mal wird das Baby den Wasser-Luft-Wechsel mit Schreien anzeigen, beim zweiten Mal wird es diesen selbst provozieren, indem es noch höher hüpft. Allen Kindern macht diese Übung viel Spaß, wenn man ihr Schreien nicht mit Angst beantwortet hat. Die Ruhe und gleichbleibende Bewegung lässt sie verstehen, dass der Milieuwechsel zwar neu, aber nicht gefährlich ist. Dann findet das Baby auch Spaß an der Wasserübung.

Danach könnte eine Tauchübung folgen, die wieder in horizontaler Haltung erfolgt. War die vorangegangene Übung in horizontaler Haltung, dann sollte sich eine Tauchübung in vertikaler Haltung anschließen, damit der Wechsel der Positionen eingehalten wird.

Tauchübung
- Der Vater bringt das Baby wie in der Schaukelübung in die Bauchlage. Beim Hin- und Herschaukeln lässt er das Kind diesmal sanft unter der Wasseroberfläche hindurchgleiten. Dazu soll der Kopf ganz im Wasser sein, damit die Information für das Baby eindeutig ist.
- Nach dem Auftauchen schaukelt er das Kind im gleichen Rhythmus weiter hin und her.

Einige Babys beschweren sich, nachdem sie aufgetaucht sind, über den anhaltenden Glottisverschluss. Da dieser reflektiv eintritt, kann das Kind den Kehldeckel noch nicht wieder öffnen und weiteratmen, wenn es über der Wasseroberfläche ist. Etwa drei Sekunden wird der Reflex anhalten (Morris: Hirnreaktionszeit). Das Kind lernt, auf die Öffnung zu warten. Erst wenn es die Öffnung der Atemwege motorisch steuern kann, wird es sofort nach dem Auftauchen wieder atmen. Das ist nach ca. zwanzig Wasserkontakten zu erwarten.

Nun schließt sich eine vertikale Übung für den Kreislauf an. In aufrechter Haltung kann der Mensch seine Körpertemperatur am besten kontrollieren und steuern.

Kreislaufübung
- Das Baby wird unter den Achseln gehalten seitlich und hin und her geschaukelt. Dabei soll der kindliche Körper senkrecht bleiben. Um die wärmende Reibung auf der Körperfläche auszunutzen, schiebt man das Baby so schnell hin und her, dass der Wasserwiderstand zu spüren ist. Eine Hand schiebt, die andere bleibt leicht geöffnet unter dem Armgelenk.
- An den entstehenden Wellen hinter dem Baby erkennt der Vater, ob Rhythmus und Widerstand harmonisch sind.

Manchmal wollen die Babys nach diesen vier Übungen etwas schlafen. Im Wasser zu schlafen, ist auch für Neugeborene erholsamer als an Land zu schlafen. Wir bieten dem Baby die Bauchlage mit seitlich gedrehtem Kopf oder die Rückenlage mit dem Hinterkopf in der Handfläche an. Während es schläft, muss der Temperaturverlust durch Konvektion beachtet werden. Bevor das Kind auskühlt, wecken wir es durch Haltungswechsel wieder. Es soll sich noch einmal aktiv bewegen und dann folgt ein kalter Wasserguss. Für einen Kneipp'schen Guss muss der Körper des Kindes jedoch aufgewärmt sein, sonst lässt man den Guss weg.

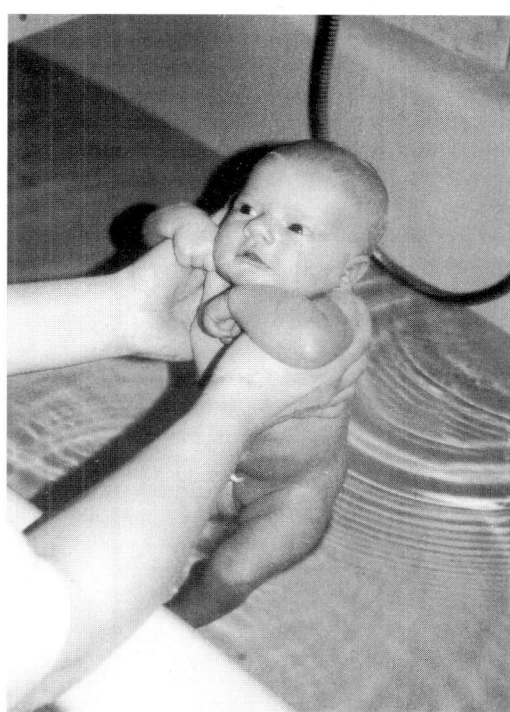

Abb. 24.**2**   Senkrechter Einstieg ins Wasser

Kneipp'scher Guss

- Man hält das Kind mit einer Hand auf dem Arm hängend unter den Achseln. Eine Karaffe kaltes Wasser steht bereit oder die Dusche mit Gussbrause (ein scharfer Strahl würde Druck auf der Haut verursachen und dadurch die Reaktion der Rezeptoren verhindern) wird vom rechten Fuß beginnend nach oben über den Rücken geführt.
- Anschließend folgt ein Guss über die linke Rückenseite, dann über die rechte Bauchseite, zuletzt über die linke Bauchseite. Jeder Strahl soll die Haut wie ein Mantel umspülen, er beginnt am Fuß und endet über dem Kopf.

War der **Temperaturunterschied zu gering** (viele Erwachsene neigen dazu, nach dem Aufwärmen erst einmal lauwarmes Wasser auszuprobieren), dann friert das Baby. Je stärker der Körper aufgewärmt war, desto kälter muss der anschließende Guss sein. Dem Kneipp'schen Guss folgt immer eine Aufwärmphase (Melchert 2001).

24.3.2 Aufwärmen

Das Temperaturtraining wird nicht wie bei Erwachsenen mit dem kalten Teil beendet, sondern mit dem Aufwärmen. Dazu wird das Kind trockengerubbelt (Kneippsche Abreibung), während es bäuchlings auf den Knien des Vaters liegt. Mit den Fingerspitzen (Trommelfinger) klopft er den Rücken von unten nach oben ab. Wie bei der medizinischen Auskultation des Thorax achtet man dabei auf abweichende Geräusche. Dann wird das Kind mit dem Handtuch zugedeckt und es folgen einige Kniereiterspiele in der Bauchlage.

Mit dem feuchten Handtuch wird das Kind nun auf die wärmende Brust der Mutter gelegt, Haut auf Haut. Wie eine Zwiebel werden beide zusammen mit mehreren Decken zugedeckt. Das Kind bleibt unter den Decken, bis es sichtbar schwitzt. Dann trocknet man es ab und nach dem fünften Tag kann man es dann auch bekleiden.

Schon nach fünf Tagen können die meisten Babys sowohl „Schweißperlen" als auch „Gänsehaut" – die Merkmale einer adaptionsfähigen Temperaturregulation – entwickeln. Spätestens nach weiteren fünf Tagen haben auch die restlichen „Wasserbabys" diese Fähigkeit erworben. Bis zu diesem Zeitpunkt, wenn die Körpertemperatur gegenüber der Umgebungstemperatur selbst reguliert werden kann, lehnen die meisten Wasserbabys Kleidungsstücke ab. Offensichtlich spüren sie bis dahin den Vorteil von wärmender Kleidung nicht. Sie schreien so lange, bis man sie wieder ausgezogen hat. Deshalb wickeln die Eltern diese Kinder nur lose ein.

Am liebsten mögen es die Babys, wenn sie am Körper eines anderen Menschen liegen und mit ihm gemeinsam von Decken, Tüchern oder Hemden gewärmt werden. Diese Aufgabe kann die Mutter, aber auch jedes andere Familienmitglied übernehmen. Kann das Kind seine Körpertemperatur durch das Badewannentraining aufrecht erhalten, dann ist es bereit, auch in dem weniger warmen Wasser eines Schwimmbades zu baden.

24.4 Wasserübungen für re-/animierte Wasserbabys

Wenn ein Neugeborenes zur Atmung animiert oder sogar reanimiert werden musste, erholt es sich durch das Wassertraining in den ersten Lebenstagen schneller. Allerdings dürfen die hydrotherapeutischen Reize nur mild ausfallen und müssen täglich gesteigert werden. Schon am zweiten Lebenstag kann man dann mit einem warmen Bad (36–39 °C) beginnen. Ist das Kind noch zu geschwächt, dann macht man im Anschluss an das Bad nur abkühlende Bewegungsübungen an der Luft, bevor das Neugeborene zum Schwitzen auf der mütterlichen Brust eingepackt wird.

Am nächsten Tag reduziert man die Wassertemperatur um 1–2 Grad C und schließt einen kalten Guss an. Anstelle des Badewannentrainings kann auch der Badeeimer eingesetzt werden, da er das Bedürfnis nach „gebärmütterlicher Geborgenheit" mit aktiver Beinmototrik auf ideale Weise verbindet.

Die Kombinationsübung der Tauch- und Hüpfübung nutzt die wärmesparende, senkrechte Haltung des Kindes bei aktiver Bewegung aus.

Kombination von senkrechter Tauch- und Hüpfübung
- Die Hüpfübung kann auch in einem Badeeimer erfolgen. Dazu füllt man diesen bis an den oberen Rand und setzt das Baby so hinein, dass es mit den Armen über dem Rand hängt.
- Alles weitere, auch das Abtauchen wird das Kind selbst tun. Manchmal braucht es Hilfe, wenn es die reflektive Armbewegung noch nicht steuern, den zweiten Arm nicht wieder auf den Rand heben kann. Nach wenigen Versuchen wird es auch dies selbst tun können.

Nach dem Bad folgt der Schwitzgang auf der mütterlichen Brust. Etwa am fünften Tag wird das Neugeborene zwischen Bad und Schwitzgang die Bewegungsübungen auf dem väterlichen Schoß genießen können. Um den 10. Lebenstag herum wird auch das re-/animierte Neugeborene seine Temperaturregulation durch das Wassertraining steuern können. Schweißperlen und Gänsehaut sind die sicheren Zeichen dafür und sollten dokumentiert werden.

Literatur

Freedman F: Waterbabies – Aquayoga for babies, London 2001

Hattori R: Autistic and developmental disorders after general anaesthetic delivery, Lancet 337/1991, S. 1357 – 1358

Mednick SA et al.: Adult schizophrenia following prenatal exposure to an influenza epidemic, Archives Gen.Psychiatry 45/1988, S. 189–192

Melchert U: Schwangerenschwimmen, Rückbildungsschwimmen, Frühes Babyschwimmen, Hippokrates Verlag Stuttgart, 2. Aufl. 2001

Möckel E: Osteopathie für Neugeborene und Kinder, Vortrag 8.5.2002 in Nijmegen/NL auf Intern.Congress on Embryology, Therapy and Society

Morris D: Babywatching – Das 1. Jahr im Leben, Lifetime Oxford 1992

Raine A et al.: Birth complications combined with early maternal rejection at age 1 year predisposes to violent crime at age 18 years, Archives of Gen.Psychiatry 51/1994, S. 1984 – 1988

Roemer FG, Rowland DY, Nuamah IF: Retrospective study of fetal effects of prolonged labor before cesarean delivery, Obstetr.Gynecol 77/1991, S. 653–658

Schulz H: 10 Jahre Watsu in Europa, Ztschr. Netzwerk f. Aquat. Körperarbeit Nº 8/1997

25   Frühes Babyschwimmen

Wenn die Wöchnerin keinen Wochenfluss mehr hat, kann sie mit ihrem Neugeborenen ins Hallenbad gehen. Ist aber die Rückbildung der mütterlichen Geburtswege noch nicht ausreichend fortgeschritten, dann geht der Vater oder eine andere Bezugsperson mit dem Baby ins Schwimmbecken, während sie zuschaut und nach dem Baden stillt. Dazu sollte das Schwimmbecken mit **ungechlortem Wasser zwischen 30–34 °C** gefüllt sein. Um den kindlichen Kreislauf nicht zu überlasten, sollen in Wassertemperaturen über 34 °C nur Entspannungsübungen gemacht werden. Je niedriger die Wassertemperatur, desto aktiver wird das Kind sich bewegen. Bei Wassertemperaturen unter 30 °C sind die Badezeiten allerdings sehr kurz zu halten.

Neugeborene können eine Temperaturdifferenz von einem halben Grad C registrieren. Ist das Neugeborene an wärmeres Wasser als im Schwimmbad (30–32 °C) gewöhnt, dann sollten die Badewannenübungen zu Hause fortgesetzt werden. Dabei senkt man die Wassertemperatur jeden zweiten Tag um ein Grad. Das Baby wird die Veränderung zunächst mit Schreien quittieren, denn es warnt seine Eltern vor einem vermeintlichen Missgeschick. Der zweite Tag dient der Versicherung, dass die niedrigere Temperatur des gestrigen Bades gewollt war. Erst wenn das Kind die Temperatur akzeptiert hat, kann man mit der Absenkung der Wassertemperatur fortfahren.

Das Babyschwimmen im Hallenbad spricht nicht nur die Wassergeburtsfrauen an. Jede Familie kann mit ihrem Baby ohne jede Vorbereitung an diesen Kursen teilnehmen.

Das günstigste Einstiegsalter für die Kinder ist der zweite Lebensmonat oder ein Körpergewicht über 6 kg.

Eine alte Hebammenweisheit sagt: Neun Monate kommt die Schwangerschaft, neun Mona-

te geht sie wieder. Das trifft auch auf das Kind zu. Es hat neun Monate Zeit, um nach der vorgeburtlichen Wasserphase seinen „Landgang" zu vollenden. Die Reflexe, die ein Neugeborenes befähigt haben, selbständig aus dem mütterlichen Geburtskanal herauszukommen, werden durch das Wassertraining in motorisch gesteuerte Bewegungsmuster verwandelt. Ab dem fünften Monat werden die Tauchreflexe verschwinden, so dass vor jeder Tauchübung geprüft werden muss, welche Fähigkeiten das Baby noch hat. Im Laufe der Zeit verschwinden auch die restlichen Reflexe nacheinander, mit etwa neun Monaten ist dieser kinästhetische Prozess abgeschlossen. Mit ihm ist auch die Wasserphase beendet und die meisten Kinder kommen erst nach dem Laufen lernen wieder zum Babyschwimmen. Diese Phase des Überganges kann man als einen Teil der Geburt verstehen, der durchaus proportional zur langen Jugend des Menschen passt.

Schwangerschaftsprobleme sind im Babyschwimmen noch immer zu erkennen. Kinder, die pränatal an einer Minderversorgung des Mittelhirns gelitten haben, entwickeln nach der Geburt häufig Störungen der Amygdala-Hypothalamus-Region. Emotionale Zustände werden mit Schmerz, Angst oder Furcht besetzt an die Großhirnrinde weitergeleitet. Die positiven Erlebnisse wie Neugier, Tatendrang und Mut werden dann zugunsten der Schutzmechanismen des Wachstums wenig ausgebildet. Schon im ersten, spätestens im zweiten Lebensjahr werden diese Kinder durch Hyperaktivität oder Aufmerksamkeitsdefizite auffallen (Perry 1997).

Will man die Prägung und Nachreifung eines mangelhaft ausgebildeten Mittelhirns des Neugeborenen unterstützen, dann setzt man Therapien ein, welche die Stresskontrolle, Temperaturregulation, die limbische und hormonelle Balance begünstigen (Braun, Bock 2003). Das **Babyschwimmen und Babytauchen** erfüllen diese Erwartungen gleichzeitig. Mit den Bewegungsmustern im Wasser reift vor allem das Hintergrundbewusstsein des Kindes, das die eigene Identität über Körpergefühl, Raumempfinden und Zeitgefühl definiert, heran. Daher profitieren besonders die Kinder nach einer gestosebelasteten Pränatalphase vom Wassertraining im Frühen Babyschwimmen.

„Doch wenn das Wasser einem solchen Kind Leben und Kraft geben kann, dann muss man sich nur vorstellen, was es für ein Kind tun kann, das im Vollbesitz seiner Kräfte geboren wurde!" vermutete Tscharkowskij schon 1968, als er mit behinderten Kindern arbeitete (Tscharkowskij I 1983).

Literatur

Braun K, Bock J: Die Narben der Kindheit, Spektrum der Wissenschaft – Gehirn und Geist 1/2003, S. 50–53
Enning C: Frühes Babyschwimmen. In: Melchert U: Schwangerenschwimmen / Rückbildungsschwimmen / Frühes Babyschwimmen, Hippokrates Verlag, 2. Aufl. 2001
Perry B: Hyperactivity and impulsive behaviour of children with high cortisol levels, Baylor College of Medicine 1997
Tscharkowskij I: Wasserbabys – Geburt und Entwicklung in unserem Urelement. Essen 1983

26 Entwickeln sich „Wasserbabys" anders?

Der subjektive Eindruck von „Wasserbabys" deutet auf ein stärkeres Wachstum in den ersten fünf Monaten hin. Sowohl die Körpergröße, das Gewicht als auch das Kopfwachstum scheinen über der Norm zu liegen. Um diesen Eindruck zu untersuchen, muss jedoch die Definition eines „Wasserbabys" eindeutig sein, womit die Schwierigkeit schon anfängt. Das Kind, das im Wasser geboren wurde, aber niemals im ersten Lebensjahr wieder im Schwimmbad war, kann die gleichen Merkmale entwickeln wie ein Kind, das zwar an Land geboren, aber danach regelmäßig getaucht ist. Deshalb reicht heute das Wassertraining oder die Wassergeburt allein nicht mehr aus, um von einem Wasserbaby sprechen zu können.

Merkmale eines Wasserbabys
- Lächeln in der 1. Lebenswoche
- Frühe Augenfixierung
- Früh entwickelter Tiefschlaf
- Kommunikationsbedürfnis
- Stabile Körpertemperatur
- Ausgeprägter Greifreflex an Händen und Füßen
- Aufsetzen der ganzen Fußsohle im 4. Monat
- Drehung auf den Bauch im 1. Monat
- Laufen zwischen dem 6.–10. Monat

Da alle diese Merkmale von einer guten Entwicklung des Gehirns abhängen, können auch andere Faktoren als die Wassergeburt oder das Wassertraining, z.B. die pränatale Ernährung oder pädagogische Einflüsse ursächlich sein. Deshalb muss man sich auf die Daten beschränken, die nicht von sozialer Stimulation, gesunder Lebensführung oder Status der Eltern abhängig sind. Diese Daten betreffen vor allem die körperliche Entwicklung in den ersten 6 Lebensmonaten. Die durchschnittlichen Normwerte zum Vergleich findet man im gelben Untersuchungsheft für Kinder, in das die Ergebnisse der Vorsorgeuntersuchungen vom Kinderarzt eingetragen werden.

26.1 Die Wasserbaby-Studie

Von der **Eltern-Initiative Wasserbabies e.V.** wurden daher Gewicht, Größe und Kopfmaße aus den Kindervorsorgeuntersuchungen herangezogen, um Vergleiche anstellen zu können. Die Daten von 200 Wasserbabys, die sowohl im Wasser geboren als auch in den ersten neun Lebensmonaten regelmäßig am Babyschwimmen und Babytauchen teilgenommen hatten, wurden mit der Norm des Kinderheftes verglichen.

Körpergewicht

Für das Körpergewicht zeigte sich, dass die Zunahme im ersten Lebensmonat bei 28 % der Jungen und 15 % der Mädchen über dem Durchschnitt lag, während dies nur bei 3 % der Landbabys der Fall war. Im Alter von 5 Monaten war die Verteilung des Gewichtes bei den Mädchen bereits im Durchschnittsbereich, bei den Jungen aber immer noch mit 4 % über der 97 %-Marke der schweren Kinder. Auch bei den Einjährigen lagen 5 % der Wasserbaby-Jungen immer noch über der 97. Perzentile im Kinderuntersuchungsheft. Erst im zweiten Lebensjahr erkennt man ein ehemaliges Wasserbaby kaum noch an seinem Gewicht.

Kopfumfang

Ein zweites markantes Merkmal bleibt dagegen über viele Jahre hinaus erkennbar: der große Kopf, der mit seinem „Hutmaß" verglichen wird. Am Kopfwachstum eines Wasserbabys sieht man deutliche Unterschiede zur Wachstumskurve eines an Land geborenen Babys. Während die Landbabys 10 Monate brauchen, um ein Hutmaß von 48 cm (Mädchen) bzw. 49 cm (Jungen) zu erreichen, haben Wasserbabys dieses oft schon mit 6 Monaten geschafft. 89 % der Wasserbabys überschreiten die 97. Perzentile bei der U5 im 6. Lebensmonat. Im Alter von 1 Jahr trifft diese Aussage jedoch nur noch auf 19 % zu. Die größte Wachs-

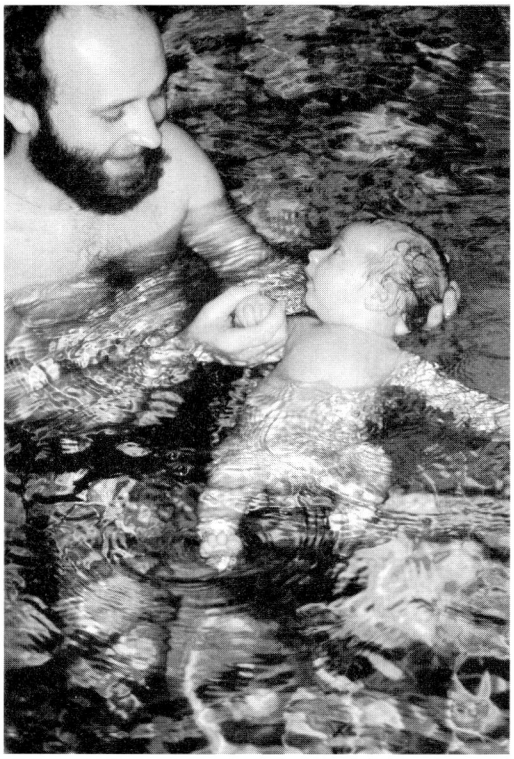

Abb. 26.**1**   Schwebende Kommunikation

tumsrate des Kopfumfangs findet offenbar bis zur U4 (3. Lebensmonat) statt und nimmt von da an ab. Trotzdem sind etwa ein Fünftel der Wasserbabys, fast ausschließlich Jungen, auch über das erste Lebensjahr hinaus am großen Kopfumfang zu erkennen (Enning 2000).

Körpergröße

Auch die Körperlänge von 63 % der Wasserbabys übertrifft die 97. Perzentile von 64 cm im dritten Lebensmonat (U4). Bei der U5 im 6. Lebensmonat sind nur noch 39 % der Wasserbabys größer als 97 % aller gleichaltrigen Babys. In dieser Gruppe dominieren bereits die Wasserbaby-Jungen. Mit einem Jahr (U6) ist der Anteil der männlichen Wasserbabys, welche über der 97. Perzentile liegen, immer noch unverändert hoch, während die weiblichen Wasserbabys nur noch 10 % der sehr großen Kinder ausmachen.

Nimmt man nun das Gewicht, die Körpergröße und den Kopfumfang gemeinsam als Indiz, dann kann man ein ehemaliges Wasserbaby im ersten Lebensjahr ziemlich genau identifizieren.

Eben diese Erfahrung machen die Eltern von Wasserbabys häufig, oft werden sie auch von fremden Leuten darauf angesprochen. Irritierende Untersuchungsergebnisse führen öfter zu falschen Diagnosen wie Fettsucht, Spastischen Reflexen, Wasserkopf usw., sodass eine Selbsthilfegruppe der Eltern gegründet wurde. Hier tauschen sich die Eltern über die abweichende Entwicklung aus, denn sie haben oft Angst, ihr Kind könnte so groß und schwer bleiben. Diese Sorge ist jedoch unberechtigt. Im zweiten Lebensjahr beginnt sich offensichtlich erst das vererbte Muster für Figur und Aussehen des Kindes durchzusetzen. Dann kann aus einem großen dicken Wasserbaby ein zartes dünnes Kleinkind geworden sein.

Scheinbar bringen uns die Wasserbabys auf die Spur eines biologischen Programmes beim Menschen. Das sieht wohl für die ersten drei Lebensmonate eine größere Wachstumsrate vor, die der im letzten Trimenon der Schwangerschaft ähnelt. Wasserbabys haben ihr Geburtsgewicht bereits nach drei Monaten verdoppelt, ab dem 10. Monat nehmen sie dagegen nur noch sehr wenig zu.

Schlussfolgerungen

Aus dem Kopfwachstum muss man schließen, dass beim Babytauchen der entwicklungsfähige Hirnteil im Stirnbereich (Neokortex) stimuliert wird. Daher haben diese Babys für einige Monate eine ausgeprägte runde Stirn, die etwa ab dem siebten Monat wieder verschwindet, wenn das kontinuierliche Kopfwachstum beibehalten wird. In diesem Hirnteil sind Gedächtnis, Sprachfunktion und emotionale Bewertung verankert (Raine 2000). Ob die Kinder diese einmal nutzen werden, hängt von den sozialen Bedingungen ab. Zumindest haben Wasserbabys die Chance bekommen, ihre Fähigkeiten auszubauen. Für die Jungen ist dies offensichtlich ein großer Vorteil. Oder muss man diese Beobachtungen nur anders interpretieren? Sind die Jungen vielleicht einfach nur verletzlicher als die Mädchen und erleiden durch negative Geburtserfahrungen folgenschwerere Entwicklungsnachteile?

Eine Geburtshilfe, die vorausschauend für die neue Generation bessere Bedingungen schafft, muss sich an den Anforderungen der Zukunft orientieren. Neue Anforderungen an die Menschen könnten z. B. auch die Fähigkeit, mit der Schwerelosigkeit umgehen zu können, einschließen. Witali Semjonow, der Leiter des russischen Marsprojektes, glaubt: „Im Jahr 2015 wird der erste Mensch auf dem Mars stehen, die Mondflüge werden dann wie Spaziergänge aussehen." Die Adaptionsfähigkeit, die der Mensch für zukünftige Entwicklungsmöglichkeiten im Weltraum braucht, wird auf der Erde seit langem im Wasser trainiert (Croizeau 1994).

Auch hier schafft die Wassergeburtshilfe mit anschließendem Babyschwimmen eine zukunftsträchtige Grundlage für die Entwicklung unserer Kinder. Auch wenn die Wassergeburtshilfe mehr Fragen als Erkenntnisse aufwirft – mit diesem Dilemma befindet sie sich in guter Gesellschaft mit der Wissenschaft der Wasserphysik – sollten wir aus unseren Beobachtungen lernen und auch in der Geburtshilfe neue Wege gehen. Die Wassergeburt ist ein ermutigender Einstieg!

Literatur

Croizeau I: Weltraum-Taucher, Tauchen Nr. 7/1994
Enning C: Seminarhandbuch Frühes Babyschwimmen, Eigenverlag 2000
Raine A et al: Reduced prefrontal gray matter volume and reduced autonomic activity, Archives General Psychiatry 57/2000, S. 119
Wasserbaby-Post, Rundbriefe 1994 – 2002

Wasserbaby-Begleitstudie

Name	Adresse		Geburtsdatum

Vorsorge-U/ Lebenstag	U1 (1)	U1 (10)	U3 (30)	60 Tage	U4 (90)	U5 (150)	U6 (365)
Gewicht (gr)							
Länge (cm)							
Kopfumfang (Hutmaß)							
Stillabstände (Std)							
Nachtschlaf (Std)							
Aktivzeiten (Uhrzeit)							
1. Schwitzen							
1. Gänsehaut							
1. Tränen							
Rollen Bauch/Rücken							
Rollen Rücken/Bauch							
Stehen							
Laufen							
Tauchdauer/-tiefe							
zwei-Wort-Sätze							
Puzzle-Spiel (Teilezahl)							

ausgefüllten Bogen mit Foto vom ersten Geburtstag senden an:

Eltern-Initiative Wasserbabies e.V.
Keplerstr. 16
D-75417 Mühlacker
Tel. 07042/15536
Fax 07042/950945

Fortbildungsangebote

- Horizonte – Fort- und Weiterbildungszentrum Bremen/Links der Weser, Tel. 0421-879 12 29, www.zkhldw.de
- IFG Suhl – Institut f. Gesundheitsberufe d. SRH-Gruppe Ba-Wü., Tel. 03681-35 29 24, www.srh.de/ifg-suhl
- REGA – Reutlinger GesundheitsAkademie, Tel. 07121-33 62 50, www.rega.vhsrt.de
- IAM – Intern. Alliance of Midwives, www.midwiferytoday.com/iam
- BDH und BfHD (Hebammenverbände), www.bdh.de, www.bfhd.de
- Geburtshaus Kiel, Lübscher Baum 23, Tel. 0431-6 11 68
- Geburtshaus Sonne, Mond & Sterne, Bad Sobernheim, Tel. 06751-85 64 19
- Geburtshaus Ingolstadt, Tel. 0841-9 93 79 00, www.geburtshaus-ingolstadt.de
- GfG (Ges. f. Geburtsvorbereitung, Familienbildung u. Frauengesundheit), www.gfg-bv.de
- Elternschulen, Gesundheitszentren, Frauenzentren
- Aquasport Ulfers, Kleinsachsenheim, www.aquasport-ulfers.de
- Naturheilpraxis Schmitz, 75015 Bretten, Kronenstr. 2
- Inhouse-Seminare für Kliniken – HEB-Seminare, C. Enning, Keplerstr. 16, 75417 Mühlacker, Tel. 07042-1 55 36, www.hebinfo.de

Abbildungsnachweise

Abb. 4.1	Aquabirth Pools, London
Abb. 4.3	Geburtshaus Bad Sobern
Abb. 5. 1	Aquasport Ulfers, Bietigheim
Abb. 5. 2	Aquasport Ulfers, Bietigheim
Abb. 6. 2	Aquasport Ulfers, Bietigheim
Abb. 7. 2	Firma Sunset
Abb. 7. 3	Firma Vitalux
Abb. 9. 1	Christine Lackner-Hawighorst, Ittlingen
Abb. 9.6	Christine Lackner-Hawighorst, Ittlingen
Abb. 9.7	Christine Lackner-Hawighorst, Ittlingen
Abb. 12. 1	Christine Lackner-Hawighorst, Ittlingen
Abb. 13. 1	Queen Charlotte's Text-Book, London 1945
Abb. 13. 2	Christine Lackner-Hawighorst, Ittlingen
Abb. 18. 2	Christine Lackner-Hawighorst, Ittlingen
Abb. 19. 1	J. Lahodny, St. Pölten
Abb. 19. 2	Aquasport Ulfers, Bietigheim

Alle anderen Abbildungen:
Cornelia Enning, Mühlacker

Sachregister

Hektik 60
HELPP-Syndrom 39
Herausheben 17, 60
Herz
– Belastung 99
– Grenze 5
– Infarkt 18, 33, 35, 128
– Kreislauf 33, 64, 111
– Rhythmus 33, 37
– Verlagerung 77
Herzfehler 62
Herzfrequenz
– Abweichung 102
– Atypische 62
– Basale 53, 57, 64
– Bradykardie 62
– Kindliche 49, 100, 121, 124, 125
– Kontrolle 62
– Saltatorische 57, 76, 85
– Tachykardie 62, 64
– Mütterliche 64
Herztonmuster 57
Hilfsmittel 18, 19, 37
Hilfspersonen 90
Hintermilch 117
Hirn 128, 132, 137
Hirnblutung 127
Hirnreaktionszeit 91
Hirnreife 91
Hirnschädigung 91, 98
Hocke 64, 83, 132
Homöopathie 76, 78, 100, 106, 118
Homöostase 39, 126
Hormone 39, 67, 77, 79, 106, 135
Hörtest 130
Hospitation 12, 14
Hüfte
– Dysplasie, fetale 93
– Geburt 65, 96, 121
– Mütterliche Dysplasie 27, 87
Hüftschaden 111
Hutmaß 137
Hydrospasmolyse 110
Hydrostatischer Druck 35
Hydrotherapie 2, 105, 134
Hydrothermie 111
Hyperaktivität 135
Hyperemesis 38

Hyperthermie 6, 67
Hypertonie 37, 51, 67, 93
Hypophyse 106, 108
Hypothalamus 135
Hypothermie 6, 54, 56, 65, 67, 76, 82, 83, 87, 94, 104

Ileozökalklappe 109
Immunsystem 22, 35, 36, 98
Impfung 128
Indikationen zur Wassergeburt 48, 99
Infekte 16, 26, 49, 76, 77, 80, 99, 105, 109, 118, 125, 126
Information der Eltern 24, 25, 26
Inkontinenz 110, 111
Innovation 3
Insulin 37
Interner Standard 10
Intubation 90
Invasive Methoden 78
IVF/ICSI 49, 50

Kältereaktion 5
Kälteschock 67
Kalter Guss 38, 47, 91, 105, 132
Känguruhen 100
Karpaltunnelsyndrom 77
Katecholamine 91, 123, 126, 130
Keimflora 127
Kinästhetik 91, 135
Kindsbewegungen 49, 52, 53, 54, 61, 91, 93, 99, 100
Kneipp 3, 109, 118, 132, 133
Knie-Fußlage 93
Kniereiter 133
Kniestand 64, 84
Koagulopathie 105
Kollagenase 76
Kommunikation 137
Komplikationen 65, 89, 98, 105
Kondition 112
Kontinenz 110, 111
Kontraindikation der Wassergeburt 52, 54, 99, 108
– Absolute 49
– Relative 50
Kontraktion 95, 104, 126

Kontrakturen 13, 52, 54, 78
Konvektion 67, 124, 127
Koordination 61, 70, 91, 94, 112, 120, 128
Körper
– Entwicklung 88
– Haltung 86, 95, 117
– Geburt 64, 65, 87
– Wärme 92
Körperachse 121
Körperbild 8, 131, 136
Körpergeruch 69
Körpersignal 62
Körpertemperatur 5, 54, 77, 80, 91, 132, 133, 137
Kortikoide 91, 99
Krafttraining 35
Kräuter 130
Kräuterbad 107
Kreislauf 2, 22, 33, 35, 37, 38, 64, 66, 71, 99, 102, 106, 111, 123, 124, 125
Kreuzbein
– Schmerz 84
– Wölbung 56

Laktation 106, 107, 111, 116
Längslage 100, 102
Laserspektroskopie 94
Latenzphase 67, 75
Leberzellen 38
Leitfaden 131
Levator 87, 110
LFER 61, 121, 126
Licht
– gedämpftes 57
– im Raum 47
– im Wasser 18, 19
– in der Übergangsphase 57
– Rot- 124
– Tageslicht 47
– UV- 109
Lichtbrechung 69
Lichtquelle 47
Lifter 18, 19
Limbisches System 135
Lochien 104, 118
Lordose 111
Lösung
– Arm- 96
– Kopf- 96
– Modus 71

Die Autorin

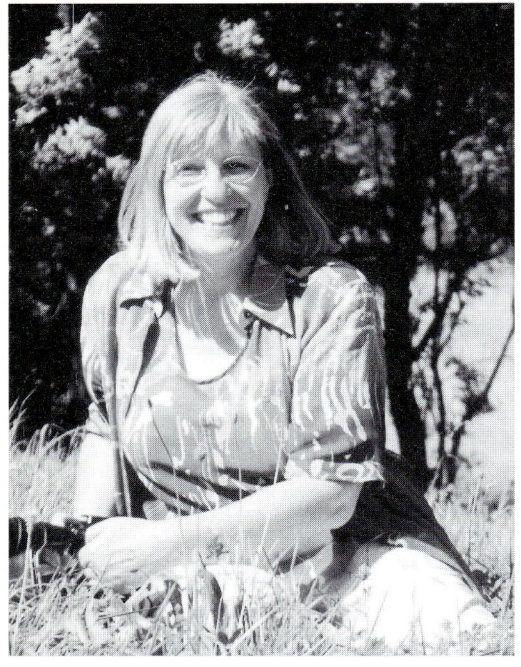

Neben dem Studium der Psychologie und Pädagogik an der FU Berlin und einer Ausbildung zur Waldorflehrerin, legte Cornelia Enning 1972 das Hebammenexamen in Berlin-Neukölln ab. Seit 1975 ist sie als freiberufliche Hebamme tätig. Auf der Suche nach schmerzärmeren und selbstbestimmten Formen der Hebammenkunde stieß sie auf die Wassergeburtshilfe. Heute leitet Frau Enning eine Hebammenpraxis für Haus-/Wassergeburten in Baden-Württemberg. Ihre eigene Erfahrung umfasst die Betreuung von über 1000 Wassergeburten.

Die Autorin bietet zahlreiche Fortbildungsveranstaltungen für Hebammen und Ärzte an Kliniken und in externen Seminaren an. Sie ist Vorsitzende der Eltern-Initiative Wasserbabies e.V. und Redakteurin der „Wasserbaby-Post" sowie Autorin mehrerer Bücher im In- und Ausland über Wassergeburtshilfe und Frühes Babyschwimmen. Neben ihrer journalistischen Tätigkeit für verschiedene nationale und internationale Fachzeitschriften ist Frau Enning auch Herausgeberin einiger Wassergeburtsfilme.

Cornelia Enning, geboren 1950 in Berlin, zwei erwachsene Kinder, 1 Enkeltochter

www.wasserbabypost.de
www.hebinfo.de

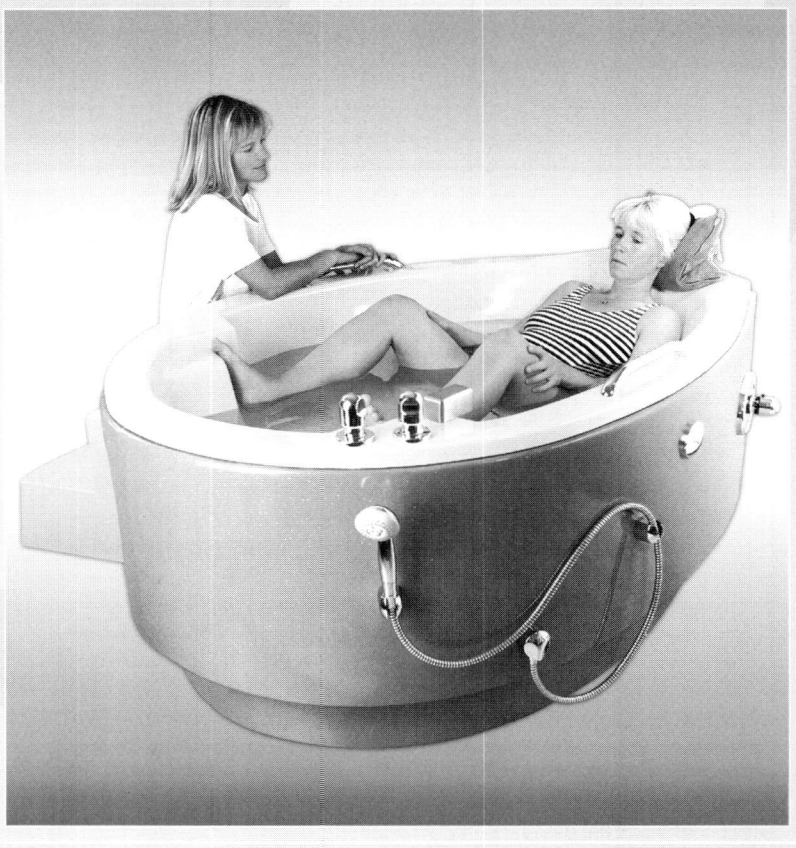

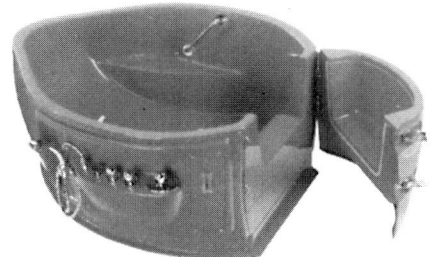